U0120026

養生
不用靈丹妙藥

健康的心態勝過
10帖的補藥

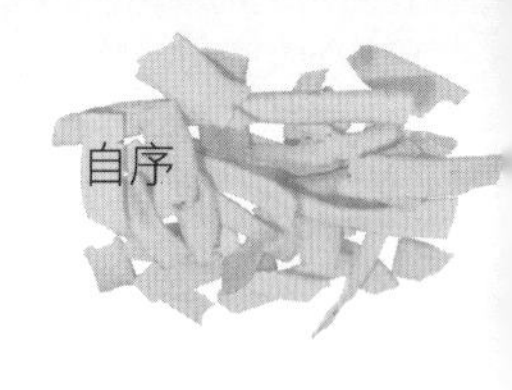

自序

如果一個人的生命能有好幾次，那麼誰都能成為養生專家，然而生命對每個人都只有寶貴的一次，因而養生就成為了生命裡最遺憾的事。

得病的經歷每人都有，而得大病面臨生死關的經歷卻未必有，可惜有這種經歷的人大多都迴天乏術，抱著遺憾離開了人世，所以要提醒人們不要等到大病臨頭才想到防病養生。那些經常得病的人不一定會早早離開人世，而生活在我們身邊突然離我們而去的人都是那些身體看來很健康，似乎從來不會生病的人。

我的一位研究所同學，本人也是內科醫生，在歐洲做訪問學者，身體看起來健壯如牛，卻意外地在他訪歐的短暫工作期間被人發現猝死於公寓之中，而且年齡還不到 50 歲，消息傳來，同學們都很吃驚。死因是腦血管病變，而他以前並沒有心腦血管的病史。

有人曾說，人生在世，最重要的無非兩方面，一是健康，一是金錢。金錢是外來的，所以難得；健康是天生的，所以不珍惜，這就是為什麼人們最容易損害健康的原因。

其實，追求金錢遠遠比贏得健康要容易，要低成本，要更划算，也更現實。金錢的獲得，取決於市場，取決於你的能力，取決於你的機會，取決於外界環境較多；而健康的獲得則完全不同，它只取決於你養生的意願，取決於你願不願意花時間和精力，取決於你自己對身體的照護。正因為如此，深山老村裡雖出不了億萬富翁，但卻很容易出百歲壽星。那些身體不佳的富翁們到了生命有危險的時候，面對自己的億萬家產，也許都願意以金錢來換得健康，可是又有誰能如願呢？

一個 20 歲左右的年輕人將追求金錢的精力分出 10%來照顧自

己的身體，你的健康就有保障；一個 30 歲的人將追求金錢的精力分出 20%來照顧自己的身體，你的健康就有保障；一個 40 歲左右的中壯年人人將追求金錢的精力分出 30%來照顧自己的身體，你的健康就有保障；一個 50 歲左右的中年人人將追求金錢的精力分出 50%來照顧自己的身體，你的健康就有保障。

這就好像理財一樣，越早為自己的健康下工夫（注意，並不需要太多金錢，精力是每個人都有的，而金錢卻不一定），你的健康就會得到豐厚的回報。財富重要，健康更重要，沒有了財富，你還可以過清貧卻安寧的生活，沒有了健康，你只有病痛和死亡。

幾乎所有的人都認為那些大病大災不會也不應該落到自己的頭上。那些不去散步健身而坐在舒適的安樂椅上看電視的人，那些不嚐鹹淡就在食物上加鹽的人，那些肆意破壞人的生命節律，隨意打亂自我的飲食和活動規律的人，大多數都是這樣想的。研究證明，最需要養生的人恰恰是那些自認為最健康的人。

我們認為，在人們日益重視養生保健的今天，在國民素質不斷提高的當今社會，創作和出版這樣一本大眾健康著作，提倡這樣一種自我養生觀念，其意義是十分深遠的，一旦讀者和社會接受了這樣一種養生觀念，極有可能引起一場養生保健的新潮流。如果本書的標題和觀點能得到人們的理解和共鳴，那麼本書的目的就達到效果了。

本書從自我養生的生活態度及生活方式的角度出發，探討了心理、情緒、四季氣候的衣、食、住、行，從運動鍛鍊、醫藥衛生、大眾保健等角度對養生的重要影響進行了深入的探討，其目的是為了引入一種積極的人生態度，以此促進人們的養生保健活動。書中還對一些健康的人生態度以及健康的生活態度對人體的積極影響，以大量的生活事例和生活體驗加以說明。書中文字優美、語言流暢、深入淺出，是一本以養生觀念為主旨的大眾健康叢書。

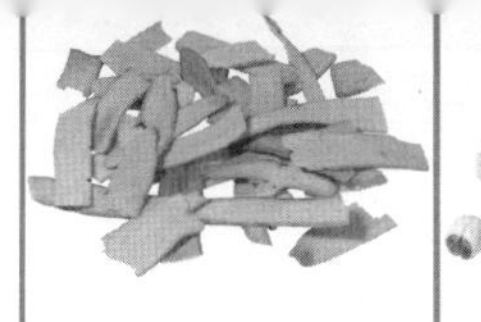
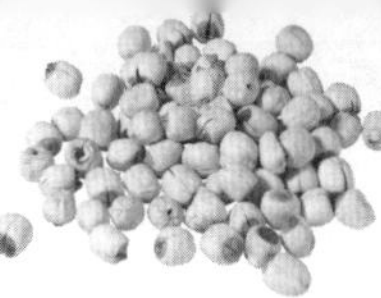
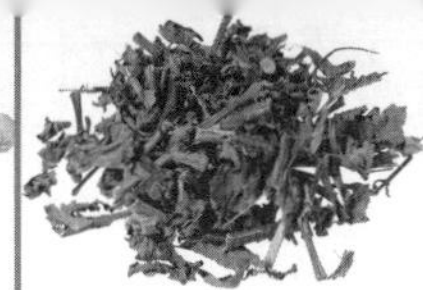
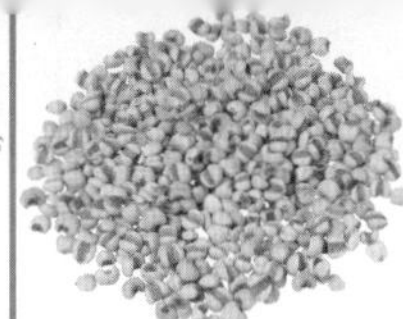
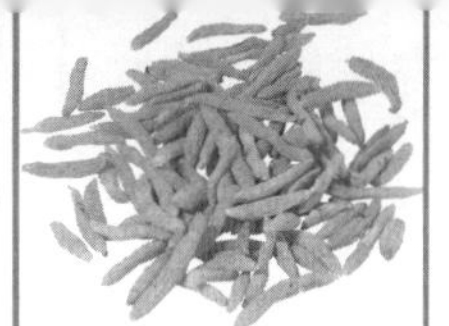

目錄

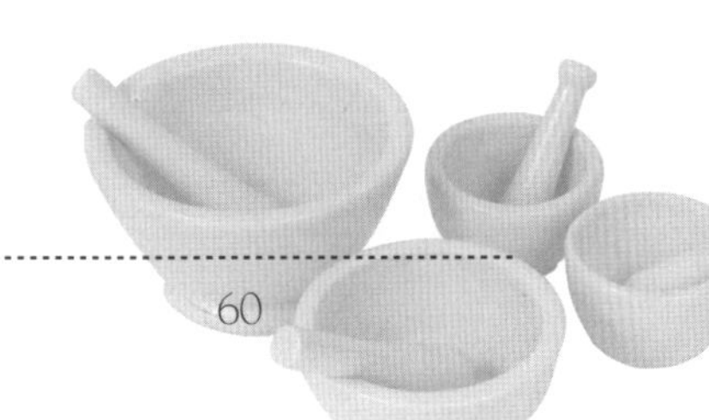

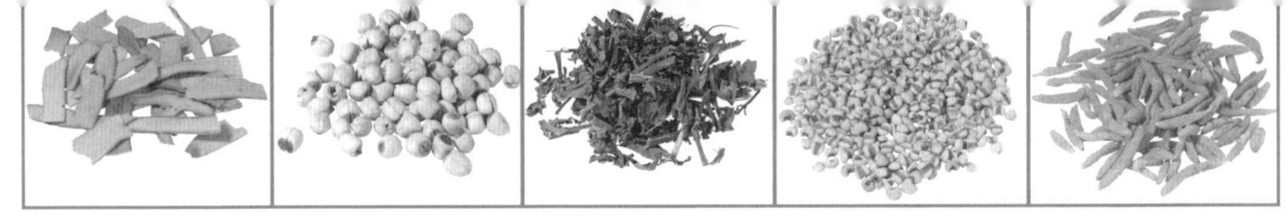

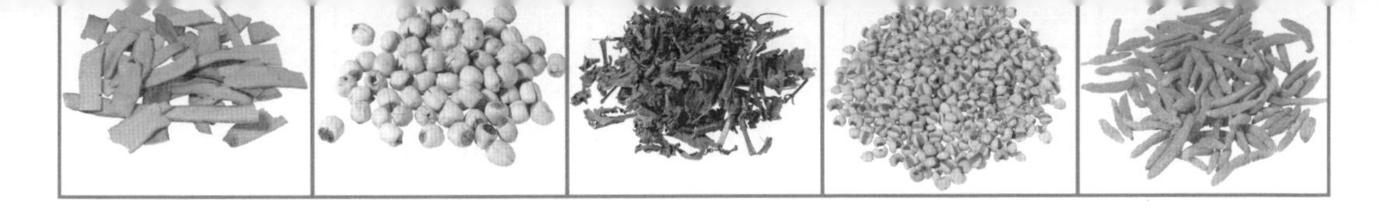

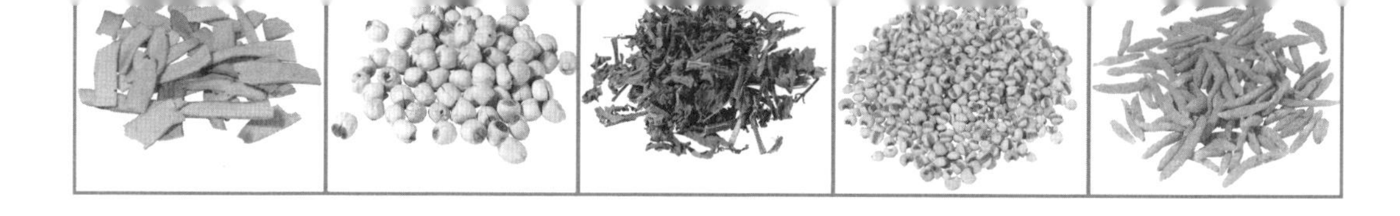

第六章　來點經絡按摩

第一節：莫到大病才養生

第二節：找對經穴就能治病

第七章　長生先要養氣

第一節：氣是一種精神

第二節：氣是一種境界

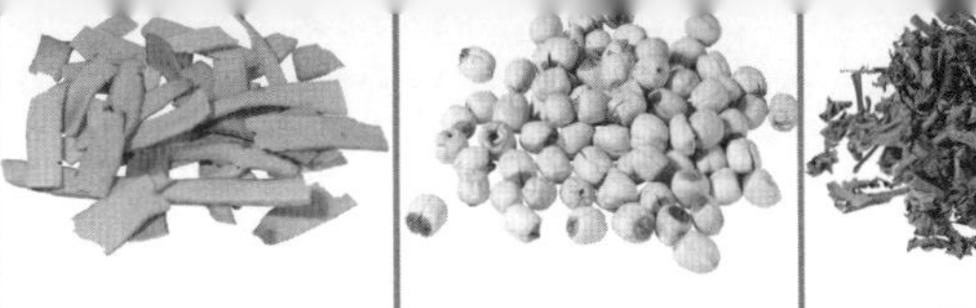
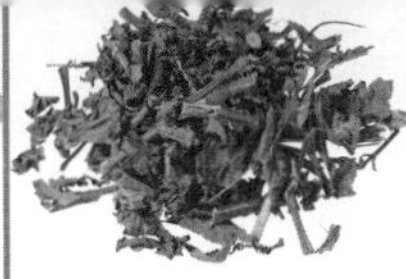
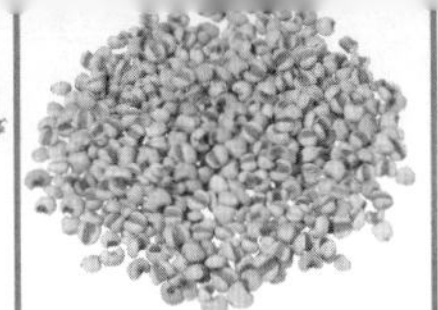
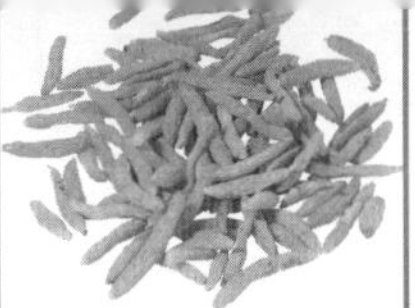

第八章　養氣先要養心

第一節：養氣先要養心

第二節：養心帶動養身

第九章　喜怒哀樂淡定

第一節：惡習不是一日養成

第二節：養生是一種人生態度

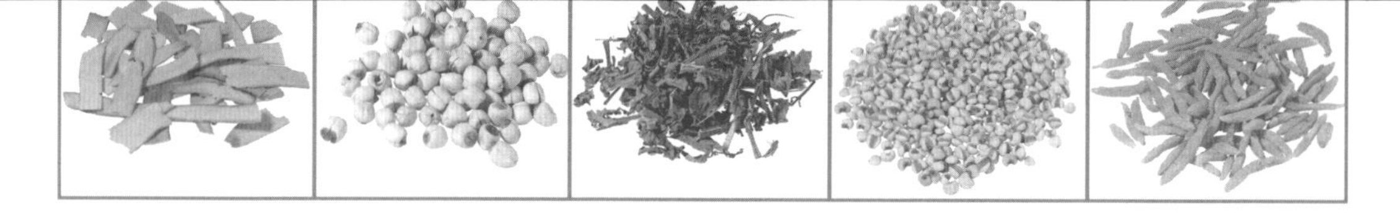

第十章　治病就是治人

第一節：「神」是生命的主宰

第二節：「精」是萬物生化之本

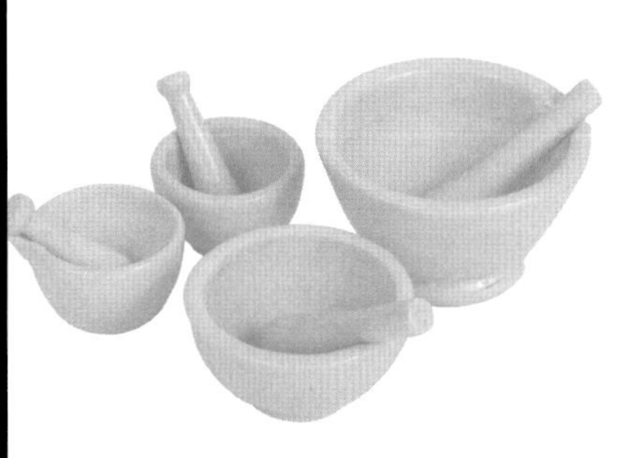

第一章　養生從愛「我」做起

良好的心態勝過十劑補藥。養生是什麼？養生是以良好的心態去應對人的不良狀況，即病態。事實證明，養生絕不是一種手段，而是一種主動和良好的人生態度，它引導我們以一種主動的姿態去面對人生，它引導我們按照一種合乎自然的規律去規劃我們的人生，它教導我們順乎自然，隨遇而安，它教導我們以平常心來愛護身心；它是一種簡樸的生活精神，引導我們遠離欲望的陷阱；它是一種均衡的人生態度，教導我們以全面平和的心態去待人處世。

第一節：以良好心態應對不良狀況

◆人活的就是心態

養生是個什麼問題呢？幾乎所有的人都會認為是個醫學問題，這個答案既對又不對。在我看來，人們通常遇到的常見的養生問題中，只有至多40%是醫學問題，而其他60%以上是人生問題，事實證明，抱有積極心態的人的養生效果比抱有消極心態的人要好得多。有些人之所以失去健康，基本上在於他們抱著一種有害的人生觀，這其中也包括醫學觀。

舉例來說，大家都聽說過，一滴尼古丁能毒死一匹馬。但是，人的心理卻是尼古丁未必能傷害我，沒有那麼可怕吧！對於許多人來說，經常看到自己周圍的吸菸者，或看到許多吸菸者都安然無恙，於是就認為吸菸的危害實際上是微乎其微的，並認為醫生的忠告是大為誇張的恫嚇，幾乎所有的病人都認為那些大病大災不會也不應該降落到自己的頭上。那些不去散步而坐在舒適的安樂椅上看電視的人，那些不嚐鹹淡就在食物上加鹽的人，那些破壞規律的飲

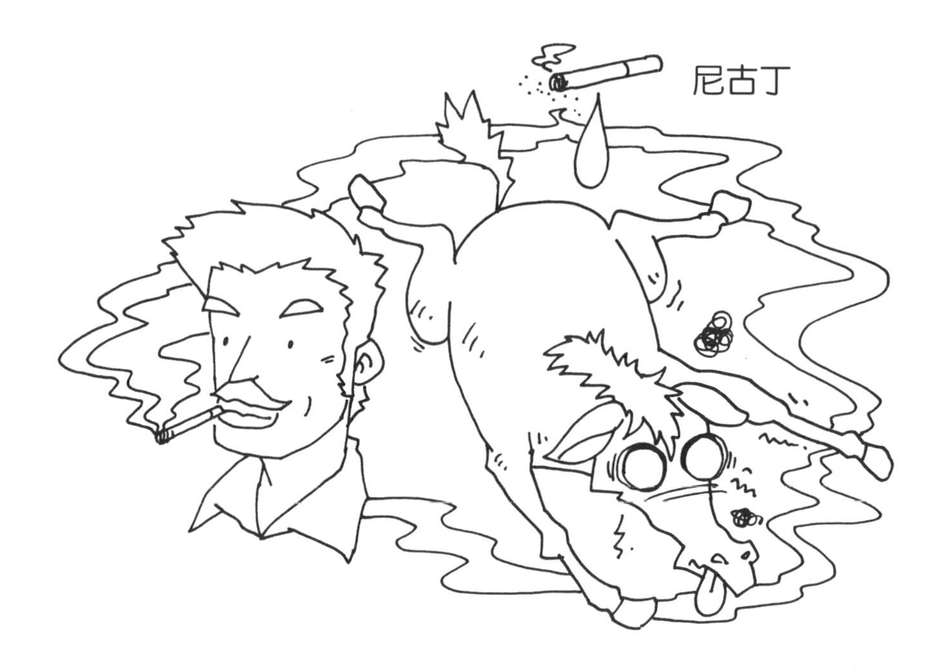

食和營養攝取量的人，大多數都是這樣想的。事實上，消極心態對於人體健康的損害比起一般的致病因素，可算是小巫見大巫了。

就人的一生來說，得病的經歷每人都有，而得大病面臨生死關的經歷卻未必有，可惜有這種經歷的人大多都迴天乏術，抱著遺憾離開了人世。所以養生的目的是要提醒人們不要等到大病臨頭才想到防病養生。那些經常得病的人不一定會早早離開人世，而生活在我們身邊，突然離我們而去的人，都是那些身體看來很健康，似乎從來不會生病的人。

1997 年 9 月的某一天，已多次感覺不適的我終於下定決心去中日醫院看病，掛的是直腸科，看病的是診科權威，直腸科主任醫師安阿鑰，安醫師做檢查後，臉色凝重地打了個電話，我只聽見他說：「這裡有一個……」，然後對我說「去公司拿一張一萬元的支票。」我的腦子嗡地一聲大了起來，直覺可能是重大問題，看病歷上寫的是「疑似病變」，心裡涼到了極點。那一年，我 34 歲，一種絕望的情緒使我幾乎崩潰。

在隨後的日子裡，我訪遍了所有的權威醫院，經歷了一次又一次對病變性質的判斷，最後被病理檢查確定屬於血管靜脈曲張，免除了腫瘤的嫌疑。

在大大地舒了一口氣之後，我突然陷入了思考，如果這次真的是惡性腫瘤，是癌症，如果我的生命就此結束，我 34 歲的生命裡究竟留下了什麼呢？我所希望做的和我所能夠做的事情都沒有做，這樣的生命豈不是等於浪費。

在這之後，我離開了我的大學教授職位，自己創立了一家出版公司，完全依靠自己的力量去奮鬥，去努力，沒有了那種瞻前顧後的心理，一口氣工作了十年。

應該說這次反思對我後十年的事業是一個很好的起點，我也收穫了自己想要收穫的成就；然而，這次反思對於我的身體來說卻不是一個好的起點，甚至可以說是一個壞的開頭。

由於心中有了拚事業的念頭，又加上確信自己身體健康狀況已好轉的放鬆情緒，在這十年中，我漠視了周遭一切健康已亮起黃燈的徵兆，胃痛、便血、緊張性搔癢症乃至中度的肥胖、打呼、便祕、咽喉炎、頸椎病、腰椎病，可以說是一種不顧一切的情緒支持我走了十年。

2007 年 4 月，因明確多次便血，我又來到中日醫院直腸科，之前診斷我是肛狀頭肥大的那位進修大夫已經離開，接診的副主任醫師確診為瘜肉，並指出不能辨明瘜肉是否為良性，檢查後問為什麼不早些來看？說瘜肉都已經很大了，要立即做手術，後果難以估計。情急之下我又轉到東直門醫院就診，接診的是該科主任，曾經與我的研究所同學是同事，他搖搖頭，說不敢肯定沒有危險，但從發病時間上看凶多吉少，我緊急住進了北京腫瘤醫院，診斷是腸癌

肉，性質待查。在住院的一個月裡，我做了幾乎所有的檢查，先後目睹同病房兩位病友的去世及三個病友被送進 ICU 病房搶救。我想到了最壞的結果，甚至在手術前已經將所有的事情安排妥當。在風景很好的腫瘤醫院病房，幾乎每一幅美好的畫面都會激發出我對人生無限的感慨，我並不怕死，但我卻為自己十年來對自我身體漠視而感到後悔。我記得很久以前一齣現代樣板戲《龍江頌》中有一句台詞很經典：「巴掌山擋得了你的雙眼」，我想是一雙怎樣無形的手擋住了我對自我身體的視線呢？

在手術的前一天，我腹部的所有體毛都被剃光，這是所謂按常規備皮的手續，在備皮的那刻，我注視著自己光溜溜的皮膚，有一種要被病魔活活宰割的無奈和屈辱。當第二天身上插滿管子的我被推進手術中等待進入手術室時，我被手術中心巨大的電子螢幕所吸引，那螢幕就像首都機場的班次顯示牌，滾動著這樣的字幕，「外一科，XX 醫師主刀，助手 XX，幾點進入第幾手術室，外二科；XX 主任醫師主刀，助手 XX，腫瘤根治術，幾點進入第幾手術室」，許許多多的手術病人就這樣躺在手術車——通過手術中心前的巨大電子螢幕被送進不同的手術室，而我幾乎來不及找到我的名字，我想這些病人的命運也許就此被決定了吧。每個人就好像來到一個巨大的火車轉運站，將要被轉運到不同的地方，至於哪些是好，哪些是壞，哪些是生，哪些是死，沒有誰會知道。

感謝上天，祂讓我從死亡線上重新站了起來。由於手術的病理切片確認瘜肉為良性，並且已經切除，我的生命中終於又迎來了希望的日子。2007 年 6 月我手術出院，離我 44 歲生日還有四個月。但我要說，這一段住院手術的日子所給我的啟示，遠比這 44 年來我所經歷的任何重大的事件的影響都要深遠得多。

人的生命屬於自己，但又不完全屬於自己，我們每個人都有使用自己身體的權力，但同樣我們也應該在內心中樹立起那種積極愛惜自我身體的觀念，這不僅是為了我們自己，也是為了親人和朋友，或者更廣義地說，是為了整個社會。

中國人有個根深柢固的看法，那就是認為「死生由命，富貴在天」，消極地將生命與健康交給命運，其實這是一種絕對錯誤的觀念，中醫學經典《黃帝內經》中早在2000多年前就指出，應該「治未病」，也就是要盡可能避免疾病的發生及傳變，因此一個人如果要使健康好轉，開始積極爭取長壽的話，首先要識別自己身邊的危害，並系統地加以規避。

釋迦牟尼在王舍城的竹林精舍曾有這樣一段話：「世上有四種馬，第一種馬是看到主人的鞭子就立即飛奔出去的駿馬，第二種馬是看到了別的馬被鞭打就立刻快步奔跑的良馬，第三種是要等到自己受了鞭笞才開始跑的凡馬，第四種馬是非要受到嚴厲的鞭打才開

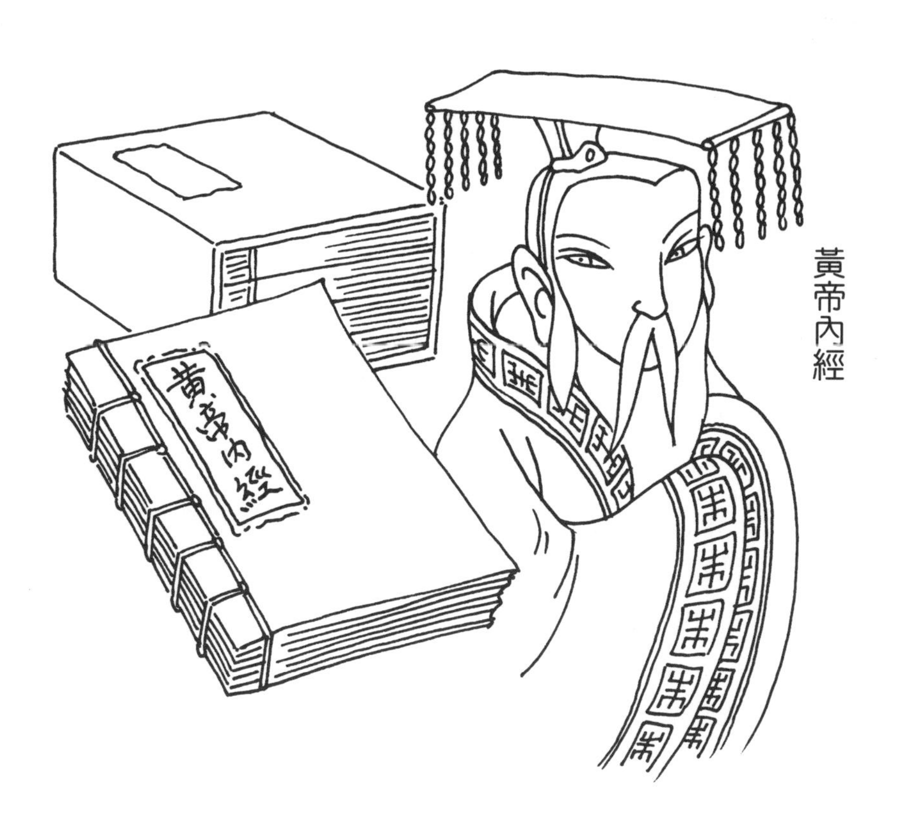

始走的駑馬。同樣的，人也有四種人，第一種人遠遠地看到別人陷入老病死的痛苦中就立刻心生警惕，第二種人要等到老病死距離自己不遠時才會心生警惕，第三種人必須是自己的近親遭受到老病死的痛苦才知道警惕，第四種人是非要等到自己親身感到了老病死的痛苦才知道悔不當初。」

面對生老病死的危險，我們究竟是屬於以上哪種人呢？

◆養生就是養心

俗話說：「人心不同，各如其面」。人人都有心理活動，人人都有喜怒哀樂。每個人的心理活動都是互不相同的。世界上沒有兩個面貌完全相同的人，人們的心理活動也各式各樣。例如考試不及格，在不同的人身上引起完全不同的反應，有的人羞愧，有的人無動於衷，有的人埋怨，有的人絕望。對於大致相同的不良精神刺激，有的處之泰然，有的極度憂鬱，有的人會神經衰弱，嚴重的甚至會精神分裂。對於同樣的外界環境，處於不同心理狀態的人，也有迥然不同的反應。

人們往往對身體臟腑器官的疾病比較重視，上醫院、找醫生，按時吃藥、注意休息，但對其心理疾患常常聽之任之，甚至滿不在乎，根本不去想法子調整一下自己的心理狀態。

如果明知有煩惱卻不去想辦法消除它，任其發展不予理會，其精神創傷的累積效應會嚴重影響身體的行為，造成心理狀態的嚴重不平衡，從而誘發多種疾病，導致健康嚴重受損。現代醫學的研究成果認為，成年人所患疾病，50%～80%起因於精神創傷。長期情緒憂鬱、恐懼悲傷、緊張煩惱，比精神穩定的人更易患不治之症。當今對人的生命威脅最大的「殺手」——冠狀動脈心臟病、腦中風、癌症等，都與不良的精神心理因素有直接的關係。《素問・陰陽應象大論》講：「怒傷肝」、「喜傷心」、「思傷脾」、「憂傷肺」、「恐傷腎」，從過激和累積效應來說，乃是千古之至理。在現實生活中，精神創傷人人有之，時時有之，問題是有了煩惱和其他的精神創傷要想辦法去克服它、排除它，努力做到不讓煩惱過夜。這樣，就不會對健康有害，或許透過調節神經還有益。因此中年人應該努力做到心理情緒穩定，個性行為持重，做到「心平氣和、沉著冷靜、耐心穩重、不驕不躁、不卑不亢」。而良好的情緒是人體內的一種最有助於健康的力量，它使人保持著旺盛的新陳代謝，使人五臟暢通、頭腦敏銳、精力充沛，能極大地增強人體的免疫功能。從這個意義上說，精神樂觀就是人的機體的一種強大「抗體」。精神心理因素的正常與不正常決定了人體整個生命活動的正常與不正常。

在我們的生活中有三種人：一種人離生活太近，不免常常陷於利害的衝突；一種人離生活太遠，往往又成不食人間煙火的隱士；還有一種人與生活保持一種恰當的距離，這種人就是人們常說的豁達的人。人生的一大原則是：任何情況，不管是好是壞，都受到我們對它的態度和情緒的影響。豁達的人，總是有著健全的精神和壯實的軀體，瀟灑、坦蕩、熱情、開朗，對人對事總是寬容大度，絕不會被生活中瑣碎的小事所困擾。

從健康保健的角度講，有理想能使自己心胸開闊，使心理處於平衡並保持一種年輕的精神狀態，它能促進人體各種激素的分泌，提高機體的免疫功能，對身體的衰老有延緩和抵制作用。但現代心理學的研究也證明，人生欲望在滿足之前，會感到十分誘人、十分美妙，一旦獲得滿足之後，就會感到厭倦和「虛無」。

研究發現，人的理想如果十分堅定而且又能持之以恆，則可以使人的精神心理經常處於比較平靜的狀態中，使身體內腎上腺皮質素和催乳素保持正常的分泌，免疫系統也能維持正常的功能，從而不會因神經化學遞質的紊亂而致病。

實驗證明，患有疾病或上了年紀但仍然堅持工作並積極追隨社會發展潮流的人，他們的大腦供血要比少參加活動的人暢通許多，

思維清晰的人要比「糊塗」的人長壽。如果死抱著舊思想和舊觀念，將使自己經常處於壓抑、憂慮、忿懣的情緒之中，這對身心健康非常不利。

當代心理免疫學的研究證明，人在罹患疾病時需要有戰勝疾病的信心，這樣能有效地運用機體潛在的免疫力量，進而可促進早日康復。這種心理上堅信自己能戰勝疾病的信念，即稱之謂「心理免疫」。許多透過自己的努力戰勝癌症的人用事實證明，只要自己有戰勝癌症的信心，積極配合治療，再加上社會各界的關心與幫助，癌症不是不可以征服的。著名相聲演員賈冀光由於忙碌、勞累、高血壓，導致演出過程中突發腦溢血，身體右側癱瘓，臥床不起。但他對這「飛來的橫禍」一直保持了比較樂觀的情緒，不到半年，竟奇蹟般地恢復了健康並重新登台演出。心理免疫之所以具有如此強大的威力，是因為人的心理因素與機體內在的免疫功能潛力有著非常密切的關係，積極的心理狀態能增強機體本身的抗病能力。

研究證明，神經系統可經由去甲腎上腺素、五羥色胺等神經遞質對免疫器官產生支配作用，其中主要是腎上腺皮質激素。而病中精神頹廢的人，其不良的精神狀態會影響生理，使血液中的Ｔ淋巴細胞減少，且會抑制Ｂ淋巴細胞和巨噬細胞的生物活性作用，造成免疫功能下降。同樣，由於人的生活道路往往充滿了挫折、驚險和逆境，因此，健康的人也需要養心，養的是心理，心神、心情、心態、心境，如果我們能夠堅定地樹立心理免疫觀，就可以增強免疫功能和維持生命的高品質，從而促進身心健康。

◆萬事無常，皆從心憂

人的意志心態在與病魔搏鬥中，有時能發揮意想不到的作用。從病因學來看，無論是中醫的外感六淫與內傷七情，還是西醫的傳染病與非傳染病，都與人的心態和免疫力有關。人的心理健康，免疫力強，則「正氣存內，邪不可侵」。即使發病亦易康復，故醫者治病先安其心，僅用平淡藥物與方法即收神奇療效，寓神奇於平淡中。否則，若病人精神恐慌而崩潰，免疫力則會像多米諾骨牌一樣迅速崩潰，縱有靈丹妙藥亦迴天無力。醫者只有先拯救患者的心靈，才能獲得一線生機，然後用藥力挽狂瀾，使之康復。

有一個典型的事例，年僅 10 歲的美國少年葛雷特・波培患惡性腫瘤，因腦部腫瘤所處的位置不能手術，醫生們宣布他最多只能活半年，但由於醫生讓葛雷特用獨特的精神意志與疾病搏鬥，在腦子裡描繪與腫瘤抗爭的畫面，每天做 25 分鐘，8 個月過後病情明顯好轉，又過了兩個月後，葛雷特經掃描測試，腫瘤已毫無蹤影。

另一個相反的例子是美國最近所做的惡念致毒的心理實驗，該實驗證明，當人惡念滋生時，身體上的某種液體轉為致毒素滲入器官。研究員首先讓人向冷杯中的玻璃管一端呼氣，吐出的氣遇冷凝集在試管內，如果此人心理正常，則其溶液透明無色，如果此人埋怨、暴怒、妒嫉、仇恨，即呈現出不同色彩，且內含致命毒素，數分鐘內可致死一隻豚鼠。此說雖無更充分的科學依據，但可以說明不良的情緒，可導致事物不良的結局。

我們知道，意志是人的意識的能動作用的集中表現，人的心理活動，從簡單感覺，到複雜思維，從內心體驗，到外在行為，一方面反映著外在世界的真實性，即它們的特點、性質和規律；另一方面，又根據這些反應，不斷地調整自己的認識和行為，以種種不同的方式適應外界環境的變化，以達到個體與周圍環境的平衡與統一。例如，我們在動物園裡看老虎和野外看見老虎的體驗是不同的。動物園的老虎因被關在鐵籠子裡，我們不感到害怕。而突然在野外看見老虎，由於意識到牠可能傷害自己，所以就感到恐懼。養生也是這樣，見到疾病和死亡就會想到養生防病。這說明我們對事物的情感是以我們如何去認知它而轉移的。

養心養的是心理，人的心理需要可分為若干層次的需要。最低的、也是最基本的心理需要是生理需要。「民以食為天」，強調「食」的需要，是一切需要中最重要的。正像俗話所言：「人是鐵，飯是鋼，吃飽肚子有主張」。而「飲食男女，人之大欲存焉」則說明食物的需要和性的需要是人們生存的根本需要。人需要穿衣以保護自己的身體，免遭自然界及社會力量的破壞。例如人們希望有一個庇身之所，要求有一個安全穩定的環境，這些都屬於安全的需要。人們需要其他人喜歡他、愛他。也願意將自己的愛賦予他人。愛有夫妻之愛、親子之愛和周圍人的愛，以及工作、團體、國家的愛等不同形式和範圍。同時，人作為社會中的一員，希望自己

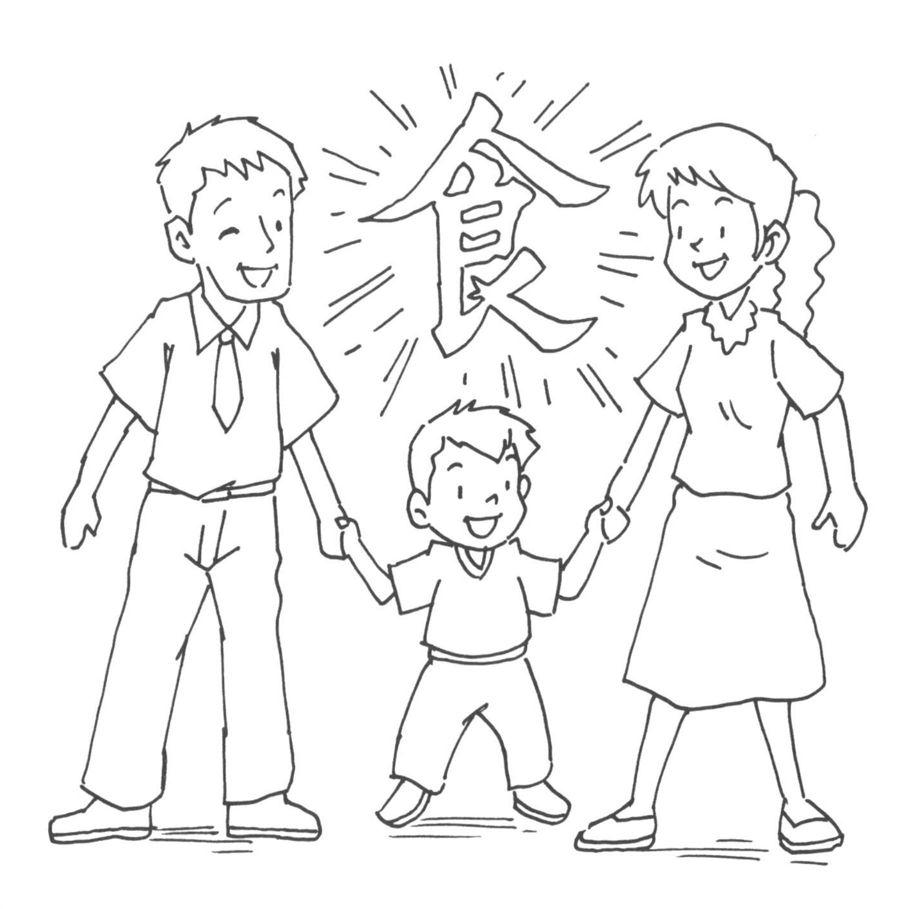

成為合適的社會團體中的不受歧視的成員，這便是歸屬感的需要。人們希望自己得到其他人的尊重，也希望自己認識到個人的價值，對自己做出恰如其分的評價。

所謂心理治療，就是醫者用語言藝術、表情或藥物暗示治療。古今中外早已有之，如對癲狂患者，當諸藥無效時，名醫只用幾句話並打一支麻醉針就能讓患者安靜下來。國外對腫瘤和帕金森氏病患者有用「安慰性手術」治癒的紀錄，即只象徵性地開一刀後立即縫合起來，然後告訴患者手術非常成功，接著就加強營養、抗癌，直至癌腫消失。美國國家健康學會全力支持這種安慰性手術的開展，這種手術的神奇療效即源自於中醫的「神魂魄意者」中「得神者昌，失神者亡」。

一個好醫生除了要精心辯證論治、大膽處方用藥外，千萬要注意心理治療。「萬事無常，皆從心憂」、「心者，君主之官，心動則五臟六腑皆搖」。又說：「破山中賊易，破心中賊難」、「哀莫大於心死」。一個臨床醫生，儘管你學富五車，辯證論治十分高明，處方用藥絲絲入扣，若不注重心理治療，很可能會前功盡棄，毫無療效。就像一個廚師精心烹調了一席豐盛佳餚，卻因一言不合，令食客怒氣沖沖拂袖而去一樣。所以，心理治療是藥物療效成敗的關鍵。

人的健康的標準不僅是身體沒病，更要心理健康，才能愉快地適應社會生活。有的人表面看無病，卻心靈空虛，像許多青年，整天晝伏夜出，吃喝玩樂，生活極沒規律，甚至嫖賭逍遙吸白粉，身體很快就垮下來，對這類病人的治療，更要先治其心，使其身心健康，才能「發憤忘食，樂以忘憂」。

曾有一個80歲老翁，住院10餘天，花費萬餘元卻毫不見效，仍日夜供氧氣、注射點滴不止。家屬十分焦急，請用中藥治療。探視只見病人掛著氧氣管和注射點滴，端坐呼吸，唇紺舌紫，苔黃

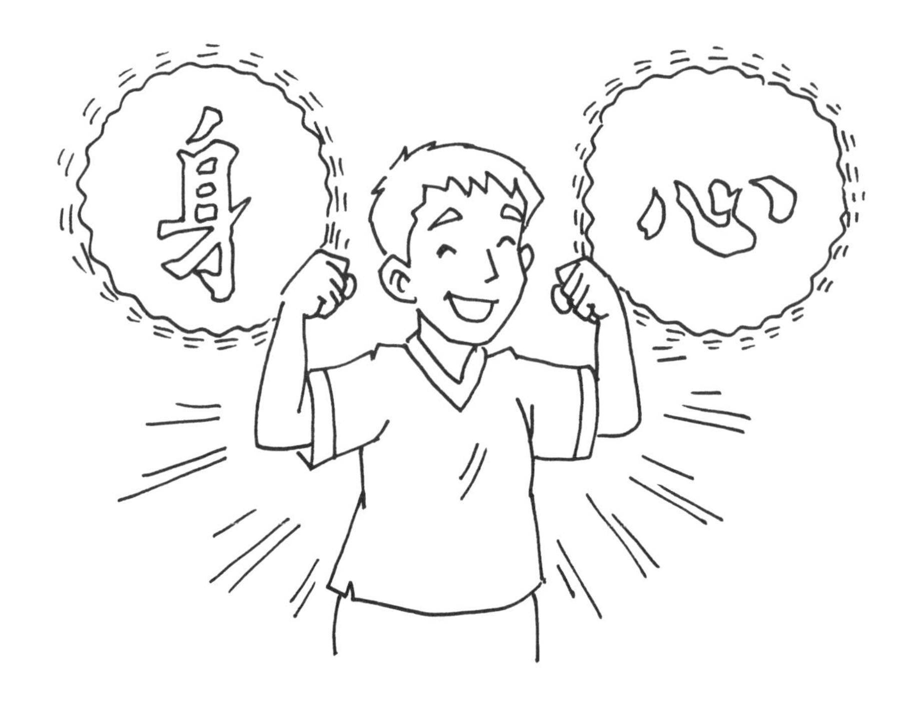

腻，顏面下肢浮腫，四肢厥冷，一個典型的肺血管慢性病心衰患者。西醫診斷治療都是正確的，沒有療效是沒有進行心理治療。

醫生先進行心理治療，告慰患者和家屬用中藥能治好，接著開了強心瀉肺，化瘀消腫的參附葶藶大黄散，囑 2 小時服一次，夜晚服藥後即瀉下喘平腫消，第 2 天患者自動拔掉氧氣管和注射點滴，並停西藥出院。患者服此藥存活 3 年，活到 83 歲才死於肺炎。由此可見心理治療對提高臨床療效的重要性和必要性。無論是治病還是養生，即不論醫者患者，都要重視心理治療

◆積極心態打敗癌症

積極心態打敗癌症，這絕不是神話，其重要武器就是心中的暗示療法。當一個病人堅信某種治療會產生作用時，這種治療就一定會生效；當一個病人懷疑某種治療無效時，這種治療就會失靈或無效。由想像產生的信念，能給人們帶來巨大的力量。

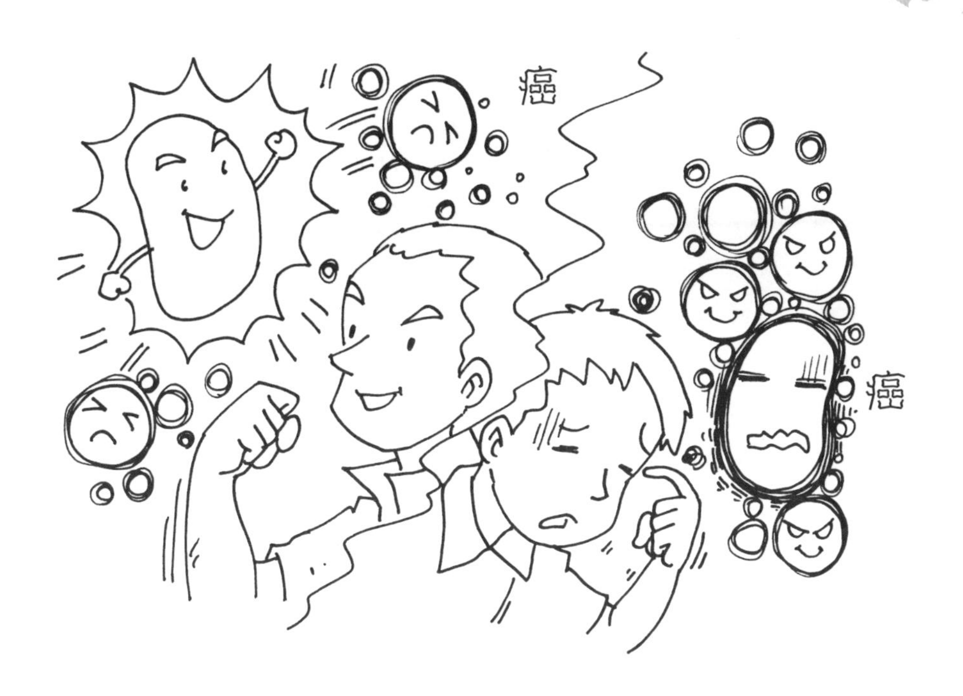

我們知道，人的大腦對已有表象進行加工改造而形成新形象的過程叫想像。想像的內容可以是客觀存在的，也可以是當時還不存在的，或現實中根本不可能有的形象，中醫養生中存想「身似冰壺」「心如秋月」、「存念心氣赤，肝氣青」等等，這些身體和內臟的形象都是不可能存在的，是想像出來的形象。「內視丹田」、「內觀其心」，都不是真正的視和觀，只不過是想像自己看見了體內某一器官或某一部位的形象。內聽、禪觀、意呼吸法都是想像的方法，是暗示療法的一種方式。

據美國學者編著的《科學技術的驚人突破》上記載：在給一位晚期淋巴肉瘤患者服一種藥前，醫生告訴病人這種藥是治淋巴肉瘤的特效藥，臨床多次試驗的效果顯著。病人也堅信這種藥物有良效。結果只用藥一次，病人的腫瘤就消失了，原先臥床不起的人，也恢復到能走路了，其後，有幾份研究報告宣稱該藥對淋巴肉瘤無效，患者聽說後腫瘤復發了，不久又臥床不起。醫生就告訴病人，這個研究報告的結論是錯誤的，並且用了該藥的雙倍劑量（實際上是注射水），這位患者的病情再一次得到了緩解。最後，當病人得知美國醫學會與食品和藥品管理局正式聲明此藥對腫瘤治療無效時，病人幾天後便死了。此病例雖無最後客觀結論，但是可以說明堅強的信念可以增加人的免疫力，延長生命。

來看看這樣一個例子，這是個化著淡妝，黑衫黑裙配條紅披肩的中年女性，從哪兒看都不像一個晚期肺癌患者，但她卻十分自豪地說：「我已經過完5歲生日了。」她指的是癌齡。確診之初，醫生曾宣判她只能活3到6個月，現在，她已經活過了整整5年，是什麼使她贏得了5年的時間？她說：「是積極配合醫生治療、堅定戰勝癌症的信念讓我堅持到了今天。」

我們來聽聽她的自述吧：

2003 年 5 月，我被確診為肺癌晚期。得這個病我沒有任何症狀，沒有發熱咳嗽、胸痛、胸悶，這些情況都沒有，我其實是因背痛去查的。結果我檢查出來第五胸椎有一個腫瘤，這還不是發病源，後來發現肺癌有轉移到骨骼，我當時已經是晚期了，不能做手術。醫生說，我這個病只有 3～6 個月的存活期了。當時我的感覺就是四個字——晴天霹靂。

我這個人平時是比較樂觀的，我就接受這個事實，調整自己的心態，積極配合醫生治療。前後一共做了 9 次化療，胸椎做了 10 次化療，肺做了30次化療，這都是同時進行的。我頭髮全部脫落，一根都沒有。當時用了激素，我的臉很胖，因為我心態好，身上的腫瘤對藥物敏感，病情似乎被控制住了。

2005 年，安靜了兩年的腫瘤又轉移到腦部，現在我腦子裡面還有兩個腫瘤。然後進行了 35 次的放療，而在此之前，我已經做了一個星期的化療。我出現嚴重的腦水腫，癱在床上。

我曾經想過放棄，頻繁地做化療，人真的受不了，但是我還是有一個堅定的信念，因為我孩子還小，才高三，我的父親 80 多歲了，我想用我樂觀積極的態度，積極配合醫生治療，我想再多活兩年，想看著孩子考上大學。醫生也告訴我如果我挺過這一關就挺過去了，如果放棄就前功盡棄。在 2006 年 4 月，我接受了治療，開始服特羅凱，直到現在。

良好的心態讓我的生活不但生命延長，而且生命品質很好，如果在外面碰到我，沒人會覺得我是癌症患者，其實，我現在三個部位還有腫瘤。我覺得癌症並不可怕，我就是很好的證明，生活自己全部自理，包括上醫院檢查，我每個月都有例行的檢查，還要轉兩次車。平時仍會做家務，參加癌症俱樂部校園活動，做志工，幫病友過生日。我們過生日就是過癌齡，你康復一年過一歲生日，兩年就是過兩歲生日。我是我們學校最嚴重的患者，但是我的心情很樂觀，所以我在癌症俱樂部學校畢業的時候得了樂觀獎，同學都以我為榜樣。

人得了病後很壓抑自己，但不調整心態，對你自己沒好處，本來藥物有 80%的作用，或者 100%的作用，如果你心態沒有調整好，這個藥物效果可能只剩 50%，所以積極樂觀的心態很重要。

根據我的經驗，確診為癌症的人應該知道自己的真實病情，但事實上許多病人被診斷為絕症了，病人家屬還是不把病情真相告訴病人，怕病人受不了。我剛開始檢查的時候也面臨這種情況，我就在我工作的醫院做的檢查，他們想瞞我，但我已經有所懷疑了，我做CT過了兩個小時去問，他們說沒有好。我不相信，因為我做CT的時候他們說有一個黑影。後來他們打電話給我先生，商量不要告訴我，我先生說，她很堅強的，然後就把病情真相告訴我了。

我覺得如果病人有面對的能力就應該告訴他，因為病人不知道的話，他治療和配合都很模糊。我要感謝我的醫生，第一次我去的時候，她就跟我說，你現在很堅強，但若碰到什麼不良反應的話你能承受得住嗎？因為後面的不良反應可能有些人忍不住。我就說了一句，我能，我就這樣堅強地撐過來，到白血球 1100 的時候，我就說我能，沒關係，他們要給我輸血我說不用，我能撐下來的。我就這樣撐過來了，所以有的時候還是跟病人講清楚，這是必須要經歷的，你如果撐不下去，不是醫生放棄，而是你自己放棄了。

◆「情緒」寫在臉上

人的情緒是人體中靈動而變幻莫測的東西，它可以隨時反映在人的各個器官及外在形態上，舉例來說，臉部常常就有不同情形所反映出來的顏色。當人高興嘻笑時，面色紅赤；當人怒氣勃發時，面色青蒼發紫；當人低頭沉思時，面皺而顏色加深，會顯得黃些；當人悲切時，會面色發白；當人驚恐時，面色會乍黑乍白。古代醫家根據這類現象的觀察，將它歸納成赤、蒼、黃、白、黑等五色，

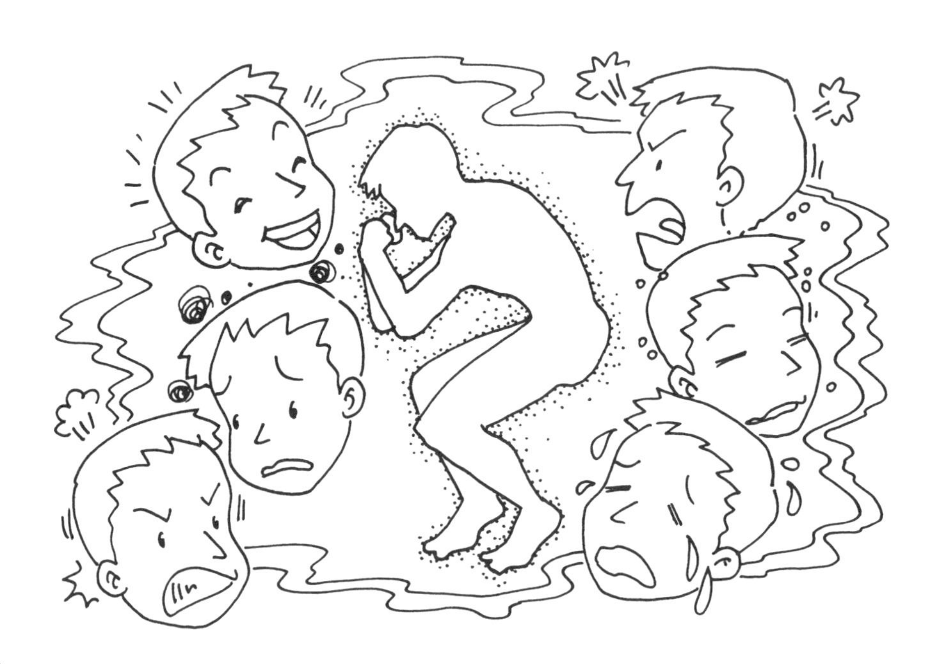

結合五行，與七情相配合。有時與東、南、西、北、中等五方配合，形成完整的情緒鐘以影響養生效果。這在《內經》許多篇章中都是這樣論述的。如《素問・陰陽應象大論》、《靈樞・陰陽二十五人》等篇。

一般來說，人有五臟化生五臟之氣，產生了喜怒悲憂恐的五志變化。所以過於喜怒（概括七情太過），可以傷及五臟之氣，寒暑（概括六淫）外侵，可以傷及人的形體；突然間發怒，就會損傷肝臟陰血，過度大喜，就會損傷心陽。氣逆上行，充滿經脈，則神氣浮越，去離形體了。所以喜怒不加以節制，寒暑不善於調適，生命就不能固久。

應該注意，由於內傷、外感致病因素的不同，邪氣侵入的途徑和引起的病理變化也隨之不同。因為情志活動源於五臟，故情志失調引起發病，亦是先損臟氣，引起「喜怒傷氣」、「暴怒傷陰」、「暴喜傷陽」的病理變化。這也是後世把情志失調列為內傷致病因素的理論根據。

很多疾病都是由氣機失調而產生的。如果情志憤怒則使人體之氣上逆，大喜則使氣虛緩，悲哀則使氣消散，恐懼則使氣下陷，遇寒則使氣收斂，受熱則使氣外洩，受驚則使氣紊亂，過勞則使氣耗散，思慮則使氣鬱結，這樣九氣各不相同，會生什麼疾病？

1. 大怒能使肝氣上逆，嚴重的可以引起嘔血；肝氣逆而剋脾土，可以發生飧泄，所以說「怒則氣上」。
2. 喜則氣和順而志意暢達，營衛之氣通利，所以說「喜則氣緩」。
3. 悲哀過甚，則心系急，悲則傷肺，而使肺葉張大升舉，致使上焦之氣不得宣通，營衛之氣也得不到散布，熱氣鬱於胸中，熱能耗氣，使氣消損，所以說「悲則氣消」。
4. 恐懼能使精氣下陷，精氣下陷則下焦之氣不能上升，致上焦之氣閉塞，上焦之氣閉塞則上升之氣複還下焦，上下不能通利，氣鬱於下，則使下焦脹滿，所以說「恐則氣下」。

5. 寒邪侵入人體，能使腠理閉塞，營衛之氣不得流行而閉於內，所以說「寒則氣收」。
6. 熱則腠理開發，營衛之氣流通，汗大出，氣亦隨之外洩，所以說「炅則氣泄」。突然受驚則心悸動盪如無所倚，神志無所歸宿，謀慮無所決定，所以說「驚則氣亂」。
7. 勞役過度則氣喘汗出，氣喘為氣動於內，氣從內越，汗出為陽越於外，氣從外洩，這是內外之氣皆越於外，所以說「勞則氣耗」。
8. 過於思慮，則精神集中，心意有所專存，心神有所歸注，能使正氣留結而不運行，所以說「思則氣結」。

《素問・陰陽應象大論》說，肝在情志變動為怒，怒能傷肝；心在情志變動為喜，喜能傷心；脾在情志變動為思，思能傷脾；肺在情志變動為憂，憂為傷肺；腎在情志變動為恐，恐能傷腎。說明五志屬於五臟的理論。「人有五臟化五氣，以生喜怒悲憂恐」。說明情志活動必須以五臟精氣作為物質基礎。也就是外界精神刺激因素，只有作用於機體的有關內臟，才能表現出情志的變化。中醫學根據七情活動的特點，按其與何臟關係相近，分別歸屬於五臟。一般地講，七情太過引起的病變，先傷及本臟之氣，引起本臟的功能失調，「怒傷肝，喜傷心，思傷脾，憂傷肺，恐傷腎」就是這樣產生的。

現代醫學研究證明，惡劣情緒會導致心神緊張；舒適的身體則可以產生舒適的心境。因為，骨骼肌肉組織的神經從它支配的空間和時間上來說，超過了身體其他生理器官神經支配的總和。因此，骨骼肌肉組織能對自身的精神狀態施加重大的影響。那麼，如何進行鬆弛肌肉的鍛鍊呢？

用自我暗示的方法，除了能直接影響人體氧氣的代謝率外，還可以改善心臟的血液供給，明顯地調整心搏心律，對人體的心血管系統機能有著立竿見影的效果。有科學家對「超覺靜思」進行了充

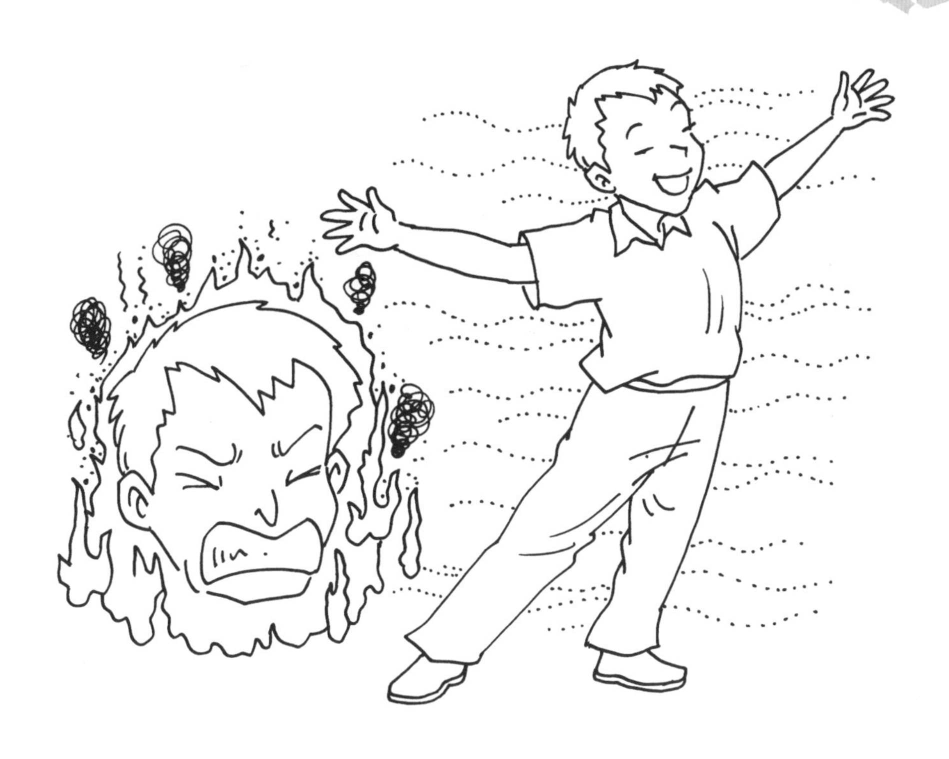

分的研究。試驗證明，僅在 15 分鐘內就可使人體每分鐘的血流量下降三分之一；同時，在這種情況下可以觀察到大腦皮層所呈現的明顯抑制過程。並且，在肌肉放鬆時，通常伴隨有舒適的主觀感覺，彷彿有一股熱流直達手指和腳趾端。這是由於末梢血管擴張的緣故。研究證明，肌肉鬆弛和暖流的自我暗示感覺，可使鍛鍊者的機體組織提高吸收、消耗和利用血液中氧氣的能力，從而更有效地形成萬能的能源——三磷酸腺苷。因此，「超覺靜思」可以廣泛地用於增強健康和用作治療不良精神心理情緒的手段。

要做到儘快使自己的情緒穩定下來，總體原則有四：一是保持放鬆的狀態，透過冥想、散步、沐浴等方式促使身心放鬆；二是保持飲食均衡；三是增強活力，盡量使自己接觸自然、接觸人群；四是保持睡眠充足，使身心得到充分休息。

◆**養心就是逍遙自在**

從前有一個老和尚，在房中無事閒坐，身後站著個小和尚。這時門外有甲乙兩個和尚在爭論一個問題，雙方僵持不下。一會兒，甲和尚氣沖沖地跑進房來，對老和尚說：「師父，我說這個道理應該是如此這般的，可是乙卻說我說的不對。您看是我說的對，還是他說的對？」老和尚對甲說：「你說的對！」甲和尚很高興的出去了。過了幾分鐘，乙和尚也氣憤地跑進房來，他質問老和尚道：「師父，剛才甲和我辯論，他的見解根本錯誤，我是根據佛經上說的，我的意思是如此這般。您說是我對還是他對？」老和尚說：「你說的對」。乙和尚也歡天喜地的出去了。乙走後，站在老和尚背後的小和尚，悄悄地在老和尚耳邊說：「師父，要不就是甲對，要不就是乙對。甲如對，乙就不對；乙如對，甲就不應該對。您怎麼可以向兩個人都說對呢？」老和尚掉過頭來，對小和尚望了一望，說：「你也對！」

這是一個很有趣味，寓意也很深刻的故事。這個故事活生生地再現了佛的無礙自由的境界，與眾生的境界不大相同，是佛教「禪」之思想的淋漓盡致的反映。

其實，無礙自由是一切智慧和哲學的最高境界。佛教如此，道家也如此。

在莊子看來，所謂養生就是懂得許多事都是有其客觀規律的，因而安然處之，這樣就沒有什麼悲哀，沒有什麼歡樂，那麼又有什麼必要改變自己既定的生活方式呢？所以，那些有智慧的哲人只會默默地把自己所遭遇的境況看作是命運，而不把心思放在患得患失上；只會全身心地去與大道融為一體，而不會對那些事有什麼喜樂和憂煩。

莊子說：「天機隱藏在深處，人事浮露在表面，萬物變化合於自然。如果知道自然與人事的道理，以自然為根本，安處應得的位置，進退屈伸隨時應變，這就是把握了道的樞紐而講出了道的真諦。」莊子的意思是，懂得生命情理的人偉大，精通智謀的人渺小，通達自然的人順利，只通人命的人不順利。只有合於自然，才能進入自由世界。

莊子曾經講過這樣一個故事：

子輿與子桑是好朋友。有次連綿大雨下了十多天，子輿說：「子桑大概要餓肚子了！」把飯放在罐子裡，怕冷還用布包裹了就去送給子桑。來到子桑門口，就聽到子桑像唱歌又像哭訴，還撥著琴說道：「父親呀！母親呀！老天呀！蒼天呀！」當他的聲音喊得似乎已聲嘶力竭時，又急促地唱起了他的詞句。子輿走了進去，說道：「你唱的歌詞是什麼意思？為什麼要這樣呢？」子桑回答說：「我在思索著使我走到這種絕境的原因，但是想不出來，父母生我養我，難道會讓我這麼貧困嗎？天沒有偏私地覆蓋萬物，地沒有偏私地承載萬物，天地怎麼會偏私地使我貧困呢？我一直思索使我潦倒貧病的原因而想不明白啊！那麼我今天落到這種絕境的原因大概是命中注定的吧！」

子桑的歌詞中雖然有著某種對命運無可奈何的哀歎，但像他這樣即使遭遇貧困而仍然能夠安然處之，這種境界已經是許多人所難以達到的了。

毫無疑問，養心是養生的最高境界，像莊子這樣的智者就是養心的最好榜樣。

那麼，怎樣才是我們養心的最高境界呢？莊子指出，古時候具有很深厚的道德修養的人，憂患不能入其內心，邪氣不能侵其身體，所以就沒有什麼東西可以傷害他。正如莊子所說：人如果能避開世事，達到虛無的境界，又有什麼東西能傷害他呢？

因此，善於養生的人，起臥注意四時節氣與時間早晚，日常起居注意和諧和規律；調理筋骨，有抑揚的方法；杜絕疾患，有吞吐的技巧；協和生理，有補瀉的方式；調節勞逸，有取捨的原則。忍耐不生閒氣來保全陰氣，抑制上不過分高興來保養陽氣，然後再服用一些中草藥來補救身體虧缺，養生的最高境界就是，心裡清朗則真神能堅守其位，元氣安寧則邪物不能靠近其身。常懷寬和安泰之心，恬淡自守，無病無災，長生不老。自古以來，人們長生不老的道理，全都在這裡了。

◆弄清生命的意義

生命的意義究竟在哪裡呢？是求得活得長壽，還是求得活得幸福快樂和健康，一般情況下兩者是統一的，但如果硬要將兩者對立起來，兩者必須取其中之一的話，那麼，養生的觀念是寧要品質，不要數量。

人的種屬壽命為98歲～100歲。生物存在兩種互不相干的決定壽命長短的現象，這就是衰老和疾病。衰老和疾病始終影響著人的生理過程，並使生物種屬壽命縮短。因此，用統計方法算出的人的實際平均壽命，永遠也不會達到生物種屬平均壽命指數。

我們必須了解養生的真正意義，養生的意義是在提高生命品質的前提下盡可能地長壽，但我們的任務不是千方百計地活到 100歲，而是在100歲之前保持身體健康、精力充沛，並能體驗到生活的樂趣。而提高生命的品質，我們要做到如下三點：

一、使自己的生活變得簡單

世界上最偉大的養生者其實生活最簡單，世界上最偉大的養生術，其實也最簡單，它是一種最健康同時又最簡潔的生活方式，無論是莊子、老子、《黃帝內經》乃至前蘇聯高加索地區的最長壽老人和廣西巴馬地區最著名的壽星都會告訴你一個道理——養生其實

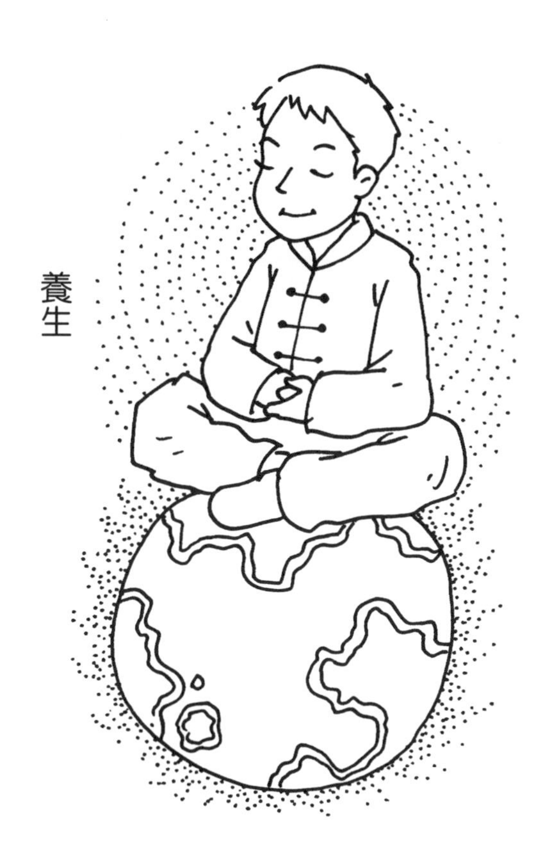

很簡單。

二、要有強烈的做個健康者的願望

奇怪的是許多人潛意識中沒有要做一個健康者的願望。「要使身體健康，首先要有做個健康者的願望」。但如果除了願望之外，沒有採取其他的措施，如限制飲食、增加運動，那麼就很難實現使身體變得比較健美的願望。

一般來說，養生對於許多人來說都是很輕而易舉的事，尤其是在人們尚未有健康問題之前，但人們往往不這樣做，為什麼呢？因為他們在心理上認為沒有必要。對於 30 歲以下的人或部分 40 歲以下的人來說，養生還是很遙遠的事情，而一旦到了 40 歲之後，養

生突然會變得重要起來，這是因為人們的心理產生了變化，他警覺起以往聽到的、看到的，還有感受到的疾病和危險，而得出這樣的結論：他們必須開始養生了。其實心理暗示對人們的健康影響一直很重大。

在日常生活中，我們首先要避免急性或負面情緒的刺激。要學會使心情保持一種良性的平衡，不可讓持續的情緒波動長久存在。舉例來說，在所有的身心致病因素中，孤獨和寂寞是最傷害身體的。

孤寂的害處在哪裡呢？研究證明，孤寂生活本身會慢慢而勢所必然地傷害人的身體，特別對於心腦血管具有較大傷害。相反地，精神上的溫暖和家庭生活的樂趣則可以幫助人們預防心臟疾病。我們知道，人體的心臟富有許多將它和腦以及血管聯繫起來的神經末梢。因此任何心理反應——憤怒、喜悅、驚恐、痛苦——必將影響到心臟的活動。中醫也認為，七情變化會傷害人體五臟，情緒的孤寂易導致免疫調節機制的低下，改變人體代謝的基本模式。

據我所知，自我鍛鍊能夠治療任何一種疾病，如陽萎、口吃等。因此，我們要學會利用心理暗示的方法使自我獲得健康，研究證明，有一種能使情感緊張更加緩和的方法，它不僅能緩和情感緊張，甚至還能精確而自覺地控制自己的神經心理狀態。這種方法就是自我鍛鍊……在自我鍛鍊的作用下，高級神經活動和機體各植物性神經功能逐漸恢復正常。這一點正是積極心態對健康最有效的影響。

積極心態尤其對婦女促進健康的作用更明顯，舉例來說，一位西方心理學家設計一套適合婦女的自我暗示療法，其方法如下：晚上舒適地坐在鏡子跟前，要在心裡暗示自己：「我多美麗，我多幸福……」以及暗示其他任何個人的特點。梳頭是一種習以為常、一成不變、不需特別注意的醫療手續。在所有場合，按摩頭皮也能產生穩定情緒、鬆弛肌肉等作用，據說效果不錯。

三、與各種可能影響我們生命的疾病做抗爭

當今世界上哪些疾病最能斷送我們短暫的一生呢？它們是肥胖症、胖人的糖尿病、動脈粥狀硬化、高血壓病、代謝免疫抑制病、各種自體免疫病、憂鬱症和癌症。要對抗這些致病因素，就必須更改我們可能使用的一切有效手段。科學家們研究發現，只要學會掌握休息、快走、奔跑，任何體育活動都可有效地緩和神經系統的緊張，都有助於神經系統的鬆弛和完全休息，從而有利於提高人體的抵抗力。

這個世界、這個時代沒有包治百病的萬靈丹，但有一種藥能十分有效地使人防禦所有呼吸病原體和其他許多細菌（不是病毒）感染的侵犯。甚至它不僅能使人防禦傳染病，而且還能使人防禦全身性疾病。例如，它能防禦脊椎神經炎的侵犯。這是一種什麼藥？你想知道嗎？它在哪裡出售？誰能開這個處方？告訴你，這種藥無處

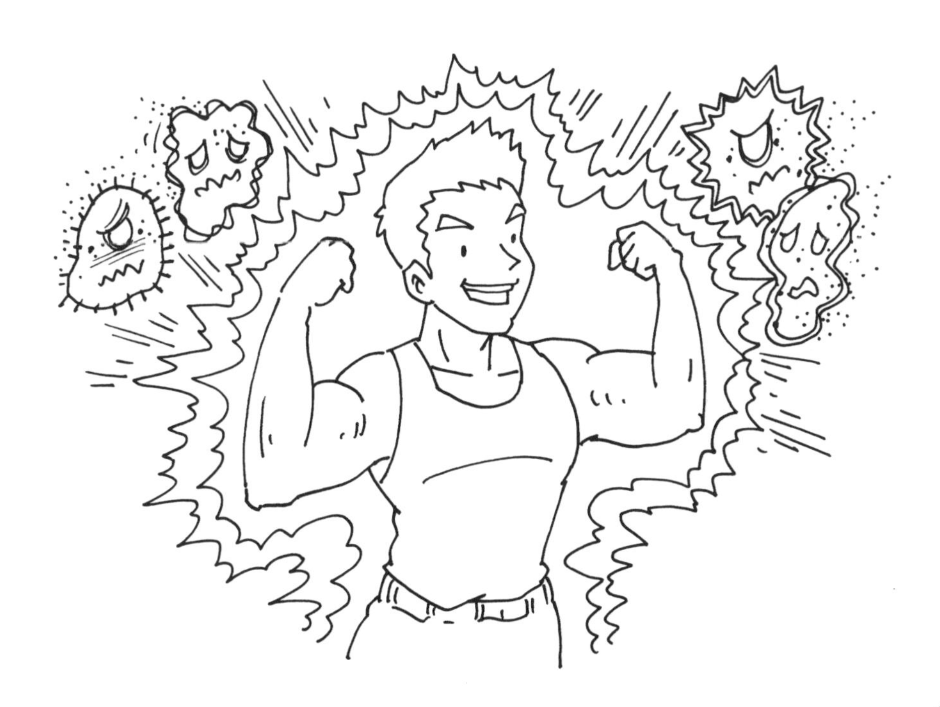

可買，製造者就是你自己。因為它的名稱是——鍛鍊身體。

鍛鍊身體有許多好處，但共同之處是它基本上能包括使身體練出能正確應付外界各種不利因素（如冷、熱、病毒、細菌、低壓、潮濕等）的本領。而主要的鍛鍊因素是太陽、空氣和水。但鍛鍊這副藥，是適合於精神振奮、意志堅強的人，而其他許多人的疾病大多是由於精神不振、意志薄弱造成的。如果你患有氣喘病或胃病，如果你體重過重或肌肉鬆弛，那麼主要的原因多半是怠惰、不相信自己的力量和缺乏有一個健康的體魄的願望。事實上人的身體缺陷很少是由於客觀因素造成的。即使是客觀因素造成的身體缺陷，大多數也是可以憑藉人的毅力和願望加以克服的。

第二節：以平常心愛護你的身心

◆諱疾忌醫，人生大錯

「人非聖賢，孰能無過？」、「只有死人才不會犯錯誤。」這兩句話一點也沒錯，尤其是在養生方面。由於我們的認識能力所限，由於我們性格上的弱點，我們偶爾會做些傻事、蠢事、錯事。有的過失可能較輕，有的可能帶來嚴重後果。犯了錯，並不可怕。只要認識到錯誤後堅決改正，從錯誤中吸取教訓，壞事就會變成好事。但如果諱疾忌醫，執迷不悟，那就會在錯誤的路上越走越遠。這才是真正可怕的。

扁鵲是春秋時的一位名醫。有一次他拜見蔡桓公，站了一會兒，扁鵲說：「您有病在表皮，不治恐怕要加深。」蔡桓公說：「我沒病。」扁鵲只好退出。蔡桓公對左右的人說，醫生喜歡為無病的人治病，當作自己的功勞。過了 10 天，扁鵲又拜見蔡桓公，說：「您的病已到了肌肉，不治將更深。」蔡桓公不理他。扁鵲嘆氣而出。又過了 10 天，扁鵲又來提醒蔡桓公：「病已經到腸胃了，不治將會很危險。」蔡桓公不聽，還很不高興。又過了 10 天，扁鵲見了蔡桓公，什麼話也沒說，拔腿就走。蔡桓公很奇怪，派人問扁鵲怎麼回事。扁鵲說：「病在表皮，熱敷就可治；在肌肉，扎針可治；在腸胃，藥劑可治；現在病已深入到骨髓，就無法醫治了。」

過了五天，蔡桓公的病開始發作，身體疼痛，趕緊派人去找扁鵲，扁鵲卻已逃往秦國了。蔡桓公諱疾忌醫。終於送了自己的命。

過錯就是我們患的「病」。我們經常會自覺或不自覺地諱疾忌醫。究其原因，一是由於自負，不認為自己錯了。二是虛榮心作怪，自己也知道錯了，卻打腫臉充胖子，不肯認錯。這兩種態度都是有害的。

老子認為，天地間有一種神祕的力量就叫「道」，這個「道」就是事物發展的客觀規律，能夠了解和運用客觀規律的人，也就是有道的人，能夠提早預知事物的發展方向，從而能夠輕鬆自然的達到目的。我們來看看老子是如何描述天下之道的：「治人事天莫若嗇，夫唯嗇，是以早服，早服是以重積德。重積德則無不克，無不克則莫知其極。莫知其極，可以有國。有國之母，可以長久。是謂深根固柢，長生久視之道也。」意思是說，治理人世和服從道，莫過於勤儉吝嗇，這就是所謂的「嗇」。只有堅持勤儉吝嗇不妄為，才能自事物之始都按自然規律發展，見微知著，未顯先知，即所謂提早知道事物發展的軌道，又稱「早服」。做到「早服」的人，都是那些積德深厚的人。而積德深厚則無事不成，無事不成而又深奧莫測。深奧莫測則可以擁有國家。掌握治國之道，則國家長治久安。這就是做事能植根深，基礎牢，管理國家能壽數長遠，做人能夠久視不變的道理。

如何做到老子所說的早服呢？老子說：「其安也，易持也。其未兆也，易謀也。其脆也，易破也。其微也，易散也。為之於其未有也，治之於其未亂也。」意思是說，事物在沒有萌動的時候，容

易控制掌握它；在它似成未成的時候，容易想辦法解決它；脆弱的時候，最易破除它；微細的時候，最易離散它。處理事物要在其未成形的時候，治理事物要在其未成亂的時候。

其實，所有的疾病都是可以避免的。一個人如果要使健康好轉，開始積極爭取長壽的話，首先要識別自己身邊的危害，並系統地加以整理，然後再有意識地將它們分成不可避免的和可以避免的兩大類。

任何疾病的預防要比治療來得容易。如果說預防惡性腫瘤現在還是一個假設的話，那麼增強身體素質，以致對流感病毒產生完全的免疫力，現在已有一套完整的理論和作法，如果處於中年期，不再年輕了，隨時都有得心血管疾病和其他病症的危險。另外，定時體檢很重要，體檢項目還應包括分析大小便中有無潛血和做心電圖。如懷疑有心臟病，還應做運動試驗。男人還應檢查前列腺；直腸指診和血液化驗PSA，這種抗原的升高說明有早期前列腺癌的先兆。婦女除做常規的婦產科檢查和巴氏試驗外，還應做乳房攝影檢查。如果有患骨質疏鬆症的家族史，或具有患這種病的徵兆，最好也做一下骨密度檢查。50 歲以上的男女要做乙狀結腸鏡檢查，以便發現早期結腸癌。結腸癌發現時如未轉移是能用手術根治的。正式的統計資料證明，定時體檢可發現常見的數十種疾病。這是一種有效的預防方法。

古人在論及為醫之道時說：「醫已之病為下醫，醫欲之病為中醫，醫未之病為上醫。」人進入中年之後，身體各器官的機能開始出現程度不同的衰退現象。因此，在這裡提醒朋友們要有點憂患意識，經常注意下列各點，做到防患於未然，便會收到意想不到的健康保健效果。

1. 突然間的食欲不振，往往是大病的先兆
2. 睡眠品質的下降，意味著精神內分泌的改變
3. 脈搏、呼吸的異常可能隱藏著較大的疾患

4. 定期測量血壓是檢查疾病的重要手段
5. 體重的突然變化意味著健康有所改變
6. 女性要注意每月的生理現象
7. 耳鳴可能是心臟病的先兆，應該引起警惕
8. 癌前變的疾病要及早防治
9. 從父母的病史可以推測到自己的健康

◆養生是一種生活態度

養生不是一種手段，也不是一種技術，養生是一種文化，一種素質，不是急功近利，不是臨時抱佛腳，養生是一種漸進，是一種累積，是一種情趣，是一種胸懷，是一種良好的習慣，是一種嚴謹執著，是一種從容和淡定，是一種對生的尊重，是一種對生命的敬

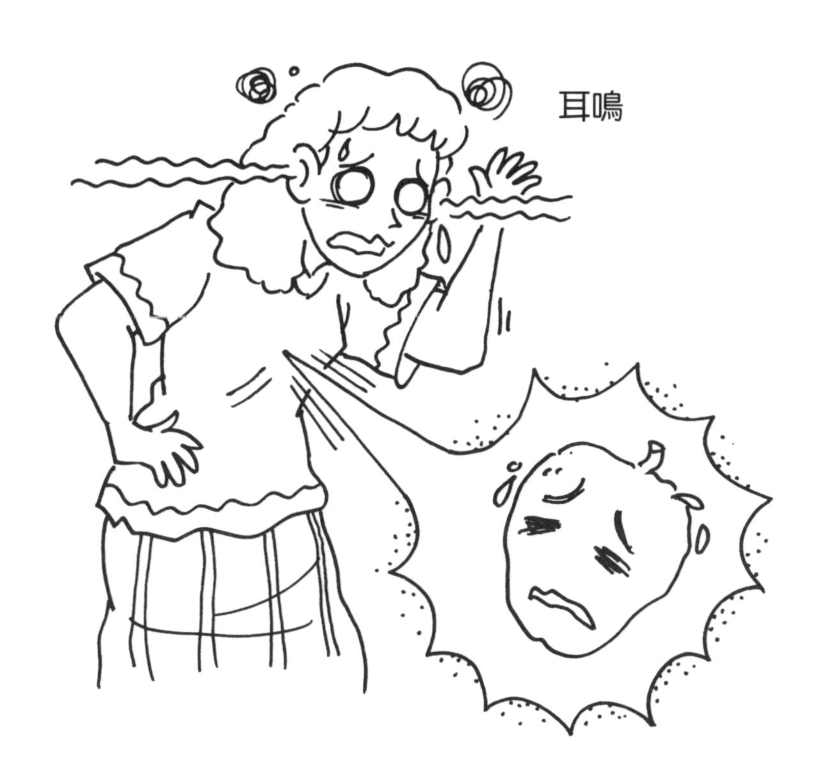

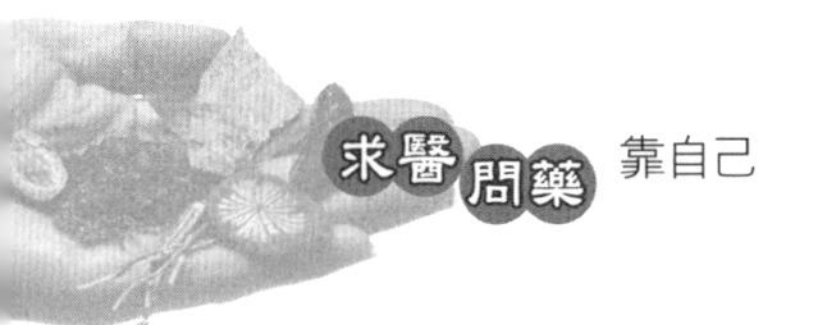

畏，是一種生活或者說是健康的信仰。除此之外，無法養生。

對生命沒有最基本尊重的人絕對無法談論養生，享受極樂，徒耗生命之火也不會懂得養生的意義，中國古代有「人命至重，貴逾千金」之語（唐代名醫孫思邈之語），但現實生活中放縱嗜欲、耗費生活的人大有人在，「今朝有酒今朝醉」的人不能守住養生的根本底限，離養生更是相去太遠。其實，中國文化中有養生的「根」，這種養生的「根」就在於中國文化有「貴生賤死」的思想，有近生遠死的觀念，從孔子的「未知生，焉知死」時就說明了中國人對於生的敬畏態度，此種態度接近於世俗，但卻最合乎人之情。莊子、老子更理性，老子都講順其自然，是對生命規律的敬畏和順從，其中莊子更超然。對生死沒有敬畏的人也無法談論養生，他們漠視生死的基本規律，歪曲生死對於人生的意義，公開挑戰人類千百年來累積的醫療養生經驗及實踐，把生命當成一種短暫表演。當然，養生也絕不是「貪生怕死」，「貪生怕死」之人恰恰不能長壽，過度養生的結果是「愚蠢養生」。

世界衛生組織曾宣布過，我們每個人的健康和壽命有60%取決於自己，也就是說我們的健康狀態是可以人為改變的。因此，養成良好的生活習慣和建立健康的生活方式與我們的健康息息相關。強調自我保健的有效方法，也是我們維護健康的重要手段。

據有關資料統計，在全球 60 億人口中，約有近半數的人處於沒有疾病卻感覺身體並不健康的狀態。在我國，由於人們的自我保健意識淡薄，健康的概念尚未得到普及。

因此，處於亞健康狀態的人數可能高達60%～70%。這是一個令人擔憂的數字。

亞健康，實質上是不健康。處於亞健康狀態的人，身體內部不存在經醫院檢查、化驗能夠確診的疾病，卻出現倦怠、疲憊、乏力、失眠、食欲不振以及情緒不穩定、對生活憂心忡忡、缺乏信心和熱情等症狀，是一種有可能向諸多疾病（如高血壓、冠心病、糖

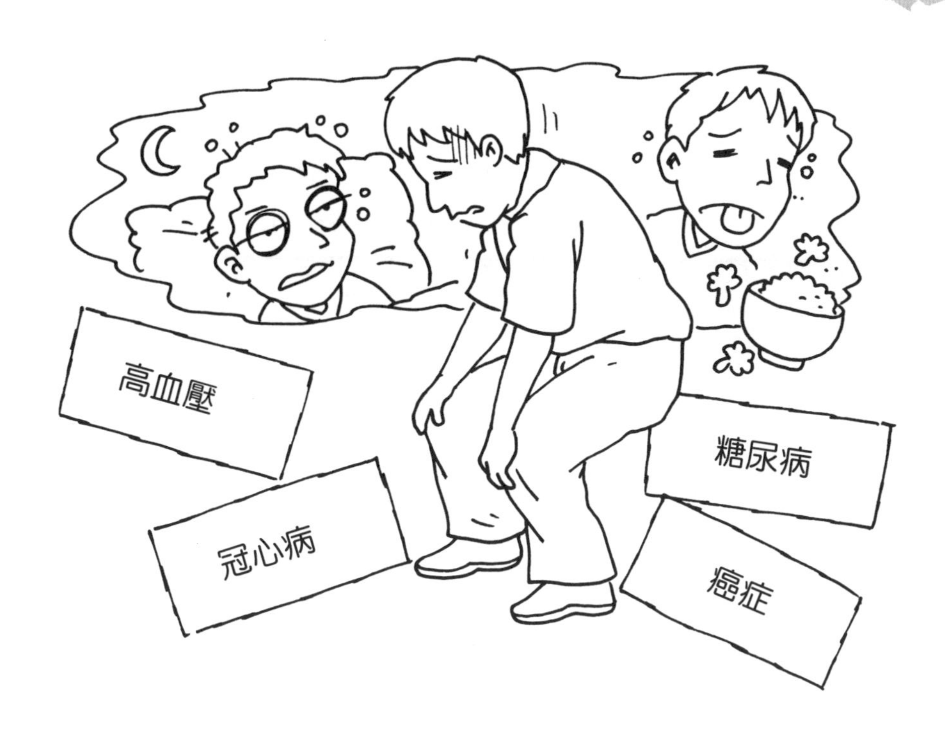

尿病、癌症等）過渡的潛在危險狀態。

導致亞健康狀態的原因是多方面的。現代社會節奏加快，競爭激烈，如果長期處於精神緊張狀態，心理壓力大，或者受到突發事件刺激，引起身體激素反應等，是導致亞健康狀態的重要原因。另外，無視體能鍛鍊，終日伏案工作與不良生活方式，如嗜菸酗酒、餐食無律、偏食辛辣、高熱量高脂肪飲食、通宵玩牌搓麻將、晚睡晚起等，都與亞健康狀態的形成密切相關。特別是一些中高級知識份子，當出現某些亞健康症候時，常缺乏應有的警覺，由此造成未老先衰，百病叢生，甚至英年早逝。

既然這種情況如此威脅、危害著人體健康，那麼就應儘快擺脫它。擺脫應先從更新健康觀念做起。過去我們給「預防」下的定義是：有病早治。現在看來這一觀念應當更新。預防應從無病開始，它包括三個方面：身體健康、心理平衡、適應社會。

要想達到身體健康，就必須採取科學的生活方式。如學會休息，預防和儘快消除疲勞；克服「懶病」，堅持經常性地多加適量運動（運動不僅能增強體質，還能促進心理平衡）等；科學地調配膳食營養，堅持以穀類、蔬菜類、植物性食物為主，動物性食物為輔的膳食結構，並注意食物的多樣化。合理安排三餐，正是保證身體健康的重要的因素。

要學會自我調節不良情緒。如果偶有心理失衡，要及早想辦法「解脫」。一定要避免逆來順受、被壓抑，避免受到長時間心理障礙的折磨。可以將自己融入輕鬆舒緩的音樂，或找朋友傾訴，或去遊山玩水，或投入到新的工作、學習中去，以創造另一種全新的情境來轉換自己的心緒。此法稱為「代償遷移法」。

要想徹底改變不良心緒，從「第三種狀態」中解脫出來，必須調整自己看問題的角度，尋找大方向和主流，避免過於主觀或過度引申。可以透過「停止消極想法，建立積極想法」的辦法來使情緒好轉。為適應社會，可以這樣做：1.找出所有使自己情緒變壞的想法，把它們統統寫在紙上。2.反問自己：此想法的支持依據是什麼？有無其他可能或替代想法？逆向思維結果將會怎樣？這樣想有什麼利與弊？此想法在邏輯上有什麼錯誤嗎？3.在自我檢查的基礎上，找出自己認知事物的片面或邏輯錯誤，停止消極想法。隨著合理想法的建立，心情會逐漸好轉。

◆簡單的，恰恰是偉大的

我所知道的一位著名的高僧，他本人也是一位長壽者，他的長壽來自於幾十年如一日，平凡而嚴格的僧侶生活及嚴守的生活戒律。廣西巴馬地區的一位老人之所以活了一百三十四歲，是因為他永遠生活在同一環境中，以同樣一個節律生活了一百多年。

我們由此總結出十條養生要點，如果您真能按照這些要求而行的話，相信您會獲得健康和長壽，享受到人生的無窮樂趣。

1. 人人都知道生命的重要，這還不夠，您應該真正珍惜生命，自我養生，真正理解養生的壽逾百歲觀、終生養生觀、腦體並動觀、衛身衛心觀和順時養生觀這五大觀點的重要及其意義，樹立起對生命的自信。
2. 生活規律，培養良好的生活方式，使之符合生物節律和動力定型的原則。需知，現代許多疾病以及衰老都是由不良的生活方式所致。注意生活的每個細節，只有平時「務慎其細」的「健康零存」，才能獲得愉快的「長壽整取」。
3. 規律、定時、交替的適度運動，將使您充滿活力，對防治疾病和對抗衰老、延長壽命很有好處。需要指出，運動不僅指體力運動，也包括智力運動在內。
4. 最好學會一種或幾種運動方式，這對於緩解緊張，調節身心具有極大的好處。
5. 定時定量飲食，保持膳食的平衡與營養全面，充分攝取含維生素和纖維質的食品，多吃新鮮食品，不吃發霉變質食品，不吃或少吃經高度醃製或烤煎的食品，防止糖、鹽、脂肪的過多攝取，少酒、戒菸。
6. 常對自己說：「我永遠年輕」，並積極愉快地從事自己的工作，泰然處之，即使是退休之後，也要保持充滿活力的心理狀態。
7. 懶散會加速衰老，學會在適度緊張狀態下生活、工作，也要善於化解緊張煩躁等消極情緒。
8. 珍惜和強化愛情，愛情能使您年輕；與人為善，處理好家庭、同事、上下級、鄰居、團體等的人際關係，這將使您愉快，永遠得到他人的理解和幫助，感受到人間的溫暖。
9. 提高自己的心理素質，學會寬容與忍讓，人無完人，不要太苛求於自己，對他人期望也不要過高，善於疏導自己的不良情緒，保持樂觀的心境，要培養使自己足以沉浸其中的一項或幾項愛好和娛樂活動。

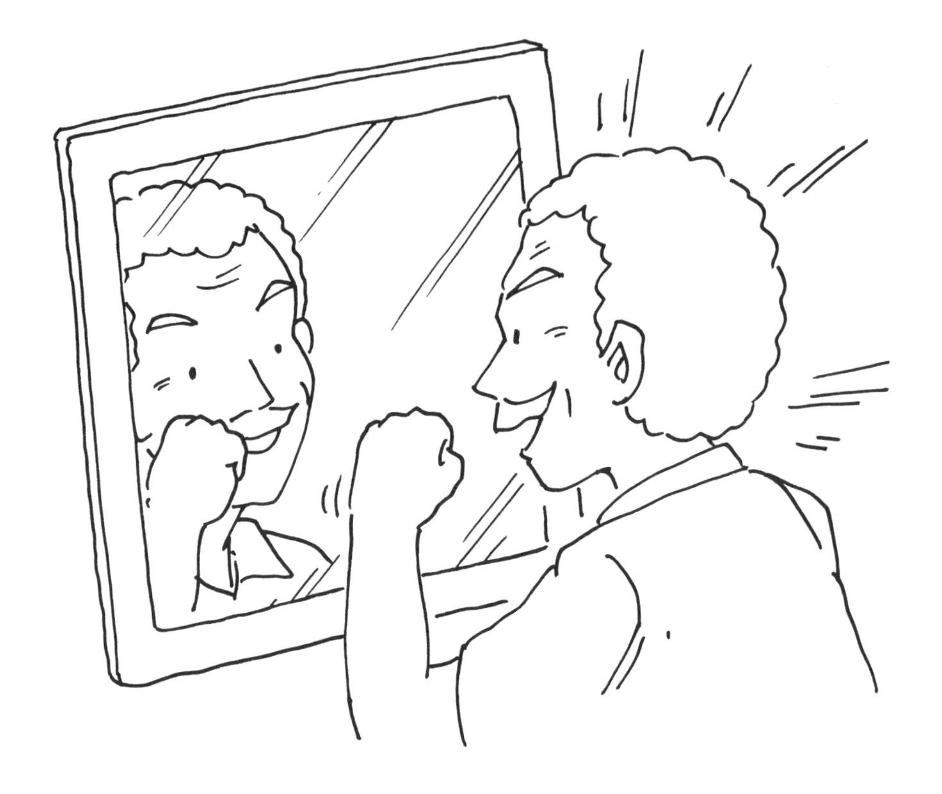

10. 生病時，及早診治，即使是重病絕症，也要保持積極樂觀的態度。

◆只有最適合的，沒有最好的

從養生的角度來看，我發現一個真理，那就是生活在很穩定或能適應環境中的人長壽的可能性很大。我曾經到一些偏遠而長壽老人較多的地方去調查，發現那些長壽老人許多都沒有出過山村，他們幾十年如一日生活在一個同樣的環境中，無論是水土、氣候、飲食、心理，他們都十分適應，所以在這樣一個環境中遭受身心重創的可能性很小，身心開朗、情緒穩定、體格健壯就成為長壽的重要基礎。

一般來說，每個人的體質都與他所生活的環境應建立一種相互適應的關係；我的爺爺從年輕時就吸菸，現在 95 歲了，仍然身體硬朗，吸菸有危害難道就不影響他嗎？有影響，但爺爺的生活環境從 40 歲之前就固定了，身體也適應了，所以這些環境的優點抵銷了吸菸的危害，如果強行讓他從 70 歲戒菸，倒不一定是一件好事。

有的人之所以遭受身心重創，是因為他沒有想到這是一種不良的生活方式。

儘管人們的生活有各種模式，但從健康角度來看，不外乎兩類：一類利於健康；另一類則損害健康。如不良飲食習慣、精神緊張、吸菸、嗜酒、不愛運動等，均為不健康的生活方式。

由此而引起的疾病統稱為生活方式病。

不久前，世界衛生組織有人聲稱：「大約在 2015 年，已開發國家和開發中國家的死亡原因大致相同，生活方式病將成為世界頭號殺手。」這種提醒絕非杞人憂天。

全世界每年出現新癌症病人約 700 萬，其中 500 萬人死亡。除了環境污染、動物性脂肪攝取過多外，嗜菸、酗酒等惡習亦是病因。比如，吸菸既可引起肺癌，也能誘發胃、腸、膀胱、前列腺等器官癌變及白血病。日本癌症預防醫學研究所的專家在 16 年中調查了 265 萬人後得出的結論是：要想不生癌，必須徹底戒菸，而不是減少吸菸量。調查資料顯示，少量吸菸者比不吸菸者的患癌危險高 28 倍，其中胃癌發病率高 26 倍，子宮癌高 69 倍，肺癌高 25 倍。另外，貪杯也易與癌症結緣。美國研究人員提出忠告，威士忌、白蘭地、黑朗姆等深色酒中所含的類似於菸草中的致癌物較伏特加、白朗姆等淺色酒多，因而患癌危險更大。葡萄酒也不安全，據義大利學者分析，每天飲用量不到 0.5 毫升者，患乳腺癌的機率比不飲者高 2.4 倍。若超過 0.5 毫升，則上升到 16.7 倍。至於糖尿病，全世界已達一億多人。糖尿病性高血壓、腎衰竭已成為失明的主要原因，骨質疏鬆症也越來越多地危害男女健康，特別是 50 歲以上女性由此而發生的骨折，僅美國 1 年即高達 130 多萬人。

尤應強調的是，生活方式病不能像傳染病那樣用疫苗預防，只能夠透過糾正不健康的生活方式加以解決。正如著名長壽學家伊文思所說：「只要奉行健康的生活方式，就可以抵禦疾病而延年益壽。」

其實，週期性變化是自然和生命的基本規律，就食物鏈養生學說而言，規律的生活是其最基本的要求。堅持規律的生活，已經充分證明是保證長壽的條件之一。幾乎所有的成人和所有的研究都證明生活無規律是導致疾病、衰老的重要原因，如飲食不節、起居無常、A型性格、開夜車等等。現代文明的突飛猛進，雖然為人類帶來巨大的益處，也越來越令人們處於高度緊張的狀態，規律的生活經常不自覺地被打亂，甚至因某些職業的特殊需要，生活無法規律化，此外，一些看似浪漫的行為也會招致疾病。

1. 快速而無規則的緊張生活

這種生活以新聞工作者最為常見，新聞工作通常不列入危險職業中，然而根據聯合國的有關統計證明：各種職業的族群中，以新聞工作者的死亡率最高。他們對150種職業進行了分析研究，記者們的工作負荷量居第三位，因為新聞工作者整日生活在快速而無規則的緊張狀態之中，給他們的生命和健康帶來許多危險的因素。調查發現，記者們常患有消化系統疾病、心血管疾病和呼吸系統疾病，他們的平均壽命僅為57歲7個月，其中，未領到退休金就升上天國的不在少數。

2. 高度精神緊張的綜合狀態

這種生活以司機職業者最為常見，由於司機工作的特殊性，駕駛時處於高度精神緊張的狀態，且很難做到飲食睡眠的定時定量，再加上長時間的顛簸勞累，因而許多節律被打亂，如肝糖元的合成節律受到影響，會使血糖下降，經常出現疲乏無力、頭暈、困頓、定向力和判斷力下降，易發生事故。調查資料證明，司機經常地出現神經系統疾患如頭痛、失眠等，且常患有消化系統疾病。

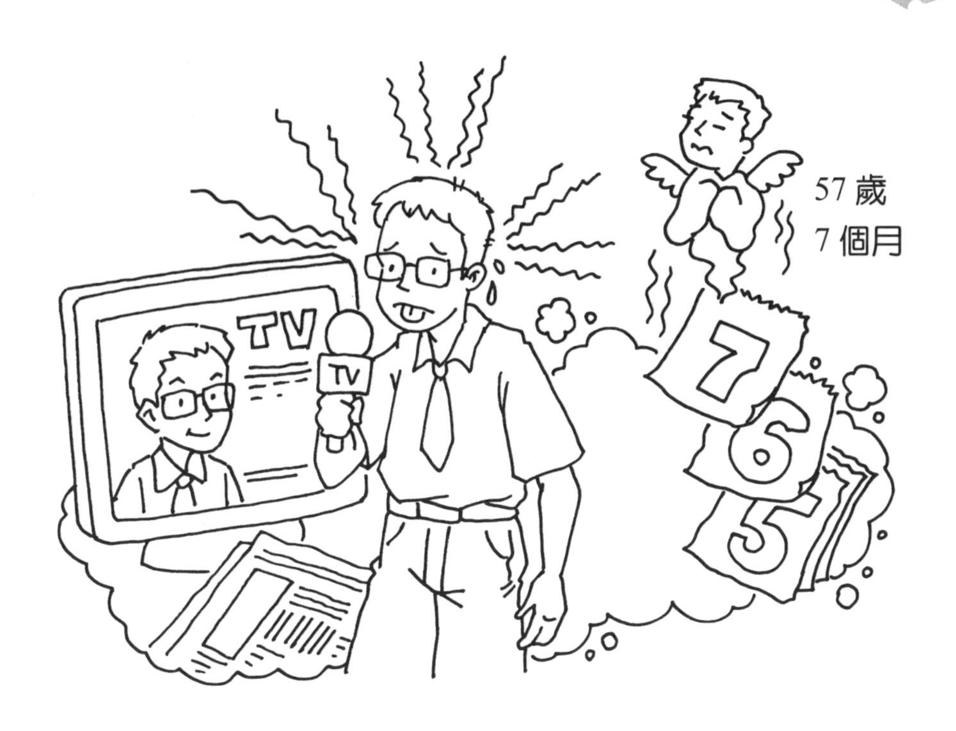

3. 新婚蜜月的不規則生活

蜜月旅行從表面上看是一件十分浪漫的事。但從另一方面來說，它打破了規律的生活，使生物節律發生紊亂：蜜月旅行環境不安定、飲食起居無規律、氣候變化無常、新郎新娘易著涼感冒，誘發疾病，且在蜜月旅行期間，一遇小事口角，無至愛親朋在身邊勸解。雙方鬱鬱寡歡，心情不悅，頗不利於健康。同時也不利於優生，因為受孕需要雙方的愉快心情。蜜月旅行還有許多不利優生的因素：旅途中很易疲勞，受客觀條件所限，不易保持性器官的清潔衛生，新娘常患尿道炎、膀胱炎、腎盂炎，甚至女性生殖器的感染。因此，如果你要在旅途中度蜜月，勸你千萬做好充分的準備，並奉勸你不要在蜜月懷孕。

4. 輪班工作者節律紊亂

人們從事的工作中有許多是連續性的。例如連續運轉的機器要求一天 24 小時有人工作，醫生也多在夜晚加班以及時診治等等。自從愛迪生 1882 年在美國曼哈頓開辦了第一座電廠以來，白天和黑夜都有了可以進行各種工作的光源，於是人們的活動排出了新的工作時間表，在過去的 100 多年裡，輪班工作的人數急劇增長，輪班工作時間的總和超過了正常班工作的時間。法國輪班工作的比例在 1957～1974 年間從 10%上升到 22%，美國機械製造中心輪班工作的比例每五年約上升 3%，許多工廠裡一半以上的工人在日夜輪班工作，受工作時間表的限制，不斷增多的輪班工作者被迫改變了身體的正常的晝夜節律，從而影響了健康和壽命。上夜班和連續輪班工作對健康最明顯的影響是睡眠不佳和消化不良。睡眠不好包括難以入睡、睡眠持續時間短、睡眠不熟和持續的疲勞感等。與上日班的工作比較，上夜班和輪班的工作更多地改變了吃飯習慣，多有食欲不佳、胃及十二指腸潰瘍、胃炎及便祕等病症。華萊士等人在澳大利亞對 900 名電氣工人進行調查後發現：輪班工人香菸、咖啡和茶葉的消費量遠高於上正常班的工人，而且輪班工人經常使用通便劑、安眠藥、止痛藥和咳嗽藥。輪班還常和家庭生活衝突和危機有關，特別是當需要他們和妻子、孩子在一起，需要他們盡到丈夫（或妻子、或父母親）的責任之時更為明顯。

調查證明，輪班工作的男子更經常大量飲酒，較常服用助消化藥，值班婦女則對安眠藥和鎮靜劑服用較多。他們的共同感覺是工作緊張、感情方面的問題嚴重。值班工作者在總體睡眠時間上沒有多大差異，但在睡眠品質上卻有一定的消極影響，且消化不良的現象普遍。

在可預見的將來，連續工作仍會存在，所以須仔細研究輪班工作對健康的影響，並提供積極的對策。透過研究發現，如果工人（或其他人，例如值夜班的醫護人員等）在短時間內頻繁地更換班次，人體內的自然睡眠週期（它涉及許多節律）便不能適應。例如那些頻繁換班的人，平時也顯得無精打采，且經常病魔纏身，例如心臟病發病率比非輪班者高出 20%。另外，許多事故都發生在凌晨。輪換班不那麼頻繁是措施之一。另一措施是輪換次序以順時針方向為宜。某工廠，工人在上完一週早班後，轉而上一週夜班，然後上一週中班，剛好沿逆時針方向輪班，後果嚴重。科學家建議改為以下順序：先參加三週的早班，再上三週中班，然後上三週夜班，這種安排獲得了成功：九個月後，經理驚奇地發現產量上升了 20%，患病人數及事故數量也戲劇性地減少了。

◆不要濫用你的身體

濫用身體有很多種，例如過度用力、過度熬夜、菸酒過度，思慮過度等。例如夜生活使人得到樂趣，但它卻與上夜班一樣使人節律顛倒。假若說為了工作、生產而上夜班是「不得不如此」，那麼，夜生活則是自願花錢買來的「顛倒」、「煎熬」，對健康長壽

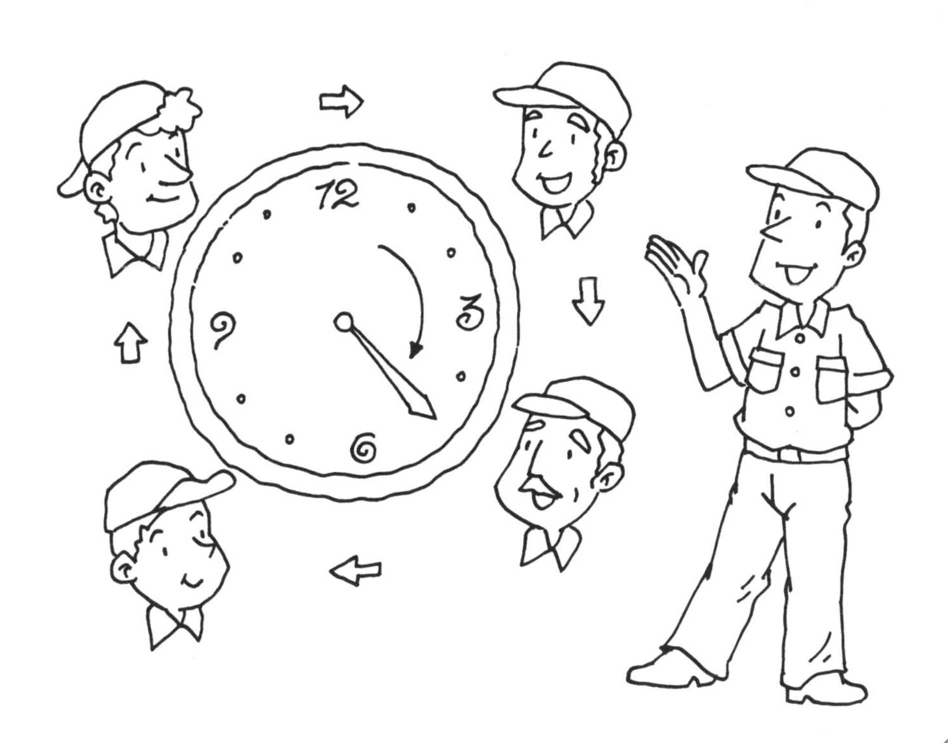

不利。從生物節律運轉角度來說，這是一個嚴重的相位顛倒，和上夜班一樣會使你的睡眠鐘、免疫鐘、血壓鐘、體溫鐘、激素鐘、呼吸鐘、智力鐘、情緒鐘、體力鐘等都發生了顛倒。這種顛倒對弱節律型的人來說需要 3～5 天才可調整恢復，而強節律型的人則要 7～10 天方可恢復，造成了生物節律很大的磨損。據研究證明，如果一個人的工作活動時間表在一天內改變 2 個小時以上，他就會感到不舒服。也許有人會認為「偶爾為之」關係不大，其實，一次的節律紊亂，需要消耗體內數倍的精力才能調整恢復。

大部分的專職汽車司機、報務員都患有不同程度的胃病。腹腔痛是一種原因不很明確的病，它與憂慮有關，也與濫用身體有關。濫用身體是指縱欲過度，如酗酒、熬夜、性交過度、吸毒等，使身體受到戕害。有一陣子，我吃得過多，晚上睡覺又太晚，結果就產生這種不知名的腹腔痛。經常在凌晨被腹內的疼痛疼醒，我心裡直嘀咕，別得了直腸癌之類的病吧？到醫院去查，還做了腸鏡檢查，什麼毛病也沒有。後來看到這方面的介紹，才想到可能與自己曾濫用身體有關。那些濫用身體的人都與腹腔痛這個症狀連在一起，他們可能還會患有一些不知名的疼痛。濫用身體的人之所以會濫用他們的身體，大部分也與他們的精神壓力有關，有些根本就是被壓力壓倒了的人。如一個伐木工人，他失業了，他孤獨、沒家、沒錢，他成了一個酒鬼，於是他開始患有慢性腸痛。

我們來看一個簡單的例子，一位「敬業」的醫生，每天起五更睡半夜地工作，又開門診又開家庭病房，經常忙得吃不上飯，早餐移到中午，午餐移到下午，晚餐移到深夜。終於，有一天他感到身體不適，一檢查是肝癌。這個醫生為什麼會得肝癌？主要是他的精神壓力太大。他之所以拚命工作，不是為了追求為社會服務，而是為了金錢，精神壓力加上長期過度疲勞，使人的免疫力下降，癌或病菌、病毒就乘虛而入。

我們再看，同樣也是一個醫生，他對金錢不那麼計較，以為病人治病為樂事。可能他也會有一兩次半夜被叫起來為病人看病的經歷，但他不會過分勞累自己，也就沒那麼多壓力和煩惱，他甚至以工作為享受。他的病人都與他結成了朋友，他受到尊敬和愛戴。

據調查，目前一些年輕的企業家患上了諸如白內障、冠狀動脈心臟病、動脈硬化之類的老年性疾病。據對 1200 名商業菁英的身體狀況進行抽樣調查，他們平均年齡 30 多歲，可是患病率達 90%。正值年富力強的企業領導人，何以被種種疾病困擾？根本原因在於工作量太重而導致的飲食不節、生活不規律。不然，為何在同一環境中生活，有人生病，而有人健康，或甲生此病而乙生彼病呢？

事實確實如此，醫學專家已經發現不少患某些病的患者具有某些共同的個性特點。不良性格致病當然不是像細菌或病毒那樣侵入體內很快引起症狀，而是透過間接途徑，經長時間的作用日積月累而逐漸形成。醫學家們曾經就「生活習慣與健康」這一主題進行過大量的調查，並且歸納了一些好習慣和不良習慣。

好習慣有：

1. 多活動

對美國波士頓市附近的一個城鎮上的居民進行了 20 年的追蹤調查證明，平時不愛活動的人與經常從事體育活動的人相比，猝死、心絞痛、腦血栓等心血管疾病的發病率明顯高得多。

2. 睡眠足

在對日本 106 萬名老人進行調查後發現，每天睡 7 小時的老人死亡率最低，過多或過少的睡眠時間會使死亡率提高。

3. 不吸菸

對美國紐約市參加健康保險的 11 萬人進行了是否吸菸與心肌梗塞患病率之間關係的調查結果揭示，在吸菸而又幾乎不參加體育活動的人中，心肌梗塞患病率為 10.89%，而且其中有一半人在發病後 48 小時內死亡，而在不吸菸平時又經常參加各種體育活動的

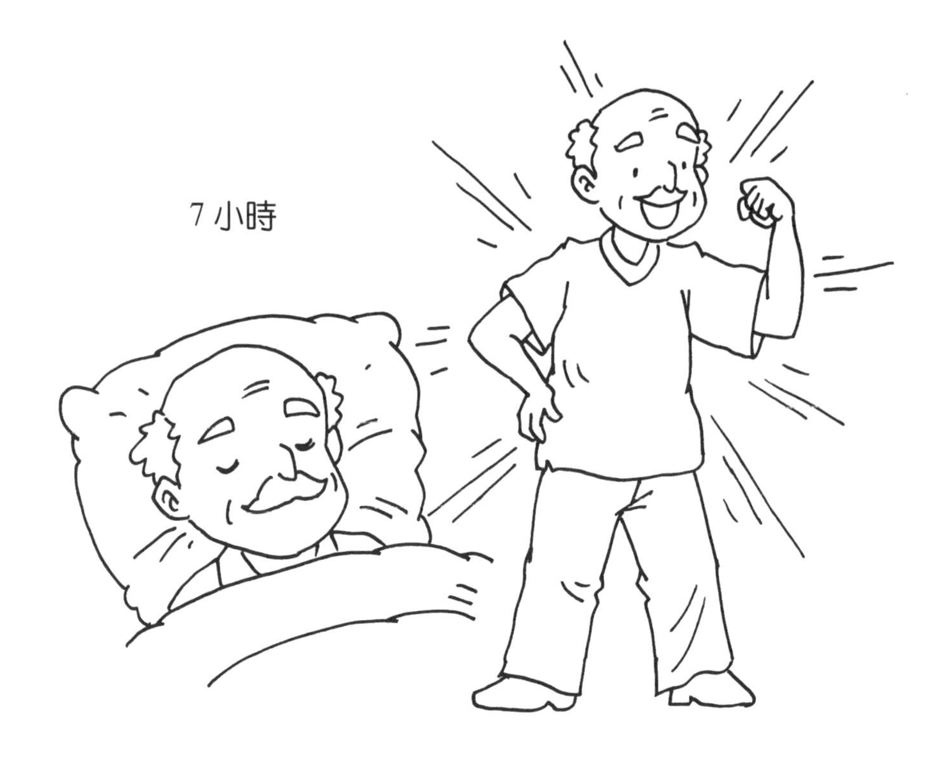

人中，心肌梗塞發病率只有 3.03%，死亡率也低得多。

4. 少脂肪

美國人目前減少了脂肪、鹽和糖的攝取，經常參加體育活動，因此，健康水準明顯提高。反之，德國男子由於大量攝取脂肪和糖，並且吸菸酗酒，工作繁重又缺乏必要的運動，以至於健康水準降低，壽命縮短。

5. 愛文康活動

日本人的壽命正在不斷延長，除了經常打球、游泳之外，他們還積極參加各種娛樂活動，增加生活情趣，有利於消除疲勞，增進健康，延年益壽。

不良習慣有：

1. 強忍小便

極有可能誘發膀胱炎。

2. 迫手指關節

會使韌帶及指筋過度伸張，手指及指關節容易扭傷，最後導致手指變形及罹患關節炎。

3. 咬指甲

細菌和真菌會從口裡傳到手上破損的皮膚上，或由手指傳染到口腔。

4. 飽餐後立即睡覺

容易發胖。

5. 睡前不刷牙

易損壞牙齒。

6. 氯化鈉攝取過量

會導致體內積液，易形成腎臟疾病、心臟疾病和高血壓。

7. 揉擦眼睛

會引起眼部發炎及睫毛折斷或脫落。

8. 不吃早餐

引起胃部不適和因熱能不足而引起疲倦乏力和頭痛等。

9. 俯睡

壓迫胸部、心臟、肺部和面部，醒後面部浮腫，眼睛中有血絲，人感覺疲勞。

10. 磨牙

損傷牙齒，並導致頭痛、耳痛及齶痛等。

11. 讓化妝品留在臉上

會刺激皮膚，並使眼睛發炎。

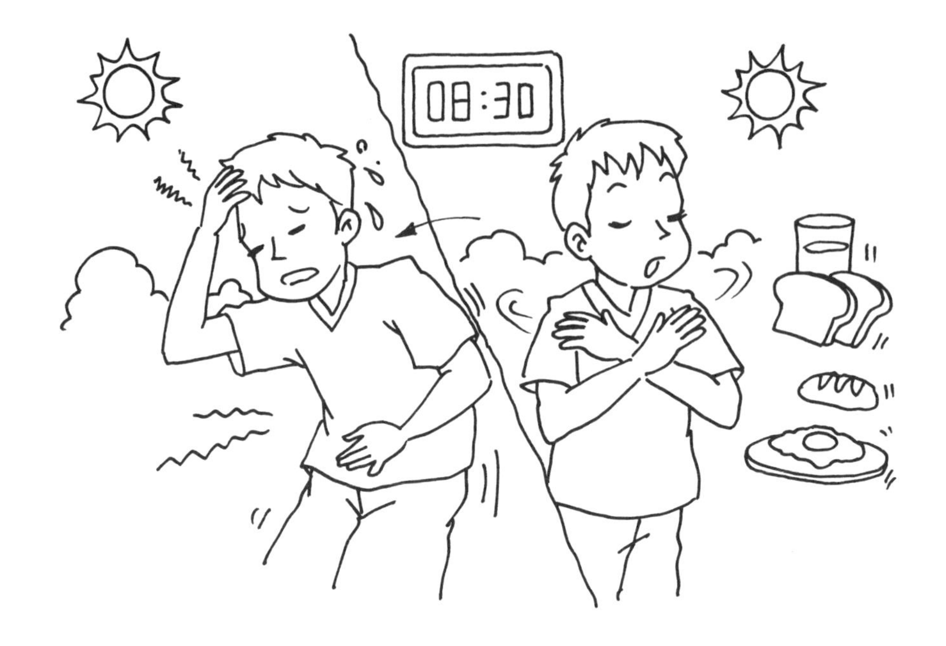

12. 擠壓暗瘡

會損傷皮膚，並可能留下疤痕。

13. 喝大量咖啡

會染黃牙齒，引起胃病，使胃潰瘍加重，使神經變得更緊張。

14. 用口呼吸

不利於淨化空氣，易引起體內細菌感染。

15. 咬物（鉛筆等）

◆養生意味著堅持

莊子、老子、孔子、列子、孟子，幾乎一切「子」都談到了生命、談到了養生，養生的話題可能與生命本身一樣漫長，同樣，每個人的養生歷程也很漫長，從這個角度來說，養生意味著堅持，我們每活著一天，養生就伴隨一天。

在我們周圍堅持簡樸生活原則的人很少，但也不是完全沒有，我的一個同學是大學教授，但他沒有手機，公司有個 60 多歲左右的會計，在家中從不看電視，至於我更是每年有一段時候，我都會來到我在郊區的某個房子裡，遠離電視（其實那最早是有電視的），甚至遠離收音機，在那裡過一段寧靜的日子，那裡完全清新，環境寧靜，夜晚的時候還能看到藍玻璃似澄澈的天空上點點的繁星。在那裡我將卸載我在喧鬧生活中的一切，包括煩惱、緊張壓力，甚至包括電氣化社會給我帶來的噪音。唯有此時，我才覺得自己得到了真正的釋放。

在北郊有一座很大的體育場，體育場基本上是森林公園的模式，繞著公園最外邊的那條道路跑一圈大概有一公里左右，路邊是大量的林木，當你跑步時可以聞到松木、樺木、檜木的清香味道，間或夾雜著一種花草的氣息，這種氣息，就像平常社區草坪上割草機割草時產生的那種沁人心脾而生氣勃勃的味道。我之所以喜歡在這裡跑步，一個原因是視野開闊，一個是很寧靜又令人覺得安寧。

養生是要堅持的，有一次我在電梯裡遇到一位眼熟的鄰居，他很驚訝地問：「你跑步有多久了，我看你跑得很輕盈，也想學，可我跑起來很重，我堅持不下來，每次堅持了至多一週，就半途而廢了。」我心裡想，你把跑步鍛鍊當看戲，有票就看，沒票就不看，我卻是把跑步當藥吃，是用來養生保命的，所以，戲可看可不看，而藥一定要吃，不吃就沒命了，因此，我能堅持而你不能。我們的行為有時候和我們的價值觀或者我們所追求的目標不相一致，之所以有這種情況發生，並不是因為我們迫於壓力，也並不是因為困難的環境，而是因為我們面臨許多誘惑。在誘惑面前我們放棄了原則，我們違背了我們的價值觀。我們這裡要說的並不是少數人，幾乎所有人都有這種放棄原則的經歷。

例如某人的膽固醇指數不是特別穩定，醫生建議要經常運動，並注意飲食。所以制訂了運動計畫，並且決定調節飲食，少吃高膽固醇的海鮮、蛋類，增加蔬菜比例，而且限制晚餐飯量在一小碗飯以內。但人們喜歡美食，又因為經常有飯局安排，所以要做到控制飲食的目標實在不是件簡單的事情。有時候面對豐盛的菜餚，自己在心裡對自己說：「就這麼一次，再來點飯，難得吃一點含膽固醇的菜，也不是天天如此。」自己就將自己原諒了，破壞了自己的目標，違背了自己的原則。剛開始時，心裡也總有內疚感，然而經常地「就這麼一次」，也就不是什麼「難得」的事情了，久而久之，調節飲食的目標就被放在了腦後，面對豐盛的菜餚早就忘了控制飯量的原則，多吃多飲已經成為了理所當然，時間一長，就完全沒有了內疚感。直到有一天再去做身體例行檢查，面對毫無改善的膽固醇指數，醫生問起飲食和運動的狀況，才重新制訂飲食規則。

許多病例如糖尿病、腦血管病人如果每天堅持走路半小時或慢跑，發病的可能性就會降低 70%。

幾乎每個禮拜，我都會去爬山。春、夏、秋、冬的山，景色各有不同，而每個早晨的不同時間的景色也有不同，很早以前，我就用手機拍下不同時刻、不同季節的景色，幾年下來，拋開那些重複的不算，捨不得刪去而留在手機裡的都有近百幅了。

如果慢慢爬山，到雲岫茶樓上坐一坐，品品茶或吃一碗素餃子可稱得上是完美的休息之道，而無論是誰，要上山最後都要經過向山頂攀登的最後階段，這就是考驗你體力極限的時候了。

許多人認為健身房是良好的運動場所，這顯然是不對的，從環境的角度來看，健身房空氣不流通，沒有戶外空氣好，視野也不開闊，而且機械運動所形成的節律不一定適應運動者本人，運動容易變成機械化和模式化，不能調動運動者的主動性。在我看來，冷冰冰的金屬和橡膠所形成的運動更沒有任何讓人欣喜或興奮的地方。

許多人認為運動就是練出肌肉，這種說法也是錯誤的，運動的目的是增加人體肌體的協調性，放鬆人體緊張的肌肉，同時牽拉伸展肌肉，使之變得更有彈性，使身體變得更靈活、更柔軟。古往今來，凡是肌肉發達的人看似身體健康，其實沒有幾個是長壽的。所

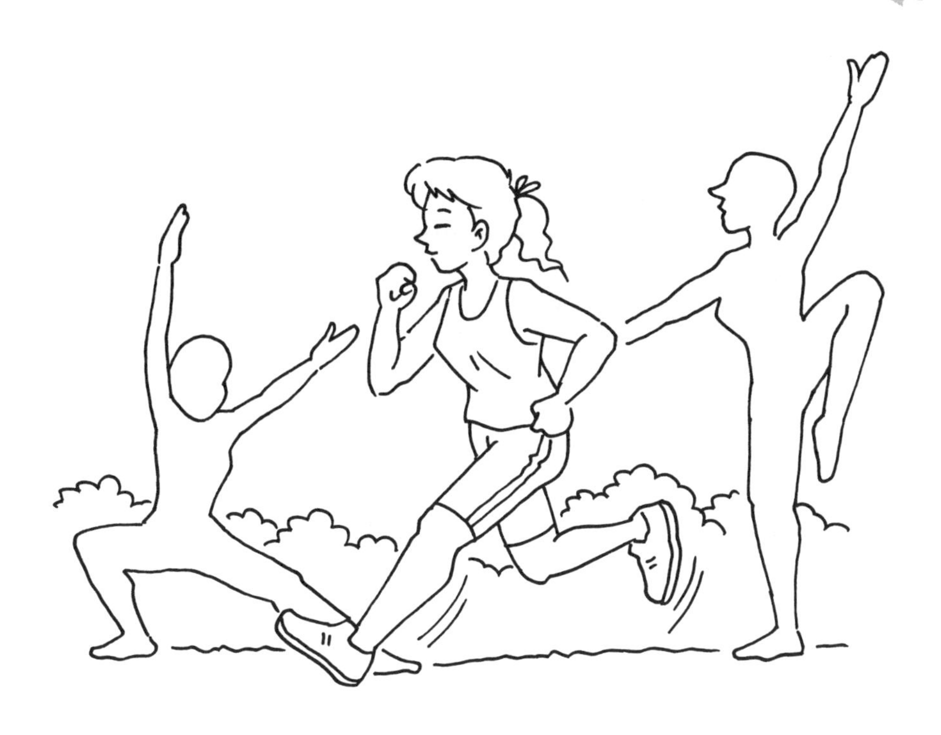

以運動鍛鍊身體時力量並不是主要的，主要的是肌肉是否得到充分的伸展和運動。如果你時常鍛鍊就會有體會了。

第二章　心情影響病情

第一節：樹立心理免疫觀

◆安心生活即養生

無論你從何種角度談養生，最終都離不開生活。

一位大師曾經說過，人心如果不安，那麼一切都好像是走馬看花，匆匆而過，無所謂喜，只剩下憂。

一個人的努力的過程其實是尋找精神家園的過程，只有找到並實現了目標，他才能真正做到安心。而安心正是生命有意義的開始。

「弟子心中不安，請師父幫我安心。」「把『心』拿來，我幫你安。」這是二祖慧可向達摩求法時的一段對話。心在哪裡？心在心裡！誰來安？自己安！人總是喜歡作繭自縛，自套枷鎖，畫地為牢。是什麼桎梏了你？虛名？就脫虛名。浮利？就解浮利。無羈絆，解桎梏，得解脫，立刻心安。

生命中諸多的痛苦多來自於心裡的困擾，而擺脫煩惱，在順應自然中做到心安是我們人生療傷的奧祕所在。

心理學家說，天天像隻無頭蒼蠅的現代人，應該有處短暫歸隱的地方，把不定的思緒、焦慮的心情、繁雜的生活、斷了線的夢想、無趣的人生、好好整理清楚再出發。歸隱不是出家，比較接近修行，把生命修一修便行了，否則會漸漸不行——體力不行，活力不行，精力不行，處處行不得。

怎樣進行自我的療傷呢？首先人們要為自己尋找退避之所：鄉間、海邊、山上的房子，我們也一定非常希望得到這樣的房子，殊不知還有一種更佳的退避之法，因為無論何時你想退避獨處時，其

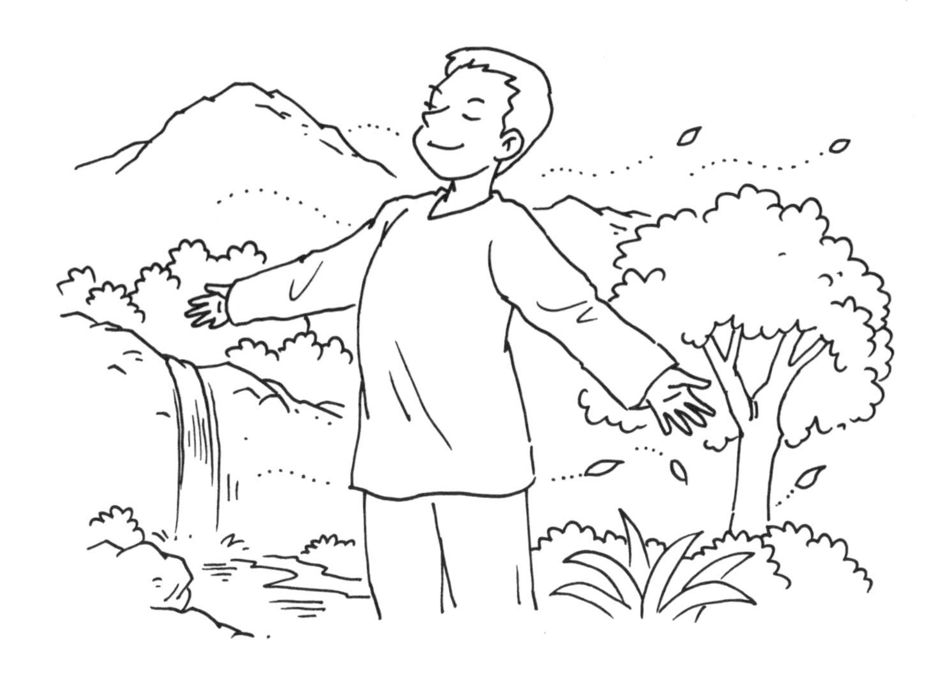

力量是在你們自己手裡。一個人想退到更安靜、更能免於困擾的地方，莫過於退入自己的靈魂之中，特別是沉靜在平靜無比的思維裡。

其次，我們每一個人心裡都需要有一所這樣恬靜的房子，像是海洋深處不受干擾的安靜中心，無視於海面興起的驚濤駭浪。

內心的恬靜房子，是用想像力建造而成的，它的功能就像消除心理壓力的一間廂房一樣。它能消除我們的憂慮與壓力，使我們精神煥發，而能更充分地準備應付未來發生的事情。

相信每一個人的內心都有一個恬靜的中心，從不受外界的影響，像輪軸的數學中心點一樣，永遠保持固定不動，我們所要做的，就是去發掘這個內心安靜的中心點，並且定期地退到裡面去休息、靜養、重整活力。

很多年前，有一位叫陶淵明的人按照他內心中所想像的那個理想世界給我們寫了一篇《桃花源記》，在其中，他所描述的那種美好的社會曾經讓無數人心儀不已，其中的妙處，今天的人們用白話

文也難以譯出。讓我們還是在他的原文中去共同品味那種美好的幻境吧。

「晉太元中，武陵人捕魚為業。緣溪行，忘路之遠近。忽逢桃花林，夾岸數百步，中無雜樹，芳草鮮美，落英繽紛。漁人甚異之。復前行，欲窮其林。林盡水源，便得一山。山有小口，彷彿若有光，便舍船從口入。初極狹，才通人。復行數十步，豁然開朗。土地平曠，屋舍儼然，有良田、美池、桑竹之屬。阡陌交通，雞犬相聞。其中往來種作，男女衣著，悉如外人；黃髮垂髫，並怡然自樂。見漁人，乃大驚，問所從來，具答之。便要還家，設酒殺雞作食。村中聞有此人，咸來問訊。自云：『先世避秦時亂，率妻子邑人來此絕境，不復出焉，遂與外人間隔。』問今是何世，乃不知有漢，無論魏、晉。此人一一為具言所聞，皆歎惋。餘人各復延至其家，皆出酒食。停數日，辭去。此中人語云：『不足為外人道也。』既出，得其船，便扶向路，處處誌之。及郡下，詣太守說如此。太守即遣人隨其往，尋向所誌，遂迷，不復得路。南陽劉子驥，高尚士也，聞之，欣然規往。未果，尋病終。後遂無問津者。」

我們也許不認同陶淵明的那種理想世界，但我們可以自己給自己製造一個心靈的聖地，進入這個寧靜中心的最好方法，是用想像力建造一間心裡的小房間，用我們最恬靜、最清新的一切材料來裝潢它：或是美麗的風景，如果我們喜歡繪畫；或是一冊我們喜愛的小詩，如果我們喜歡詩歌；牆上的顏色是我們所喜歡、愉悅的顏色，但是應該選擇寧靜色彩的淡藍色、淺綠、黃色、金色。這間房間的裝潢要簡潔而不紛亂；要乾淨且井然有序。簡單、安靜、美麗是三個主要的方針。這間房間要有安樂椅，從小窗望出去可以看到美麗的海灘，可以看到拍擊海灘又退回去的海浪，但是我們聽不到聲音，因為我們的房間很靜。

在這間恬靜的房子裡想像自己是一部電梯，一部可以由你操控的電梯，然後從 1 數到 10，緩緩地，有點像喃喃自語的感覺。電梯開始啟動了，上升、上升、再上升，慢慢進入冥想的境界。這時候，你應該是雲，一朵在天空飄揚、自在的雲，在藍天裡自由飛翔，你絕對沒有俯視大地的經驗，現在，你往下看、山、海、河、林、樹，就在你的腳下溫柔並存，那種感覺必定特別。

盡情地放鬆自己，發揮想像力，沒有人，會在乎你的狂想，沒有人，會攔截你的恣意，想笑就笑。最好配合一曲冥想音樂，把你帶進更深沉的禪定。然後我猜，你已經定格在「潛意識」裡了。現在你適合做一個清理心靈的角色，想想看：你是誰？你能做什麼？你想要什麼？人生是什麼？人生的意義在哪兒？人生的目標在何方？這樣的釐清，有助於回復到最原始的簡單心靈。歸隱旨在去愁解憂，滌盡煩惱，把不愉快的心情化解開來，迎向快樂之路，這意味著，現代人真的不好受，需要時時刻刻愛自己。

養生並非告訴我們別工作，樂逍遙，而是學會用「平常心」面對，得也歡喜，失也歡喜，難捨得捨，來得去得；人生裡重要的不是努力的結果，而是努力的歷程，結果最終仍會灰飛煙滅，歷程卻能放在心裡，反芻成甘醇。

生活的本質，起碼對我來說，應該是快樂的，有意思的，當下應該予以抓住的，這也是養生想傳遞的精神。

生活的本意是什麼呢？生活不是事業的副產品，生活不是不斷地渴求，生活不是追逐名利，生活不是牽腸掛肚，生活不是一點喜悅也沒有，生活是一種過程，我們經歷這種過程，同時我們享受這種過程，如果沒有後者，就不能稱之為生活。

中國古代的哲學家們把生活看得十分透澈，他們明白生老病死如同春去秋來，其人生比較近似琉璃光體，清清淨淨；相信人的一生，並不需有大筆金錢堆砌出的奢華才能活得的人，才能不把自己當作「機器人」使喚；認為財帶不到來生的人，才有望服從「夠用

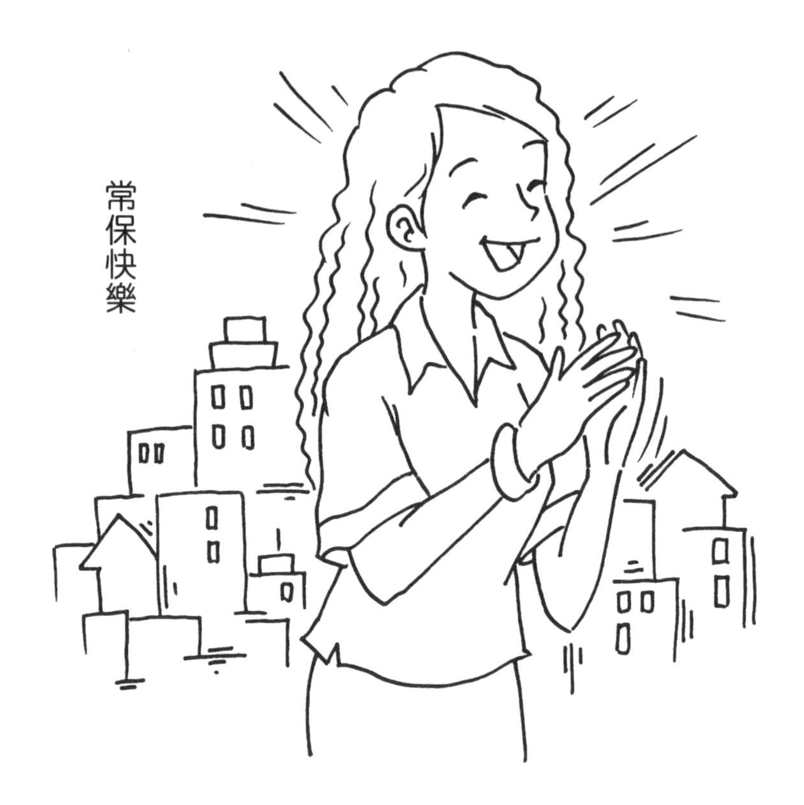

就好」的生活哲學；唯有懂得自問「快樂嗎？」的人，才會營造生活情趣；願意停下來看山、看水、看風雨的人，生活才能悠游有勁！能夠駐足陽台，欣賞夜空中久違了的星星、月亮的人，生活才會愜意。

生活的複雜性就在於生活本身就是變動的，不是一成不變的，人們富有時吝嗇、貧窮時慈悲，就是一念的轉變，但這一念有人花了整整一輩子。健康時揮霍青春、重病後珍惜生命，也是一念之間，但這一念卻必須在生死關前走上一回。

由於生命的無常，生活有時也會變得無常。在這無常中的思考最終使我們懂得了生活的意義，這就是養生。每天像蜜蜂一樣汲汲營營的人，如果有一天突然關愛起自己，悠閒地在家裡的落地窗前與朋友品茶聊天說人生，看似在一念之間，但這一念往往是在生活

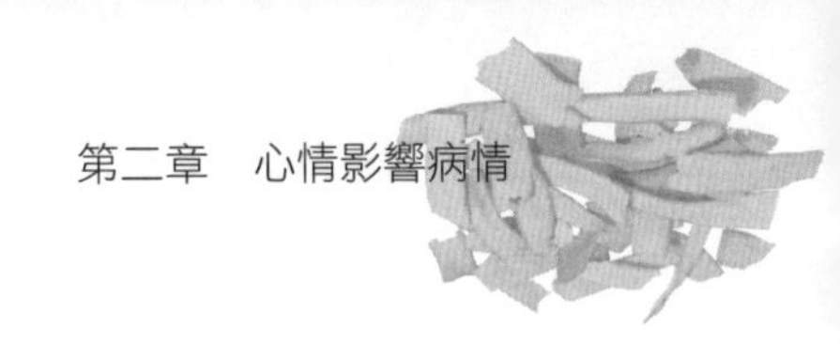

的大起大落之後，在人生的大喜大悲之間。

人生是一盤永遠布滿迷局的棋，參透它，需要用一生的心力。有人說，人生有三個階段，第一階段，看山是山，看水是水；第二階段，看山不是山，看水不是水；第三階段，看山還是山，看水還是水；是是非非之間，我們的人生觀已迥然不同。有人三十八歲就靈台清明，有的人七、八十歲，還貪婪無度；有的人四十歲就懂得慈悲布施，有的人活了八十歲還求大富大貴；有的人三十五歲時，已明白見山是山，見水是水的禪理，有的人到了九十歲還是見山非山，見水非水。

昨夜看星空，突然覺得星空也非兒時那般綴滿天際，細數星辰好像總不見兒時屬於我的那顆；翻開歷史，突然覺得有一種久違了的親切。名利不過是點綴人生的一盞燈，沒必要為一盞燈而無視整個星空，斗轉星移，物是人非，只是三十三重天的滄海一粟而已。

昨夜看《黃帝內經》，書曰：「順天者昌，逆天者亡。」聯想到古人就像我一樣，在孤夜之中仰望一望無垠的星空，才醒悟了自己的渺小，原來人再怎麼爭，也爭不過天的，終於了解順天知命的道理。孔子說，五十知天命，今天才知道原來對自然，對生命心存一點敬畏，也是一種成熟。

安心生活即養生，人們什麼時候才能真正懂得呢？

◆面對病痛，最需要一份通達和勇氣

在長期病痛或罹患絕症的情況中，每個人都試圖減輕身心痛苦。每個人都有脆弱的時候，宣洩憤怒、哀悼損失是必要的，但善於養生的人對付病痛的方法是：在嚴重殘障與病痛的威脅下保持個人的生活的熱情，不怨天尤人，明知不免一死，在生活中卻仍能保持優雅的風度，這是怎麼樣的一種勝利，需要何等的勇氣與智慧！而追根究柢，面對病痛和死亡，最需要的就是一份通達的人生觀！

上了三、四十歲的人都會有一種體驗，在你周圍最熟悉的某個

人可能昨天還生龍活虎的在你面前出現，但轉眼之間這個人就離開了這個世界。曾經有一年裡，與我同屬一個公司的同事，就有三個人相繼離開了人世，這讓人感到生死無常，但也提醒我們人生是何等的寶貴。生死問題是每個人都要面對的問題。人們都希望長壽，甚至希望長生不老，不願死亡，害怕死亡。但死又是無法迴避的。於是生死問題就成為思考人生時面臨的重要問題。疾病帶來的最大危險就是死亡，對於死亡的危險，我們應該拿出什麼態度來面對呢？

死亡是自然的，也是不可怕的。關鍵是人要死得其所，在死亡中表現出生命的意義和人格的偉大。

這是個真實案例。朱利安·大衛士是一位六十三歲的建築師，他已經第二次心臟病發作。他的身體一直很好，到了五十九歲生日後不久才開始出現心絞痛。一個月後心臟病發作。他痊癒順利，兩個月後他回去工作。他的生活「回到常軌」，直到四年後第二次心臟病發作。他的心臟科醫生薩繆爾·梅爾德去看他，因為他覺得患者已經放棄：他不肯參與復健計畫。

大衛士先生是個矮胖而禿頭的男士，穿著睡衣與絲質浴袍，坐在他市郊家中的大皮椅裡，他點頭和我打招呼，目光下垂。他的太太在他的四周來回走動，拉平他膝上的毯子，為他的水瓶倒滿水，叫他不要太激動。

大衛士保證，他沒有感到任何疼痛或任何其他嚴重的症狀。這時醫生告訴他，在醫生看來他有些沮喪。他聳聳肩。醫生問他是否感到絕望。他點頭。醫生問他是否放棄了。他說：「也許。」醫生問為什麼。他告訴醫生，他知道他會因他心臟病而死去，因此他認為沒有理由去遵循復健計畫。他似乎很害怕。

他怕死，雙手抱著頭。他說，第一次那麼輕微，他從未相信他的心臟科醫生的警告——那是一次「真正的發作」。事實上，恢復工作後他決定不照復健計畫行事，因為他不相信他的心臟有什麼嚴重的毛病。第二次心臟病發作改變了一切。疼痛嚴重，住在醫院的頭幾天他感到自己竟是那樣衰弱，使他相信他的心臟已經發生致命的傷害，他無法活下去。這個認知令他驚慌。他感到震驚，輕微的壓力或過度活動可能致死。他害怕從事復健活動，甚至負起照顧自己的責任。

大衛士先生的母親在他十一歲時因難產而去世。他回想起他母親的過世，認為那是對他們家可怕的打擊，是一個決定性的損失，讓他深受傷害。他的父親在二十年前心臟病發作後，拖了很久才去世，在數月間越變越衰弱，出現心律不整，隨著心肺衰竭，最後死於肺栓塞。大衛士先生對我吐露，他感到絕望，無法阻止他的情況跟隨他父親所走過的下坡路程。他晚上驚醒，害怕他會停止呼吸，或睡著死去。他被恐懼纏住了。

兩星期後，大衛士先生死了。在醫生為他做過檢查，發現他的檢查沒有變化之後，第二天，突然，沒有確定的原因，死了。

事實上，怕死——在長期病人與其家屬間是很普遍的。對許多長期病痛患者，恐懼以模糊、虛無的沉思出現，當患者進入末期或當症狀嚴重惡化時，它們才變得清楚明確。千萬要記住，大部分長期病痛患者並沒有緊急威脅生命的問題，而且許多人，或者大部分人，不會死於他們的長期病痛。事實上，醫生中有句老話，大意是說，教一個長壽之道沒有比經歷長期病痛更為有效。對某些患者而言，可能是早期的預兆和對必有一死極為敏感的認知，導致潛意識的放棄和絕望。

其實，所有病人都應該知道，死亡應是平靜的、莊嚴的，人生的死亡與恐懼無關，它像岸邊的燈塔，無論人生漂泊多遠多久，最終會有到達的一天。

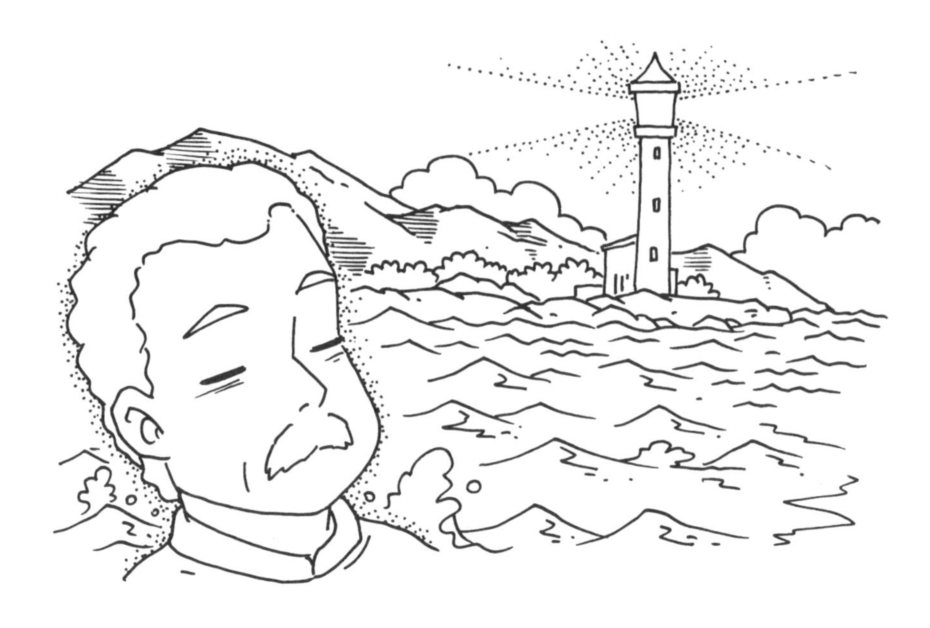

◆**減少抑鬱傷肝的機會**

肝為風木之臟，喜條達惡抑鬱。這句話出自明代張景岳《質疑錄・論肝無補法》。中醫認為，肝為剛臟，主動主升，發病則易動風，如熱極生風、肝陽化風及血虛生風等等，因此稱「肝為風木之臟」。肝屬木，主疏泄，五行之中，唯木有暢茂之相，故「喜條達而惡抑鬱」。養生者一定要保證心情的舒暢，才能減少抑鬱傷肝的機會，達到保健的長壽目的。

人們常因偶然的小事，便將一般誰也不會放在心上的那種身體不適或心緒不佳掛在心裡，然後將注意力集中於此，變得憂慮不安。不久，這種心緒日益積聚、嚴重，這即為精神官能症。

我的一個熟人，一次在偶然參加宴會後坐車回家的途中，身體感覺不舒服，竟在車裡嘔吐起來。從此以後，每次坐車，身體總感覺不舒服，想起嘔吐時的情景，不由得十分擔心、害怕，最終患了不能乘車的恐懼症。那是自己對此信以為真：我生性不喜歡坐車，一上車就感覺不舒服。

過去人們常說：「病生於氣」。實際上常出現這樣的事例：或因失戀而使食欲不振，或因工作無起色而憂鬱、煩悶時感到頭痛、胃痛等。再以更淺顯的例子來說，可以想像一下，正驅車疾馳的人遇上突然從路邊跑出一人的情景吧。此時，該人的心臟定然劇烈跳動，臉色發青，呼吸短促吧。這就是失戀或工作上犯了不可挽回的錯誤時所受的刺激在身上的反應。這與入學考試或就職面試前夕突然腹瀉，或因人際關係緊張而致使身體不適等相同。總之，沒有精神上的健康，也就沒有身體的健康。

◆戰勝病痛是人生最重要體驗

事實上，我們每人都必須應付病痛、殘障、難堪的損失與死亡威脅所造成的艱苦生活環境。是的，長期病痛提醒我們注意死亡的來臨；哀悼失落的過程是變老，而戰勝病痛則能使自我新生。

戰勝病痛是人生中最重要的體驗之一，病痛是我們所不願意接受的，但我們要學會忍受，且在忍受中感受生命的珍惜可貴，在忍受中保護生命的尊嚴。這是一個醫生談到自己對於病情的認識。

20世紀80年代早期，當我在醫學院二、三年級時，我接觸好幾位患者，他們感人的病痛經驗，在生活過程的任何一端，都促使我將興趣集中在病痛對我們生活所造成的直接與間接影響上。

有一位雙腿急性麻痺的患者（下身麻痺），神經科醫生懷疑這是一種假癱現象，因為神經科的檢查顯示沒有明確的病理學跡象；這個患者先前一直身體健康。他今年二十七歲，是一個脆弱的男人，正處於嚴重的精神衝突與壓力之中，他父親堅持要他接管家族事業，堅定頑強地拒絕兒子所提出想當畫家和雕塑家的懇求。於是醫生決定讓患者發洩一次，當這位患者重述他父親傲慢、不可一世的態度，以及他擔心他父親會強迫他放棄他的夢想時，他發出崩潰

的哭泣。他開始哭訴他父親認為他的藝術興趣愚蠢且缺乏男子氣概，並常常批評他「無能、像女人」之後，開始重述他與這位家庭獨裁者之間的種種故事，並反覆訴說他父親從小時候起就以恐怖的方式教育他。在發洩完這一切不滿之後，他結結巴巴地說：「正因為如此，我一直無法在我、我、我父親面前用我自己的雙腳站、站、站起來。」奇怪的是，他的麻痺消失了。僅僅經過半小時，他身上的那些癱瘓症狀卻完全不見了，並沒有對身體留下任何重大的影響。

由此可見，心理情感對病情的變化是有巨大影響的，有時，一種心理原理甚至會造成終生的病痛。大部分的長期病痛患者，像我們其他人一樣，在每日掙扎的生活中安靜、平凡地過著日子。我們的痛苦和我們的欣喜一樣，都是小的、內在的、簡單的。病痛於生活中沒有偉大的時刻。然而病痛與其他形式的悲哀合起來，有時卻會給人類帶來一種熱情和知識，可以刺激生活。對某些長期病痛患者，戰勝疼痛和苦難對生活的影響——尤其是對生活黑暗、恐怖的一面，哪怕是心理上的，都比疾病的治療過程還要重大。

◆沉思減輕精神緊張

沉思是一門心理放鬆的技巧，不是一般意義上的冥思苦想、思考問題。沉思與瑜伽、氣功一樣是一種集中意念，可又什麼都不想的狀態。這種狀態又與催眠狀態不同，又稱不上清醒狀態，我們且稱之為氣功態。

沉思可以用來治療各種慢性病，如心臟病、風濕性關節炎、偏頭痛、高血壓等，還有一些心理性疾病。如一個司機，總是感到心臟顫動。醫生經過檢查從生理上沒發現有什麼問題，可他就是害怕，恐懼緊緊地抓住了他。一旦要他坐上駕駛座他就驚慌失措。而另一個工人在出過一次事故後，持續頭痛，不能像以前一樣與他的孩子一起踢足球。這些人從生理上都查不到明顯的病症，實際上是心理病引起的生理病。這些心理病都可以在沉思練習中得到治療。

美國醫生發現，沉思可以減輕或消除精神緊張造成的生理病態，於是沉思便被引進很多醫院用來治療某些疾病。

在某美國醫院的沉思課，病人圍坐一圈，一位醫生指導他們進行沉思訓練。他們用來訓練沉思的技巧很簡單，就是吃葡萄乾。但他們的吃法與我們平時吃葡萄乾的方法不一樣。是要用「心」去吃，用知覺去吃。病人拿起一粒葡萄乾，要先看它，聞它，感受它，在對葡萄乾充分了解後再將它送入嘴裡，慢慢地用唾液包圍它，然後吞下去。開始時，病人要在醫生的指導下練習這種沉思方法。沉思小組的病人在大廳的地上坐成一個圓圈，中間是指導醫生。病人們的眼睛都要閉著，手掌裡放著他們已經充分了解的葡萄乾。「慢……慢……，」醫生說：「拈起一粒葡萄乾。」醫生環視一下人群，接著說：「注意你胳膊抬起拿葡萄乾的姿態，現在把葡萄乾慢慢送進嘴裡，並想著它在那兒的感覺……，注意你現在關於葡萄乾的思想……，注意你的唾液腺……，注意你的下顎……，你的牙齒……，現在注意你的舌頭，慢慢地吞下葡萄乾……，注意它滑過食管一直到胃的感覺。」

美國那些集中在醫院接受沉思訓練的病人，一般都經過至少 8 週的練習。8 週後當他們從醫院走出時，大部分人的症狀都有不同程度的緩解。如果能在家裡持之以恆地練下去，有些人的症狀會完全消失。病人在接受程序訓練之前，每一個人都要按醫院的要求填寫一張清單。單子上列了 40 種如高血壓、頭痛這樣的症狀。病人把他們的症狀填寫在單子上。當 8 週的訓練過去之後，醫院再發給他們一張同樣的單子要他們填。結果發現，每個人生理和心理的症狀都減輕很多。

第二節：養好心態與心境

◆生命在於靜止

曾經有一句話讓人們受益匪淺，它還曾經讓那些努力運動鍛鍊身體的人奉為圭臬：「生命在於運動。」但近幾十年來，又有一種新的說法，這種說法由於符合當今社會人們的生活規律，而被大受推崇。這句話就是：「生命在於靜止。」

我也是「生命在於靜止」這句話的支持者之一。試想在每天的繁忙奔波之後，誰還能夠去從事「生命必需」的運動呢？如果此時能夠在斗室之中找一處靜地，讓繁亂的思緒得到寧靜，在調節呼吸的過程中感受到自己心臟的活動，讓飛逝的思想得到短暫的停留，那對於生命來說確實是一番樂事。

為什麼生命在於靜止呢？我們知道，一個心理健康的人也是個情緒穩定的人，情緒穩定即「靜」，情緒不穩定則「亂」。「穩定」與「不穩定」並非兩個「點」，或遙遙相對的兩端，而是一條連續的線。「原點」的右邊為正向的「情緒穩定」，左邊即負向的「情緒不穩定」。愈向右邊表示情緒穩定度愈高，反之則情緒穩定度愈低。高與低是沒有止境的，以禪修的觀點而言，「靜」是沒有終點的；另一方面，「亂」也同樣沒完沒了。而最靠近「原點」之情緒狀態，則介於靜與亂之間，稍不留意即「淪入」亂境，稍微用心即「升入」境界。因此，我們必須抱持謙卑的心，仔細審查自己的情緒狀況，增加自我控制能力，以提升情緒穩定的程度。靜坐即是個有效的策略。

瑜珈、武術、氣功、禪宗、密宗等都非常注重打坐、禪定、放鬆，近來西方醫學及心理學研究也發現，靜坐對身體健康有莫大好處。心理上可以減輕壓力、焦慮及其他負面情緒，如：憤怒、怨恨、不平、嫉妒、牢騷等，生理上可使呼吸減緩、耗氧量降低，心

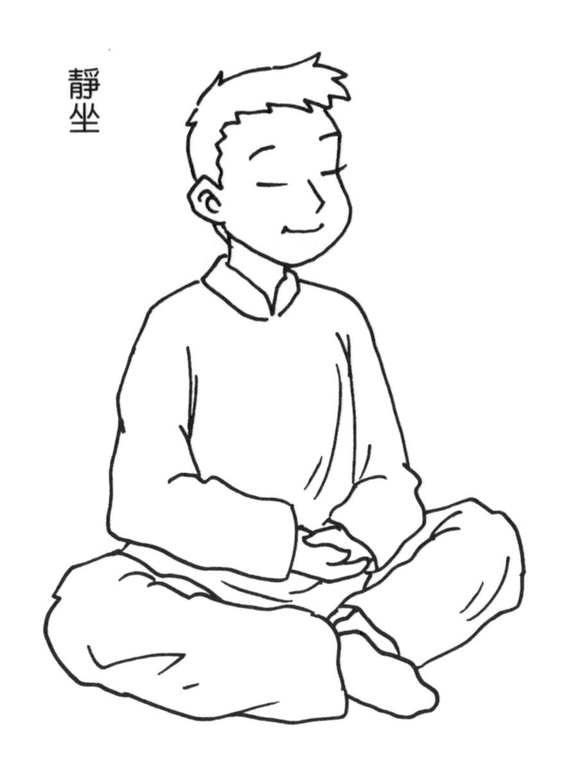

跳及血乳酸鹽下降。

一個人心理上產生「焦慮週期」的原因，可能由於工作不順利、家庭關係不和諧或是家人得了重病；也可能由於個人身體不適，以及受到其他限制等等，這種惡性循環會日益惡化，導致身體的各種不良反應，譬如：頭痛、失眠。長期下來，更可能造成高血壓及心臟方面的疾病。只需借助靜坐沉思或是祈禱，就能達到「鬆弛反應」，我們得以打破惡性的「焦慮週期」，重建一個更有效率的心靈，以面對未來更多的壓力和困境。

研究發現，「靜坐」可使身心漸入佳境，減輕頭痛、心絞痛、背痛，治療癌症、失眠、降低膽固醇、高血壓，預防過度興奮，抑制痛楚的突襲，舒緩壓力，控制焦慮不安所導致的不適，如：噁心、嘔吐、腹瀉、便祕、脾氣暴躁等。但班森醫師也提醒，靜坐並

不能完全取代醫藥，但的確可與醫療相輔相成、相得益彰。

如何正確地靜坐，有許多相關方法可以參考，主要的步驟及重點如下：

第一，安靜的場所

首先選擇一個安靜的場所（無噪音或無人走動），不會分心或被打擾。以清晨、睡前、獨自一人時最佳，避免餐後立即靜坐。

第二，舒適的端坐

盤坐或蓮花坐最佳，但不必勉強，一般為席地而坐，雙足不重疊亦可，可於臀部後半加一座墊抬高身體，以使雙膝觸地。背脊需挺直、頭頂正，放鬆而不僵硬；雙手放膝上，手心朝上，眼睛微閉。

第三，正向的信念

靜坐時為阻斷雜念及有害思想，可冥想某些正向信念。正向信念可以是一個字、一句話，或宗教上的某些禱詞。原則上字句不要太長，配合一次呼氣的時間。也就是說，靜坐時，每次呼氣時冥想一句正向信念。一次靜坐時冥想同一句，下次靜坐時可再換一句。

第四，肌肉放鬆

靜坐前須使全身肌肉放鬆，可利用緊握雙拳再放鬆，伸展雙臂再放鬆，也可做轉脖子、擺動肩膀等動作，讓肌肉鬆弛。還可用自我暗示法，由腳底逐步向上針對身體各個部位，心中緩緩默唸兩次「腳底放鬆」、「腳踝放鬆」、「小腿放鬆」……直至「臉部肌肉放鬆」。

第五，深度呼吸

採取腹式呼吸，吸氣時腹部（丹田位置，約臍下三指）逐漸隆起，呼氣時腹部慢慢恢復平坦。假想腹部像一顆氣球，慢慢充氣再慢慢洩氣；整個呼吸緩慢而順暢。

第六，態度沉著

靜坐冥想（默唸禱詞）時，不時會有其他念頭侵入，或感覺身體上不舒服（覺得癢、衣服緊、腳痠等），或聽到各種聲音。別理

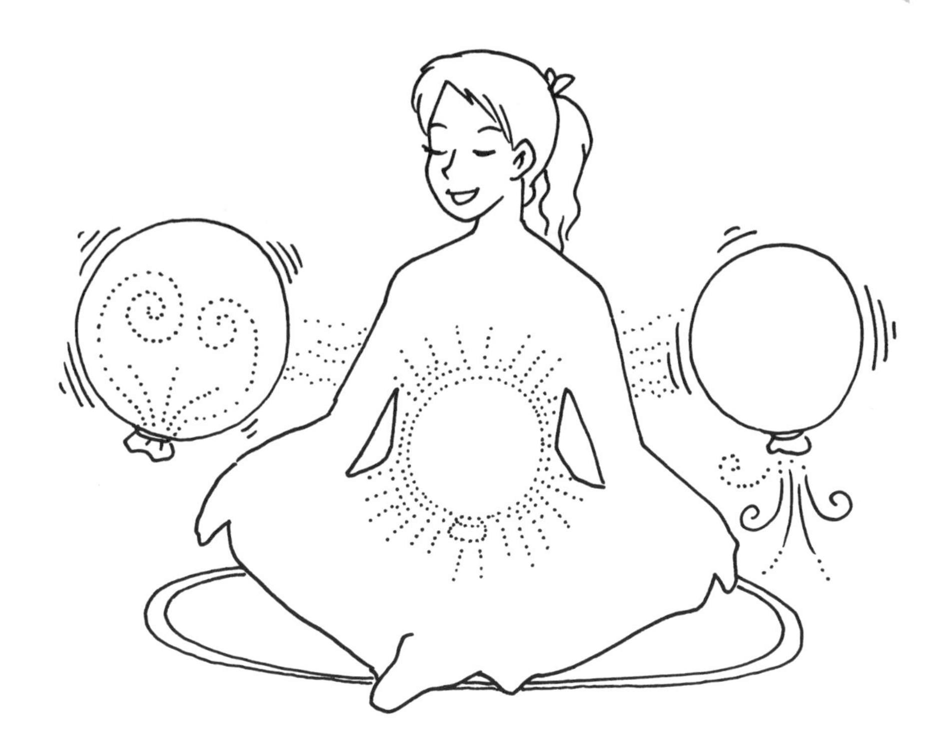

會它，也別費力想「趕跑」或生氣。只需保持沉著、冷靜，繼續原來的冥想，以不變應萬變（當然可以抓抓癢囉）。

第七，持續的練習

所謂「持續」意指每次靜坐至少持續 10 至 30 分鐘。要使靜坐收效，需練習好幾個禮拜、幾個月，讓它成為習慣。靜坐時不要用計時器或鬧鈴，以免時間一到鈴聲大作而擾亂情緒，破壞了放鬆、沉著的效果。可在視線範圍內放一隻錶或鐘，知道大概的時間。結束靜坐前，最好再閉眼及睜開雙眼保持坐姿各一兩分鐘，不要急著站起來。

◆讓內心處於平衡恬靜之中

你聽說過快樂療法嗎？它是一種透過積極快樂的情感表達、認知信念、處事技巧、生活態度、娛樂活動、工作方式、閒暇興致等途徑來調整自己的生命活動，以達到治療身心疾病和實現健康的療法。這種療法具有明顯的個體性、實踐性、實用性、保健性等特點，為人們所喜聞樂見、雅俗共賞。

我們知道，樂觀愉快的心情能使人的內心處於一種平衡恬靜的狀態，沒有心理矛盾和衝突，沒有精神苦惱和憂傷，快樂而滿意地生活，和善地待人，愉悅而輕鬆地工作，即古人所云：「安居樂業而不惰」、「知足常樂而不奢」、「樂天知命而無憂」、「助人為樂而無私」等。因此，心情樂觀者能夠保持身心健康狀態。

在生活中透過娛樂的多種方式追求和獲取樂觀愉快的心情，可以使人對生活持有積極向上的態度，感到活著有樂趣、有意義、有目標，這是生命能夠健康存在的心理能量，是克服困難、戰勝病魔、解除痛苦、駕馭生活的精神動力。它有利於人們的生活幸福，也可醫治患者的心身疾病。

怎樣使內心處於平衡恬靜之中而盡享健康快樂呢？有下列方法：

1. **美樂恬淡法**

《黃帝內經》教人「恬淡虛無」，意即保持知足而常樂、安靜

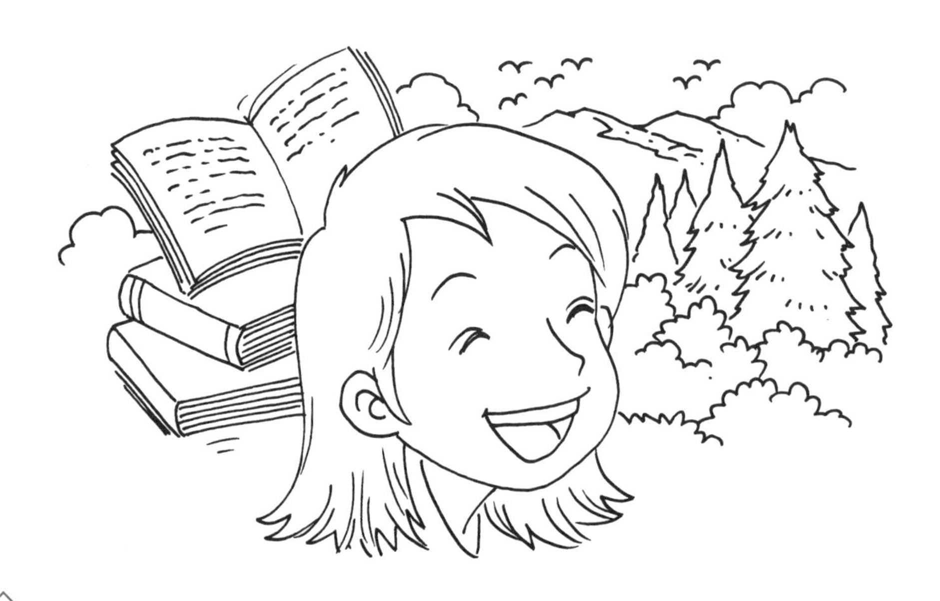

而無私的情志狀態。具體要求是：「美其食，任其服，樂其俗，高下不相慕」，即美滋其食，簡樸其服，快樂生活，不分高下，一視同仁，無所妄求，安於淡泊。

2. 樂存六心法

明代石天基將保持快樂情志概括為「六常存」。常存安靜心：安靜之心要求不妄想，不貪求，不患得患失。常存善良心：與人為善，助人為樂，舉一念、出一言、行一事，都要想到有利人否，有損人否。人邪我正，人惡我善；人生事，我息事；人害人，我為人；問心無愧，自樂其安。常存正覺心：知邪與正，明是與非，正邪不兩立，是非勿混淆，保持覺悟，維護正氣，心明眼亮，自樂不惱。常存歡喜心：隨遇而安，隨意自道，不做過分事，不傷和氣心。常存和悅心：以和為貴，待人和藹，謙虛謹慎，胸懷開闊，寬宏大量，不斤斤計較，不耿耿於懷，以和悅之心待人，人樂己也樂。常存安樂心：凡人一生，每遇不如意之事，要善於排解，要與更甚之事比之，心即坦然而安樂。

3. 樂觀歡笑法

樂觀調心：樂觀情緒是調養精神、排除不良情緒因素、增進健康、防止衰老的最好精神安慰劑。子曰：「發憤忘食，樂以忘憂，不知老之將至云耳。」即樂觀可忘心憂，不知身老。

樂觀情緒使氣血流暢而能滋養神氣，使神志調和，胸懷舒暢，保持精神內守狀態。精神內守，自能摒棄雜念，避免消極悲觀情緒。心理學認為，歡樂愉快的心理活動能夠驅散各種愁悶憂慮的情緒，克服孤獨寂寞的抑鬱心理，糾正孤僻內向的性格使其變得達觀快樂，並使精神振作。

樂觀調身：樂觀情緒還能使人體的生理活動正常進行，並糾正各種生理失調狀態，增強藥物療效，促進疾病的康復。《丁福保家訓》說：「胸懷歡暢，則長壽可期」、「歡笑最能益人。歡笑能補腦髓，活筋絡，舒血氣，消食滯，勝於服藥。」所謂「笑一笑，十

年少；愁一愁，白了頭」、「煩惱催人老，歡笑變少年」，即是指樂觀歡笑對心身活動的調節治療作用。

4. 知足常樂法

對需要的知足與否，必產生心理上的樂觀與否，故而中國傳統思想強調：「知足者常樂，不知足必憂。」知足的人不會奢望過高，無論處於何種地位、何種待遇都很滿足，隨遇而安，思想開朗，內心恬靜，無所憂愁，精神總是處於良好狀態。知足者，皆可心常樂、德常榮、生常富、命常久。《老子》早有所言：「知足者，富也。」許多煩惱憂慮都來自享受方面的不知足和貪心不足。不知足者必貪，妄想爭奪，耗心竭力，結果往往達不到目的，還自尋煩惱，傷損健康。《老子》言：「禍莫大於不知足，咎莫大於欲得。」宋代林通《省心錄》說：「知足則樂，務貪必憂。」、「知足者，貧賤亦樂；不知足者，富貴必憂。」闊非台妙語：「進一步想，有此而少彼，缺東而少西，時刻過去不得；退一步想，只吃這碗飯，只穿這件衣，俯仰寬然有餘。」上旬道不知足的苦境，下旬言知足的樂趣。此有「退後一步天地寬」、「知足常樂心坦然」之意。可見，知足者心寬體健，病從何來呢？

5. 制怒長壽法

憤怒是人體的最大敵人，因而，保持健康的心理環境，重要的一條就是防怒。特別是老年人肝血漸衰，性易急躁。某種願望和打算落空，子女說話做事有時往往違背自己的意願等，都是造成老人生怒的因素。

怒氣內攻，有損健康，古人多有論述。晉代養生家葛洪在《神仙傳》中記載：「憤怒不解傷人」。有資料說明，凡健康長壽的老人，都有一個共同的特點，那就是性格平和、虛靜恬愉。若要做到這一點，即須忍。古人的「能忍壽亦永」說的就是這個道理。為此，老年人得有長者風度。一要心胸曠達。生活中常有不如意，過去就算，不要耿耿於懷。二要隨和。遇事不強求，得糊塗處便糊

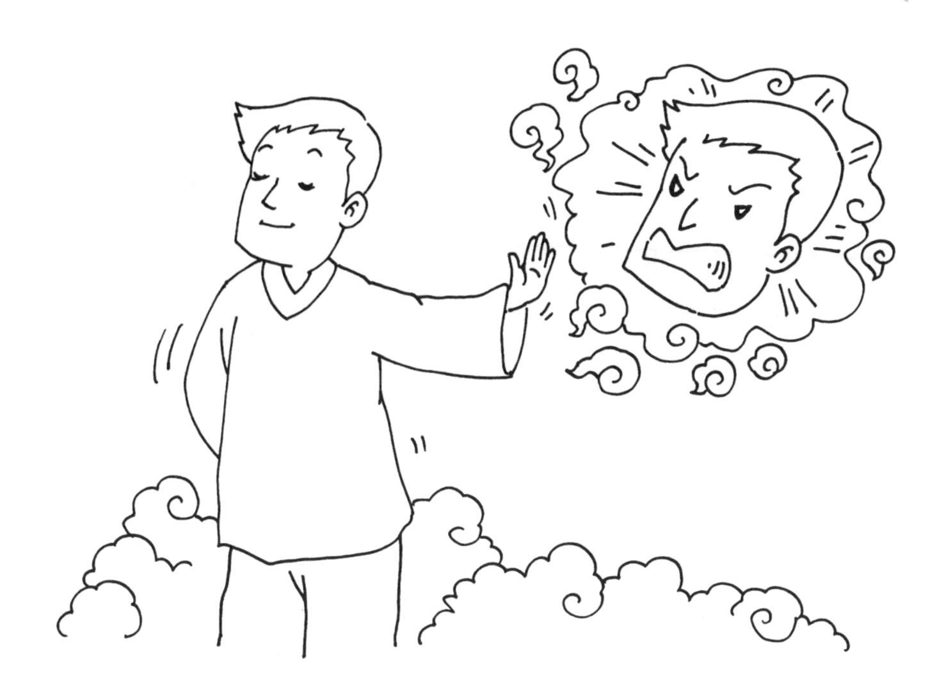

塗，不生悶氣。三要謙讓。矛盾激化時，要冷靜，不要火上加油。「免一句口，省一時惱」。清代養生家曹慈山說：「每至急躁益甚，窮無濟於事，當以一耐字處之，百凡自然就理。血氣既不妄動，神色亦覺平和，可養生兼養性。」

忍能長壽，並非虛說。據記載，唐朝張公活到一百多歲，其長壽經驗就是「忍」。他的族人曾把張公忍讓的事蹟記下來，寫成《張公百忍全書》。此書在明末清初之際，廣為流傳，家喻戶曉，使後人備受影響。例如，江州陳姓，「家中戰火」不斷，為張公精神感化，也以忍為家風。七世「風和日麗」，且壽皆滿百。在當時傳為美談佳話。

舒暢的心理環境，既要靠社會、家庭提供，也要靠人們自身調節。如果您能正確消解現實中的不愉快，那麼您一定能幸福、安逸、長壽。

6. 快樂無憂法

明代醫學家徐春甫（字汝元，號東皋，曾任太醫院醫官）所著的《古今醫統大全》中，收錄了兩帖頗為奇特的藥方，一為「和氣湯」，一為「快活無憂散」。二方之所以稱奇，不僅在用「藥」奇，而且用法與功用亦奇。

⑴ 和氣湯：方中先用一個「忍」字，後用一個「忘」字。上二味和勻，用不語嚥下。服後要飲醇酒五至七杯，飄飄然半酣尤佳。專治一切客氣、怒氣、忍氣、抑鬱不平之氣。此方先予以「忍」，可免一朝之忿也，繼之以「忘」，可無終生之憾也。

⑵ 快活無憂散：此方能除煩惱，斷妄想。上二味等分為極細末，用清靜湯調下。清氣爽神，快活無憂。此方藥味甚鮮，奏功極大，且藥性不寒不熱，不苦不辛，自是人間一種妙藥。以上二方，「藥」簡易得，人人可採，如能依「方」炮製，按法「服用」，其功妙不可言。尤其是將二方合而用之，即平素日服一劑快活無憂散，當遇不如意事時，則服一劑和氣湯，可一生無憂，壽必期頤，諸君不妨一試。

◆笑為百病之敵

笑是一個人對某種喜好的事物所表露出的一種愉快感受的行為方式。在生活中處處都會有笑聲、笑語、笑料。不同的人會有各具特點的笑，君不見那喜悅的人，邊談邊笑、愉快的人，開口便笑、靦腆的人含羞而笑。你若是樂觀大方的人，自然是笑口常開了。

人逢喜事精神爽，喜形於色笑聲朗。一次開懷大笑，能牽動你渾身許多肌肉運動，使胸廓舒展，呼吸加深，吐故納新，備感清爽；使心肌收縮，搏動有力，血液通暢，胃腸蠕動，消化力增，食甘納香。難怪有人說：「笑一笑，十年少。」自有其科學道理。

人逢喜事精神爽，處於極度興奮狀態的人，覺得山在歡呼，水在歌唱，整個宇宙都在歡笑；處於十分痛苦境地的人，覺得周圍一切對他冷漠無情。有的人生活比較困難，精神卻充滿樂觀。有的人生活富足，但常常鬱鬱寡歡。所有這些，都是不同心理活動的表現。構成這些心理差異的東西，稱為個性心理特徵，主要表現在能力、氣質和性格等幾個方面。「人心不同」，主要指人與人之間在這幾方面所存在的差異性、特殊性。個性心理特徵在心理過程中形成，必須考慮到認知、情感、意志、能力、氣質、性格等各個方面及其複雜關係。

一個人要吃飯，要喝水，要呼吸新鮮空氣，這是基本的常識。糧食、水分及氧氣的攝取，這些都是人的生理需要，是保持人類正常生理活動的基本要素。但是，人不僅是有血有肉的機體，而且是有思想有感情，有著非常複雜心理活動的高等生物，因而就有各種各樣心理上的需求。因為單有生理需求的滿足是遠遠不夠的。人人都希望有人關心他，愛護他，支持他，喜歡他。遇到挫折的時候，希望得到同情、安慰、鼓勵和幫助。但是如果作為個人過分地強調「自我」的需求以及個人的心理需求，就注定會產生心理失衡，這是因為人的需求畢竟要受到社會的制約。因為人生活在具體的社會中，社會的文化、傳統、倫理、道德、風俗及價值觀念等，都會對人的心理活動發生影響。同時，人的心理需要還求受到社會規範的制約，自我的實現只有同社會的條件及需要相適應時，才有可能實現。假如心理需求長期得不到滿足，就會感到煩躁、不安、焦急、緊張、苦悶、沮喪，甚至還會導致身心健康的崩潰。這就是產生形形色色的社會「心病」的根本原因，因此我們千萬不要忽視心理需求的重要性。

元代時，大名醫張子和除疾祛病獨具匠心，善用笑來治病。

有一患者因其父被害，悲傷過度，日覺心口痛，日甚一日。一月後腫塊突起，狀如蓋杯，脹痛不止，藥治無效，求治於張子和。他詳問病史後，胸有成竹，便喬裝打扮一番，裝神弄鬼，醜樣百

出，逗得患者大笑良久，一二日後心下結塊竟然消散無遺了。細細品味，也自有其道理。過度悲傷的人，中樞植物神經系統功能紊亂，從而導致消化系統功能障礙，酶分泌減少，腸胃蠕動停滯，使患者胃部有氣塊。大笑後能促進中樞植物神經系統功能興奮，胃腸功能很快恢復，氣血流暢，胃部氣塊也就自然消失了。

據有關資料記載，憂鬱症還是引起消化性潰瘍的一大重要因素。在第二次世界大戰中，被德軍包圍的列寧格勒等一些城市中的居民，患消化性潰瘍的人增加了數倍或十數倍。隨著科學文化的飛速發展和生活的多樣化，人類的精神活動、思維過程、心理狀況也變得日趨複雜。在當今青年中因升學、工作、婚戀等問題受挫折而發生潰瘍症的例子屢見不鮮。由於患了憂鬱症後，會產生神經功能紊亂，攪擾了各器官之間有規律的聯繫，並使全身各系統受到影響。比如，神經功能紊亂會促使胃酸分泌增加、胃部血流變慢、胃的氧供給不足等，最終導致潰瘍發生。

近來醫學家們還發現，癌症的發生和情緒因素也有密切的關係，明確提出笑可以防癌和治癌。

由此看來，笑為百病之敵，更是治療情志抑鬱症的靈丹妙藥。它能給您帶來健康的情緒、歡樂的氣氛、美好的生活。願笑聲永遠伴隨著您生活的節奏。

◆性情決定病情

性格、感情與人體健康的關係，人們很早就注意到了。中醫早就有「喜傷心，怒傷肝，思傷脾，憂傷肺，恐傷腎」的說法。國外也有這方面的報導，如二次大戰中，科學家們注意到，倫敦每一次遭受德軍空襲後，醫院就會出現大批消化性潰瘍和急性消化道出血的病人；在蘇聯列寧格勒受圍困時，居民中出現大批高血壓患者。這些現象促使西方的醫學家開始研究身心疾病，從而進一步研究心與身的聯繫問題。

在長期醫學實驗中，科學家注意到了性格與癌症相關。有人因此總結出易得癌症的人的性格，指出有這類性格的人容易患上癌症：「不願寬大待人，容易與人積怨；自怨自艾，陷入自我情緒中不能自拔；不易與人發展友誼；自我感覺甚差，總嫌自己不好。」從上述描述中可以看出，具有易患癌症傾向的人其性格慣於壓制情緒，不承認內心的衝突與焦慮。這種性格為癌症的引發埋下了種子，一遇合適時機就迅速發病。據科學家觀察和了解，通常在癌症發生前 6～18 個月內，病人都經歷過一個精神危機階段，如失戀、失業、親人死亡等，這些精神危機打開了癌症進犯的大門。

另一個例子是關於血液生化的調查。美國科學家對 116 名中年飛行員所做的最新調查研究顯示，膽固醇數值最正常的是一種以「彈性」方式處理問題的男人，他們既不柔弱也不好鬥。對這些飛行員做的憤怒調查和膽固醇檢驗證明，以極端方式處理怒氣的人，膽固

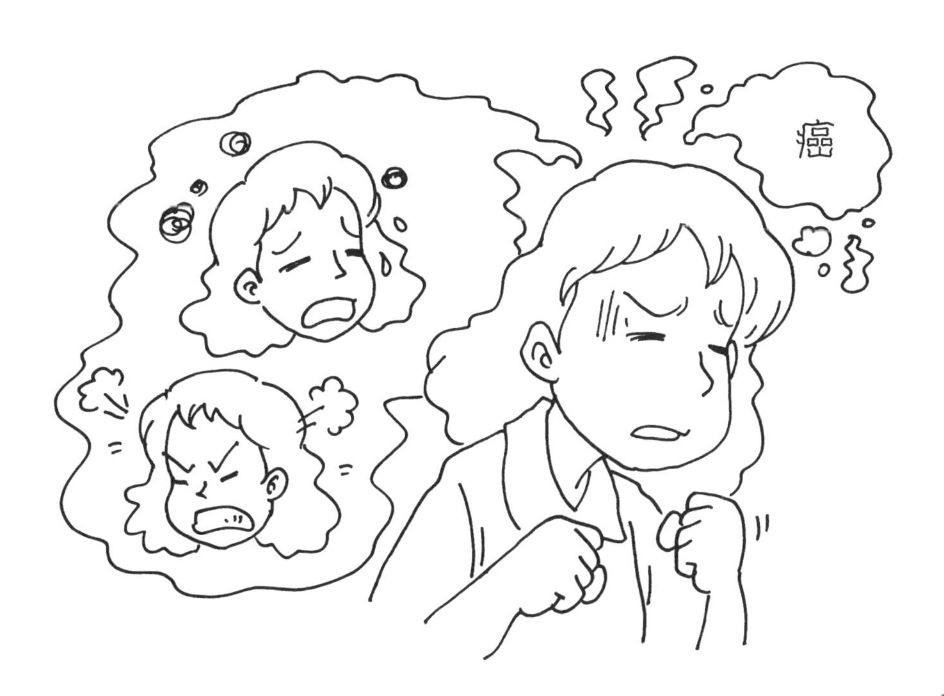

醇低密度脂蛋白水準和比具彈性的人分別高 40 點和 30 點。由此得出結論，公開發脾氣的人和有氣憋在心裡的人最易增加精神壓力，血壓升高，心跳加快和刺激壓力荷爾蒙的分泌，最後導致心臟病發生。

第三章　把握七情六欲

第一節：縱欲會使元氣大虧

◆和諧保真，不強求無法做到的

老子曾經說過，善於養生的人，雖然富貴也不因為物質而傷身，雖然貧賤也不因為利益而勞形。當今世上擁有高官尊位的人，都把這些物質利益看得很重，唯恐失去，所以他們往往見到這些物質利益就捨命追逐，這豈不是太糊塗了嗎？

中國古代的道家養生理論告訴我們，人的眼睛想要看美色，耳朵想要聽佳聲，嘴巴想要嚐美味，志趣神氣想要滿足充盈。人最多可活一百歲，中等的也活八十，下等的活到六十，一般人除了得病死、橫死、暴死以及各種憂慮患難外，其餘人當中開口而笑的，一個月之中不過四五天罷了。天與地是無窮無盡的，人生卻有限，把有限的人的形體託付給無窮無盡的天地，倏忽之間不過是白駒過隙罷了。如果人不能精神愉快、頤養天年，都不能說是真正領悟了養生的本質。

按照老子的說法，明白養生道理的人，不強求性情所無法做到的；明白生命情理的人，不強求自己的智慧無能為力的。保養身體固然要有物質條件，但有許多人物質條件很充足而身體保養得並不好。一般而言，生命存在的首要條件是形體不離（即活著），但也有些人形雖不離而活著就如死了一樣（即所謂行屍走肉）。生老病死是正常規律，所以生命的到來不可阻止，生命的失去也無法阻攔。那些世上的人以為保養形體便足以維持生命，而事實上保養形體確實不足以維持生命，既然如此何必操心名利，以此來換取人生

的快樂？在我們的周圍，有些事雖然不值得去做，但有時我們又不得不為。這樣的人既得不到眼前的利益，又得不到永久的安康。

根據古代醫經的理論，一個人的身體就像一個國家的縮影，胸腹的設置就像宮室，肢體的位置就像郊區，骨節的分工合作就像百官各司其職，腠理的間隔就像四通八達的道路，精神好比是君，血液好比是臣，元氣就像是民眾。所以，得道的高人能調理他的身體，也正像賢明的君王能夠治理他的國家一樣。愛護他的人民，就能使他的國家保持穩定；愛護他的元氣，就能使他的身體保持健全。民生凋弊國家就會敗亡，元氣衰竭身體就會死亡。所以那些高人上士就在沒有得病以前就吃藥預防，而不追補於已經開始衰敗之後，因此可知，生機難保而易散失，元氣難清而易污濁。但若能審時度勢，隨機應變，就可以克制貪欲，保全性命。

那麼，養生的本質到底是什麼呢？中國古代的老子常說，天下人所尊奉的，是富有、尊貴、長壽、美好；所喜歡的，是身心安泰，飲食甘美，衣著漂亮，色彩絢麗，聲音美妙；所鄙棄的，是貧乏、低賤、短壽、醜惡；所苦慮的，是身心得不到安逸，嘴裡吃不到美味，身上穿不到漂亮衣服，眼睛看不到絢麗色彩，耳朵聽不到美妙的聲音。對這些如果得不到就深懷憂慮的人，勞苦身體，拚命工作賺錢，積聚了許多財富卻無法全部享用，這從他們保養身體這方面來說是沒有必要的！那些尊貴的人，白天連著黑夜地思慮，絞盡腦汁思索自己官位亨通還是阻滯，這從他們保養身體這方面來說走得太遠了！人自從誕生到這個世界上，就與生俱來有諸多憂患。即使人活得很長，人們稱你為老壽星，但神志不清，與世無用，讓人們覺得你是個老不死的，又何苦呢！這與你保養身體的原始初衷來說相去更遠了！

善於養生的人，先應拋卻六種對自己有害的東西，然後方可以在這個世界上多活些日子。所謂「六害」應該如何去除呢？一是不重名利，二是禁絕聲色，三是不貪錢財，四是飲食清淡，五是除去巧言和狂妄，六去掉沮喪和嫉妒。這「六害」不除，那些修養身心的方法便只能是一紙空文。

保養和諧生命全真的方法或途徑便在於少思、少念、少笑、少言、少喜、少怒、少樂、少愁、少好、少惡、少事、少機。因為思慮過多神易散失，操心過多心易疲勞，笑得過多則引起臟腑上翻，說話過多則中氣虛弱，歡喜過多則膀胱易入外氣，忿怒過多則血液易充塞肌膚，快樂過多則易心馳神蕩，憂愁過多就會頭髮枯黃、臉色憔悴，愛好過多就情志外洩、易生邪念，厭惡太多就會精神敗壞、難與人交，事情過多則筋疲力盡、消瘦乏力，機謀過多就會神經緊張、神智沉迷。這些對人生命的摧折損傷，遠遠大於刀斧；對人生命的摧殘損害，遠遠猛於豺狼。

真正的養生之道是什麼呢？老子說：「至道的精微是幽深冥遠的樣子，至道的極致是看不見聽不到的狀態。不要看、不要聽、守著精神靜養，你的形體自然會正常健康。一定要心靜，一定要神清，不要勞作你的形體，不要多動你的真精，這樣才能夠長生。眼睛無所視，耳朵無所聽，內心無所智慮，這樣你的神就會保存於你的形體之中不外逸，結果是肉體的長生。謹慎你的內心活動，排斥你的感官、言行，愛好智慧活動將會導致失敗。……天地有至道掌官，陰陽為至道所蓄藏，謹慎保養你的身體，就像萬物自然生長，自然茁壯一樣。」

早在兩千年前，一位偉大的哲人曾經這樣感歎：「我的生活是有限的，而知識是無限的。用有限的生命追求無限的知識，只求個差不多就行了！已經這樣地追求知識，確實是差不多了！做好事不要追求名利，做壞事要觸犯刑罰，要走一條平衡守中的人生道路，這樣就可以保護身體，保全生命，可以養足精神，可以安享天年了。」這句話值得今天的人們認真思考啊！

◆喜怒不形於色

中醫指出，憤怒是傷害五臟氣血的心理毒藥。憤怒有十三大危害：

其一：生悶氣時人的呼吸急促，可導致氣逆胸悶、肺脹、咳嗽和哮喘。

其二：經常處於氣憤愁悶狀態，易造成肝氣不暢或肝部疼痛。

其三：久滯之氣不能排出體外，侵入心臟引起心跳加快，易誘發心痛。

其四：憤怒極容易致傷脾臟。

其五：人生氣時不思飲食，久之必致胃腸消化功能紊亂。

其六：常生悶氣時，會造成腎氣不暢，導致尿閉或尿失禁。

其七：人在生氣時做出的反常舉動，會對大腦中樞神經產生惡劣刺激。

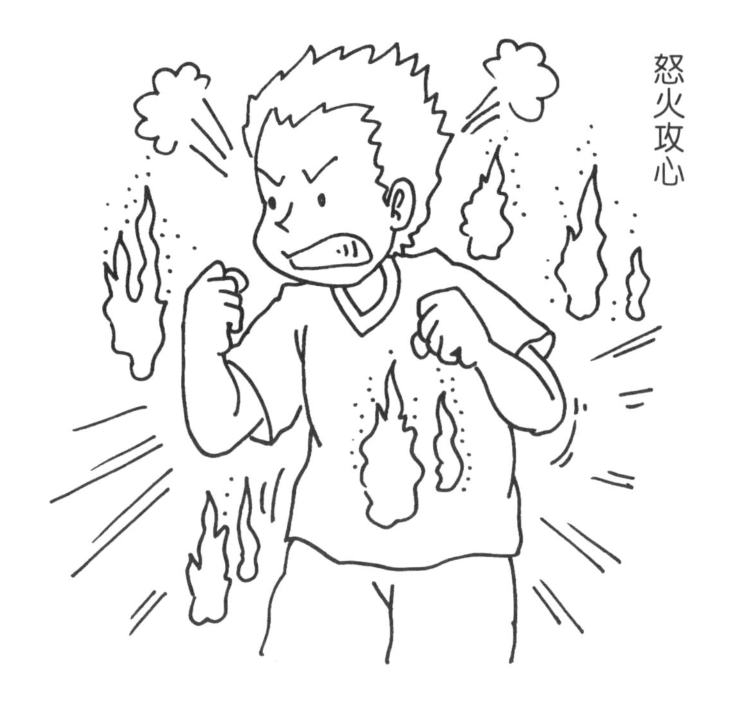

其八：氣擾神經可引起失眠，致使神志恍惚，無精打采。

其九：不良情緒使人怒容滿面，臉色憔悴，雙眼浮腫，皺紋叢生。

其十：生悶氣可引起甲狀腺機能亢進。

其十一：抑制分泌膽汁。膽汁分泌減少，意味著減少了人體對營養素的消化和吸收，並能引起膽囊內的壓力增高、膽囊壁擴張、收縮能力降低，或引起膽管阻塞。

其十二：降低肝臟解毒、排毒作用。大動肝火將抑制肝臟產生微粒體酶（生物酶的一種）及對有毒物質的分解，並削弱胃腸功能，極易發生胃潰瘍、腸炎等症。

其十三：有損肝小葉的血竇儲藏血液、調節血量、維持血糖平衡以及肝細胞產生抗凝血蛋白等作用，導致血液循環不暢，升高血糖，引發血管性肝病，影響健康。

消除憤怒情緒的辦法，就是盡情地發洩，這對人的健康長壽大有好處，若強行壓制憤怒情緒，則會對人體產生較大的危害。

朱莉斯博士曾對一百名男女進行了十多年的追蹤，選擇對象分為A、B兩組，A組為脾氣暴躁型，每遇到不平事，總是當時發洩不滿和憤怒；B組為溫和型，遇到不平事，強壓怒火，自我安慰。十多年後發現，A組的人身體健康狀況全部良好，而B組的人患病率和死亡率是常人的兩倍。當然，最根本的方法是易發怒者要培養自己思想靈活、善於變通的品格，提高一個人的修養。

第一條是喜怒不形於色。修養好的人能夠做到喜怒不形於色，寵辱不驚於身，處危難之際而仍然能夠性情閒適暢朗，聽到讚譽或詆毀時能夠顏色不變，以天下之興衰治亂為己任，先天下之憂而憂，後天下之樂而樂，這樣的人是高居上位的君子；憤怒而不至於放肆，得意而不至於忘形，從不猜測將來人生、事業的得失取捨，

更不因此而忽喜忽怒；不揣度未來己身的榮寵和恥辱，更不因人欣憂悲戚，這樣的人是身居下位的君子；喜怒哀樂都由感情，恩人仇人界線分明，喜歡玩弄權術欺上瞞下，固執迂腐，驕傲放縱，喜歡同類，排斥異己，患得患失，色厲而內荏，羞於談及自己微賤時的小事，害怕別人提及自己未發達時的經歷，這樣的人是在上位的小人；一有風吹草動就驚惶失措，遇到事情就慌慌張張，風風火火，喜歡賣弄自己的長處，害怕提及自己的缺點，附和自己就十分歡喜，反對自己就憤怒非常，想到自己可能榮華富貴就神采飛揚，將要升至高位時便顏色大變，這樣的人，是身居下位的小人。

第二條是少言自重。做人以平穩持重者為先，喜怒不形於色者修養成熟可以擔當大任，而少語多思則是判斷一個人城府和心機的重要標準。口總是張著的人，他的腦總是空著的，而口閉住的人，他的大腦是充實的。少言而自重不但能夠知人，能夠取得別人的尊重，還有利於健康。

◆不良情緒有強大破壞力

不良情緒是一種負向情緒，卻具有強大的破壞力。一旦我們沾染了它，並主動放棄我們的努力，它就會像指揮木偶一樣指揮著我們，使我們生活在痛苦中。一切盲目的哀鳴與掙扎都不能將它驅除，也不能使它感動。反過來，它卻像蜘蛛網一樣把我們越裹越緊，又像蜘蛛一樣吸光我們的活力、勇氣、信心，捲走我們的健康甚至生命。

不良情緒不僅使我們的心靈飽受煎熬，同時它也會摧毀我們的肉體。現代醫學證明：70%的病人只要消除了恐懼與憂慮，病就會自然而然地痊癒。可幾乎所有的人都寧願相信那些針劑和藥片，假如醫生沒有給他們開一些藥，而是要他們精神放鬆，好好休息，那一定會使他們煩惱。而且，也有數不清的醫生和他們一樣是那些瓶瓶罐罐的崇拜者。古希臘的一位大思想家柏拉圖曾批評說：「他們

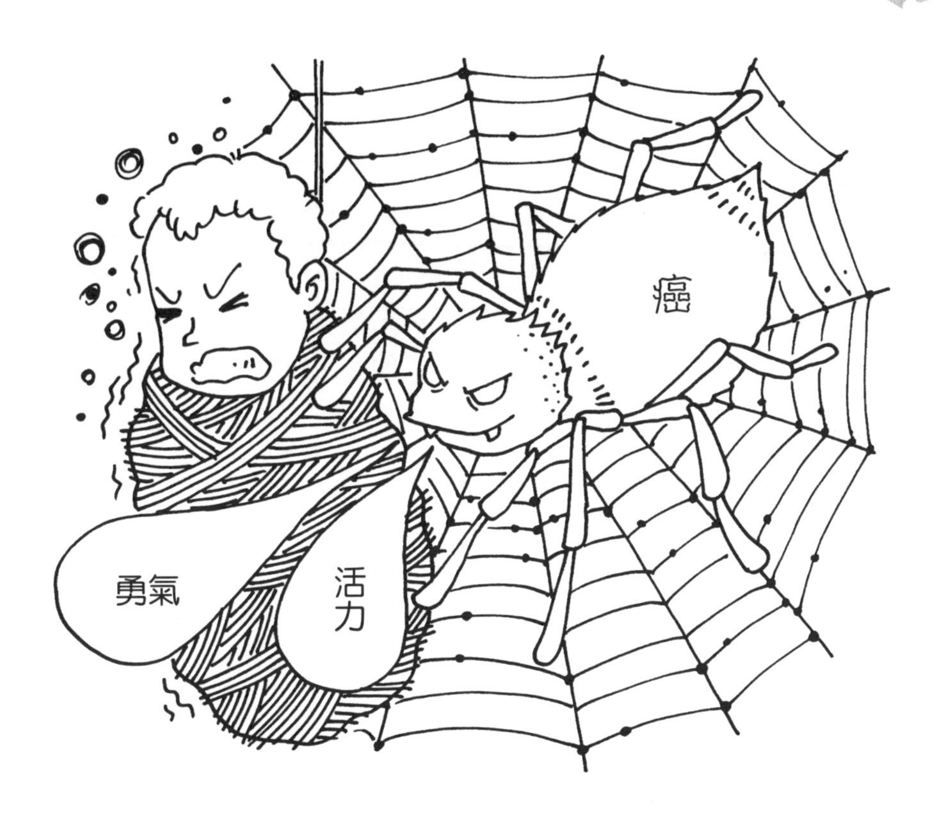

所犯的最大錯誤是，他們想治療身體，卻不想醫治思想。可精神和肉體是一致的，不能分開處置。」事實上，我們的健康更多地是由我們的精神和思想決定的。最近，全美工業界醫師協會公布了一項調查：大約有 35%的人，因為生活過度緊張而引起了心臟病、消化系統潰瘍和高血壓等（這次調查的對象是 176 位工商界負責人，平均年齡為 44.3 歲）。

另根據美國著名醫學博士卡爾・費斯的研究，幾乎所有的神經性消化不良、失眠症、頭痛、蛀牙、後天的心臟不適症及部分胃潰瘍、麻痺症等，都由恐懼、焦慮等引起，或直接與它們有關。中國古代已總結出一套情緒與人體健康之間關係的規律：怒傷肝，思傷脾，憂傷肺，恐傷腎。《紅樓夢》中的林黛玉就是因為憂慮而敏感、多疑、自怨自艾、害病咯血，最後帶著無限的怨恨歸天的。

世界上的一切困苦、災難都不可怕，可怕的是人的憂慮、恐懼、焦灼，是一切諸如此類的煩惱，是人對自己努力的主動放棄。

但是，人和動物相比，永遠是高貴的，是直立的。人不能像動物一樣接受命運的擺布，不能向困難低頭，包括一切煩惱。人應該利用自己的智慧，有條不紊地除去一切黏在身上的蜘蛛網。征服煩惱是一種解放，一種自由，它會給我們的心靈帶來一種無拘無束的歡樂。而那些放任煩惱的人，就是在放棄歡樂，放棄自由，放棄作為人的特有的高貴。

世界上有無數的人生活在煩惱中。他們感到生活枯燥乏味，認為工作、學習、交友甚至娛樂都沒有意義。他們終日悶悶不樂，抱怨朋友或同事的冷漠，不滿上司的平庸，慨嘆自己生不逢時，詛咒命運的不公。可他們沒有想到，正在他們為沒有機遇而煩惱的時候，機遇已經溜走。

放鬆自己的那顆心，不要一味地用煩惱來困擾它，自由地發揮與生俱來的聰明才智，是那些成功者的經驗。

◆我善養浩然之氣

對於久居城鎮的人來說，為了消除工作的緊張心情，解除嘈雜音訊和污染對人的影響，進行短時郊遊或一定時間的遊覽，既能活動周身，又能陶冶情操、接受大自然的洗禮，這是多麼美妙的景象啊！

說起旅遊，人們總會認為這種時髦的運動方式是現代社會的新風尚，殊不知在中國古代幾千年來就一直發揮著重要的影響，而更讓人們想像不到的是，至少在宋代之前人們已經將旅行與養生長壽聯繫到了一起。昨日讀宋代陳直的《壽親養老新書》見其中有這樣一段：「山客步山徑，撫松行，與麛犢共偃息於長林豐草間。坐弄流泉，漱齒濯足。」這段話把人們遊行於山水之間，走林間小徑，

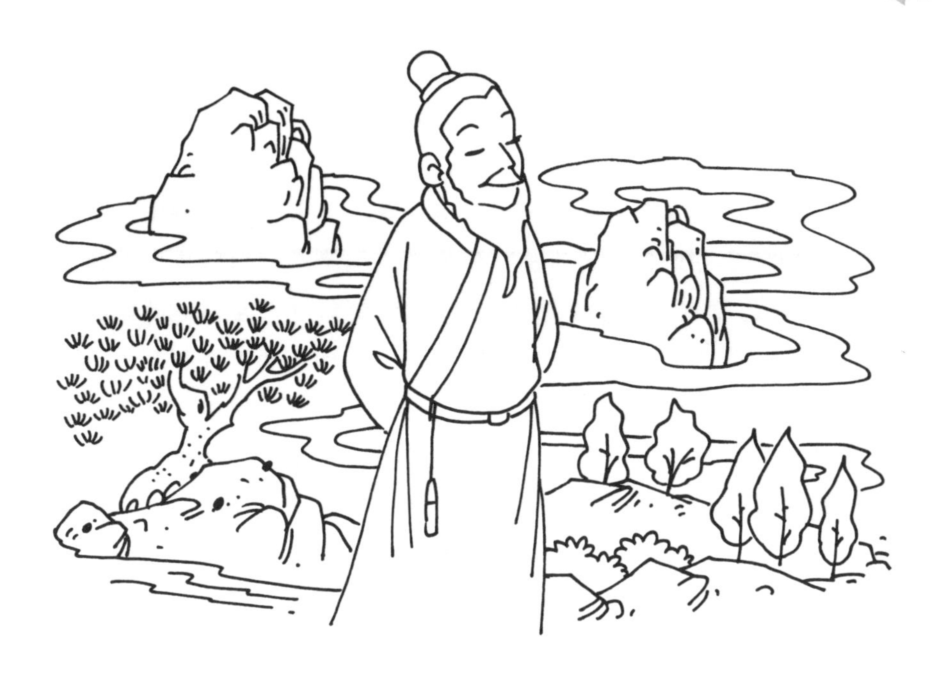

聽滿林松濤，與可愛的動物共用林間芳香清爽的空氣，踏弄清泉，漱齒濯足的意趣寫得是何等的愜意呀！是呀，明代《遵生八箋》中記載：「時值春陽，柔風和景。芳樹鳴禽，邀朋郊外。踏青載酒，湖頭泛棹，問柳尋花，聽鳥鳴於茂林，看山弄水。」是一幅風和日麗，人在景中的美好圖畫，而《老老恆言》所說：「春秋佳日，扶杖逍遙，盡可一抒沉鬱之抱。」則生動地描寫了旅遊的閒情逸致和保健功能。可見，隨著人們生活水準的提高，旅遊已漸漸成為生活中的一種需要，這是因為旅遊確實有很好的保健治病的作用，其心理效應和生理效應都是其他活動無法相比的，因此它不僅深深吸引著廣大青年，而且也為老年人所喜愛。

　　現代研究證明，人們經常接觸新鮮有趣的活動，或在活躍的環境中生活，神經細胞就會繼續活躍成長，例如旅遊和參加一些有意義的活動。旅遊和參加一些有意義的活動，能給大腦提供新的活躍資訊，有助於大腦細胞的發育。老年人免去了日常工作事務，有更

多條件參加這類活動，既可增強體質，又可培養開朗、樂觀的性格，保持精神愉快。

德國社會教育學家和心理學家研究發現「大自然」療法，可使行為障礙兒童得到良好的治療。他們在為期半年的試驗中，共組織20 名患行為障礙的兒童分組進行 8 次週期郊遊。在郊遊時給孩子們安排了許多活動，以糾正他們從電視上模仿來的消極行為。活動中並不強迫孩子進行固定節目，而是隨著孩子們的興趣，並強調他們的個性特點。經過半年的「大自然」療法，家長和教師都反映，過去患有嚴重行為障礙的孩子所取得的進步是驚人的，而且療程結束後半年內表現也很穩定，孩子們在新的環境裡加強了自信心，一種強迫感消失了。

自然環境帶給人們的感受是多方面的，大自然給人類健康帶來的好處也是各不相同的。

英國沃利克大學的心理學家們進行的一項研究顯示，海濱的陣陣濤聲可有效地幫助治療憂鬱症和失眠症。在他們的宣導下，倫敦一家電子公司便錄製了某海濱地區具有立體音響效果的「濤聲錄音帶」上市。專家們解釋說，節奏緩慢的波濤聲能刺激大腦中某調節情緒狀態的部位，並使之呈「放鬆狀」，從而能有助於治癒種種情緒類疾病。根據對 100 名患者的試驗證明，這種奇特的「濤聲錄音帶」對 90%的試驗者，確實能產生程度不同的療效。何況若能到海濱去旅遊，置身於海濱的濤聲和微風中，其保健治療效果應會更佳。海浪濤濤，樹葉沙沙，雨聲淅淅，流水潺潺等聲響，可令人賞心悅目，感到安謐、舒適。

有人把大自然的聲響錄製成唱片，藉以產生催眠的作用。不久前，在日本市場上出售一種枕頭，裡面安裝了一種發聲裝置，能發出「淅瀝……淅瀝」的下雨聲，並且與人的脈搏節奏相呼應，失眠患者使用這種枕頭，能很快地安然入睡。而這些聲音在旅遊中都是可以聽到的，不僅如此，還有鳥獸的鳴叫聲，飛瀑的聲音都可身臨其境地感受到，在大自然的音樂，大自然的空氣中，人的心身都將得到淨化，而產生積極的效應。這也是旅遊治病的原因之一。

◆百病皆根於懶

懶惰、鬆散、緩慢是人的天性，從這個懶字可以產生出千百種的弊端。例如，人可以由於懶惰而對任何事情都提不起勁來，這種鬆弛的狀況將導致處理事情緩慢，對人的身體也有很大的危害，它容易使人因為妄圖安逸而放縱自己，今天得過且過，明天能偷懶就偷一點懶的結果是肌膚的鬆懈，外在肌膚一鬆懈，它也就難以收束筋骨，於是，風寒容易乘虛而入，引起人的疲倦軟散。這還是屬於不能保養身體的問題。

正常人體內的每個細胞，每個瞬間都在進行生命活動，骨骼、肌肉是運動器官，心臟跳動是有規律的，血液在不停流動，氣管、支氣管與肺泡在執行呼吸功能……人體的每一個器官都在為維持生命而不停息地活動，人的生命活動就是自始至終地貫穿著一個動」，難怪古希臘偉大的思想家亞里斯多德曾寫道：「生命需要運動」。

翻開長壽錄的史冊，可以看到，沒有一個懶人成為長壽者，凡是長壽者都是熱愛運動的人。

1978 年有人專門訪問了廣西 108 歲長壽老人冉大姑。當人們爭相探索她的長壽祕訣時，她說：「找鋤挖土，我一輩子就是勞動」。在 70 年代初，不少人對長壽人做過調查，有 80%以上的長壽老人長期從事體力勞動。

孔聖人雖是古代思想家、政治家、教育家，但並非神仙，他也同樣食人間煙火，他始終把健身作為根本，射箭、駕車、彈琴他都很喜愛。孔子的射箭技術是很高的，每當他射箭，觀看的人都像牆一般地圍著。平時在教學中他也把射箭、駕車、奏樂、禮儀作為學生的必修課，尤其是當時的武舞，實際上就是今天的武術活動。教的過程中，也即活動了筋骨。有趣的是他提倡的禮拜也可以健身。元代有位叫張珙的人，七十多歲仍很健壯，有人問他養生經驗，他說：「夙興必拜」，「拜則肢體屈伸，氣血流暢，可以終生無手足之疾。」孔子還利用大自然來進行鍛鍊身體的活動，經常和他的弟子們一起進行郊遊和登山，泰山和魯南的景山，都有他活動的足跡，至今泰山一天門的石碑上，還有「孔子登臨處」的古蹟。

「百練不如一走」這條諺語對走路的保健意義有深刻揭示。從醫學角度來看，行走可以促進新陳代謝，降低血脂，增強心臟功能；改善腎區血液循環，加強代謝產物排出，增強腎臟功能和胃腸蠕動，改善消化功能；調節經脈活動，易使人心曠神怡等。總之，行走鍛鍊，確是養生健身的極好的方法。

現代養生學家認為：走路不僅是一種簡單的交通方式，而且是一種延年和振奮精神的手段。步行能改善血管功能，使高血壓、冠狀動脈心臟病或腦血管疾病者的動脈血管鬆弛，從而減輕心臟負擔。步行還能促進胃液的分泌，有助於防止消化不良。

散步作為一種簡單易行、方便的健身活動，即安全，又收效顯著，古往今來深受人們喜愛。馬克思常以散步來調節情緒，在倫敦近郊的一座小山上曾經布滿了他的足跡。著名氣象學家竺可楨，在古稀之年仍堅持前往高山深谷之地考查。徐特立近 90 歲時還堅持步行 500 步。實驗證明，散步亦能幫助做過手術和打過石膏的人恢復正常的生理機能，增強下肢肌肉和韌帶的活動力，保持關節的靈活性。

要保持人的活動力，可在飲食方面適當多食壯陽之品，如羊

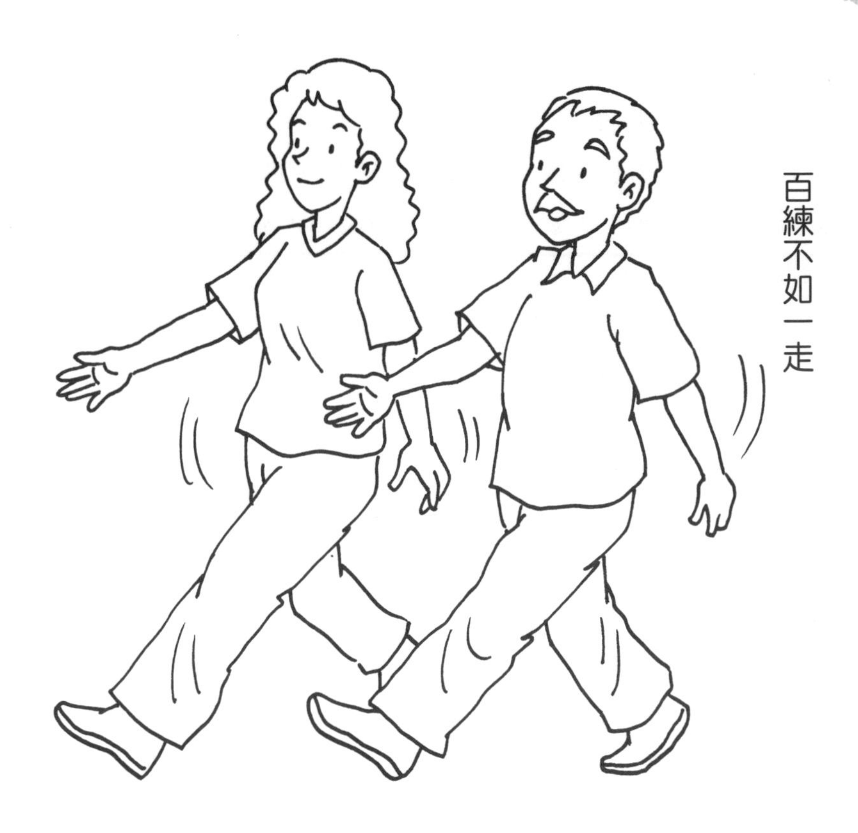

肉、鹿肉等，忌嗜食生冷之品，特別是冷飲之類最能遏傷陽氣，不應食用。如陽虛甚者，可酌情投用溫陽方藥，或用食療藥膳。

此外，因懶散導致精力不專注，則會使思想雜亂而沒有主見。這種狀況積聚下去，則自己必然不如別人，如此會產生一系列的負面情緒，如嫉恨、苛求他人、欲望過盛等等，這些情緒紛至沓來，則會使人像懸掛在空中的旗子一樣左搖右擺，就像失去了最寶貴的東西一樣感到惶惶不安。這種情況人們把它叫作沒有主見，若在我說，則是由懶惰而生成的心病，這種心病則屬於不能好好保養大體的問題。

我們可以得出結論：懶惰使人失去勤奮，失去理想，失去健

康，這樣就必然導致萬事俱廢。俗話說，身體是父母給的，對於自己的身體，我們只能認真保養，以使它完成應負的社會責任，所以，保養的最好方法是內心力爭專心統一，行為力爭做到自始至終地貫穿著一個「動」，如果首先做到這兩點，那樣身體就不至於因懶惰而損壞了。

第二節：節欲可使精血充盈

◆祛除「憤」「忿」不平

南北朝陶弘景《名醫別錄》中說：「能中和者，必久壽也。」這句話的意思是說，人如果能保持一種中庸而和諧的精神狀態，那麼一定能達到長壽的境界。

現實生活中有些人常有「憤」「忿」之情。「憤」即憤怒，遇事不拘大小，都能引起憤怒，咆哮吼叫，重創他人而後快。「忿」即惱怒，待人不分高低，只要觸及自己的利益，就面紅耳赤，心作不平之想，恨不得招惹自己的人立即從地球上消失。殊不知，憤」「忿」二情，最先傷到的還是自己。

人為什麼會產生「憤」、「忿」呢？那首先是因為自己的內心不平靜，遇事總是與自己的利益聯繫起來，以為自己被不平等對待，有發怒的權力。時間長了，就會放縱自己，不分時間，不分場合地發脾氣，而一旦發脾氣再想挽救已經來不及了。

其次，是因為對他人的不尊重，對人沒有起碼的尊敬之情，在心中積聚了過多的不滿或自滿，遇事則全部釋放出來，為了自己的痛快，那句話像重磅炸彈就把哪句話甩出來，全不為他人著想，也絲毫不考慮別人對自己的看法如何。

的確，「憤」與「忿」就像蝮蛇一樣有毒。那麼怎樣去醫治它呢？

據說古代胸懷天下的義士如果不慎被蝮蛇螫了手，為了保全性命去完成宏圖大業，他們往往把自己的手砍斷，如果我們視「憤」、「忿」為蝮蛇，那麼也就應該拿出極大的勇氣來克服它，把它連根從體內拔除出去。

醫治「憤」、「忿」這種病症的最好方法不是藥物，而是空、虛。空即視萬事皆空，不把事物與自己的利益聯繫起來，這樣就能拔除心中的憤懣，去掉煩惱和語言中的火藥味；虛即虛心，看到每個人身上都有自己所缺少的長處，去尊敬它，學習它，這樣就不會有惱怒不平之想法，也就不會與人面紅耳赤地一爭高下了。

當人們心中消除了「憤」與「忿」二字，看天天也藍，看水水也碧，人情和睦，萬象生機。這時，我們會感謝生活所賜予我們的無限寬厚，感謝上蒼的智慧安排。消除內心的抑鬱，最關鍵的問題在於增強自身的修養，使自己的內心達到平靜而無世事的羈絆。

自古以來，聖賢名儒在宇宙間光彩煥發的原因，無不是透過努力達到盡心養性，事業成功的。

固然，人的天資稟賦很重要，如果要將它用在文學藝術之上的話它可能佔七分，而人的努力只佔三分。但是，如果要將它用到其他事業上的話，那它可能只佔到三分，而人的努力應該佔到七分。

所以，凡事我們不要怨天尤人，抱怨自己的父母沒有給自己生就一個聰明腦袋瓜，又抱怨自己的運氣總是沒有別人好等等。如果非要抱怨的話，不如怨自己的努力還不夠，不如怨自己的修養還不到家。

那麼，怎樣增強自己的修養呢？要先治心、治身、治口。

一、治心，就是先除去毒惡的想法。這種毒惡的外在表現稱為忿怒，內在的表現稱為欲，有了毒惡的想法，人就總是會忿忿不平、憂思重重。

二、治身，就是必須防備惡劣的習氣。這種習氣的剛烈表現出來，就是暴躁，以柔和表現出來的話，就是散漫；有了不好的行為習慣，人就很難與他人交往，即成孤獨寂寞。

三、治口，就是應有雙重的警惕性，一要謹慎說話，二是節制飲食，禍從口出，病從口入就是這個道理。

治心、治身、治口的問題，都不是藥物所能解決的問題。必須要以禮貌、恭敬來維繫正常的人際關係；以快樂、和順來調整剛烈的外表，把持柔和的內心；節制飲食，收斂話語則可以使人的外表端莊完美。

做到了以上各點，我們的心態就會謙和溫睦，舉止就會溫文爾雅，做事就會從容不迫，儀表就會器宇軒昂。

◆平靜是養生做事之本

平靜是養生做事之根本，安身立命應該從風平浪靜方面考慮，保持心中平靜和順，而不要從動盪不安考慮。雖然人人都不甘心碌碌無為，但注重平靜為第一原則，生活閱歷千變萬化，總是應該慢慢向平實處用功。「經平實處用功」和「風平浪靜」，這是處世哲學中的兩點重要原則。

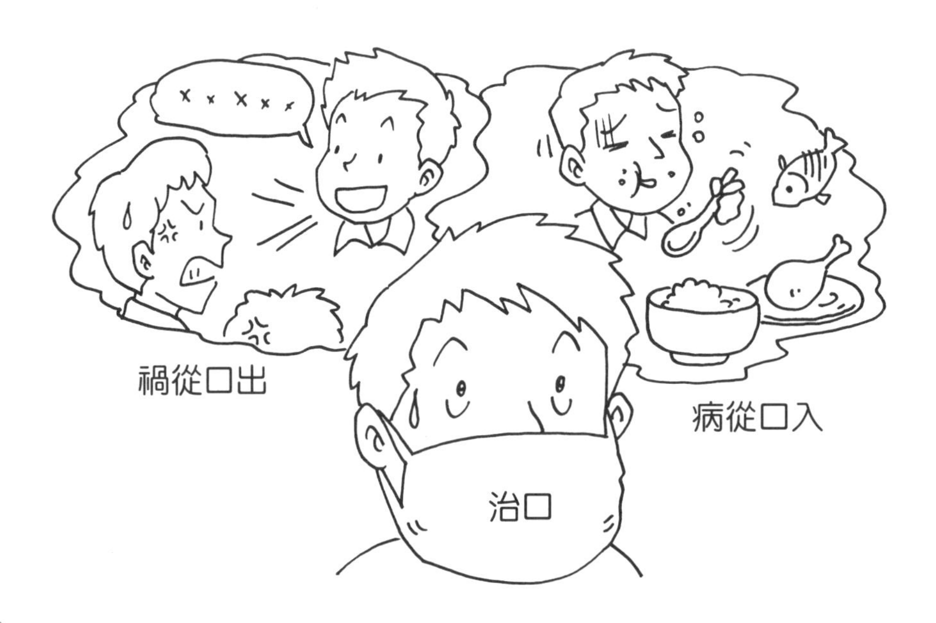

其實，人的養生方法是被逼出來的。人的疾病都是因為天賦的資質不厚，並且又百般憂愁摧殘動搖，加上歷年來抑鬱寡歡，為不平之事憤懣而致的折損。除了靜心安坐再也沒有更好的方法。能靜坐，那麼天下能做的事情，都可以做好。內心意志和意氣感情總是不能拆開的。心志稍有浮躁，那麼感情就會浮躁，意氣感情渙散，那麼心志也就渙散了。思想意志專注於某一方面，意氣感情自必為之轉移。如此，才能一直堅持下來了。這種「維持平靜」對養生處世有什麼益處呢？現代研究認為，平靜是養生之本，人一旦感受到不安、迷惑等不良的影響，本來做得到的事也會做不好。心理學家曾這樣論述過：

在我們平常清醒的時候，不論是在一塊窄窄的木板上還是在鐵軌上，我們都能毫無困難地走來走去，因為此時並不覺得有任何恐懼感存在。但是若把木板移到五層樓高的工地上或是在鐵橋的鐵軌上，就很少有人能輕鬆自如地走過去。因為我們人體所持有的平衡感、筋肉與運動神經的協調性在此時都因為四周危機所帶來的壓力而受到某種程度的破壞。但是如果換成一個不受任何情緒干擾的夢遊症患者，這些就與置於地面上的木板、鐵軌毫無兩樣，所以能毫不在乎地通過。

由上面的論述可見，假使能讓自己在干擾影響下盡可能的保持平靜，就能使行動的能力大為增強，堪當起文武功業的大任。

那麼怎樣才能具有「任憑風吹浪打，勝似閒庭信步」的大將風度呢？心理學家建議：每個人的內心都有一個平靜中心，從不受干擾，永遠保持靜止。如能尋找到這個內心靜點，就可定期地回到裡面去休息、靜養、恢復活力。而進入這個中心最好的方法是在想像中為自己建造一個心裡的小房間，隨你自己的喜愛在想像中將它建成簡潔、安謐、美麗的所在。每一個細節你都不要忽視，就好像真

的有這樣一個地方似的，緊張煩躁時就進去休整一下，效果會是很好的。

為了保持心情平靜，政客們各有絕招。過去林則徐是靠「制怒」條幅來克制，史達林則靠畫狼頭。在第二次世界大戰期間擔任羅斯福俄語翻譯的查理斯・波倫描述史達林在談判桌上的舉止時說：「他邊談邊用紅鉛筆隨意在紙上畫幾個狼頭，並且常常以體諒的態度停頓一下，讓翻譯能夠從容地進行翻譯。」

◆書畫怡情助長壽

眾所周知，《壽親養老書》是一部專為老人養生保健而編撰的專書，因此，對於老年人養生保健的特點有著十分詳盡的介紹。我們看到，書中專有「收畫」一節，說的是欣賞字畫對於健康的好處，書中舉了書法家王羲之與好友會於山陰蘭亭，陶淵明作《歸去來辭》，顧愷之、陸知微等人一生作畫、陶冶性情的故事，並乘機發出：「閱此可以療疾」的感嘆，意思是說，看一幅好畫可以助人恢復健康！並借韓子蒼題《太乙真人蓮葉圖》的一首詩來抒發畫中的情趣：

「太乙真人蓮葉舟，脫巾露髮寒颼颼。輕風為帆浪為楫，臥看玉宇浮中流。中流蕩漾翠綃舞，穩如龍驤萬斛舉。不是峰頭十丈花，世間那得葉如許。龍眠畫手老入神，尺素幻出真天人。恍然坐我水仙府，蒼煙萬頃波粼粼。玉堂學士今劉向，禁直苕嶢九天上。不須對此融心神，會植青藜夜相訪。」

這種在高雅情趣之中所產生的美好性情，大概只有用這首詩才能夠表達出來吧！

其實，在《壽親養老書》中提到的以鑒賞書畫作為養生手段的方法，很早以前就被人們廣為接受，人們普遍認為，鑒賞書畫可以陶冶性情，有利修養身心、致人長壽。古畫論中認為從中醫學的角度來看，書畫有如下幾個方面的原因：

1. 養氣助氣，疏筋活骨

書畫的繪製過程是氣力運行調攝的過程，如國畫，其畫法要求執筆時提肘懸腕，臂開足穩，不但要用指力與腕力，而且要用到臂力和腰力，即集諸多力道於筆端，剛柔共濟，蜿蜒盤旋，躍然紙上，這就使骨骼肌肉與關節得到良好的鍛鍊。與此同時，作畫者平心靜氣，聚精會神，意氣並用，排除雜念，這又與氣功、太極拳頗有相似之處，有調理臟腑、紓筋活血之功。正如周星蓮《臨池管見》載：「作書能養氣，亦能助氣。靜望作楷數十字或數百字，便覺矜躁俱平；若行草，任行草，任意揮灑至痛快淋漓之處，又覺靈心煥發。」由於養氣，溫經通絡，常會使人胃腸蠕動增加、消化液分泌增多，從而促進食物的消化吸收，因此對老年人來說，也是一種非常有益的養生活動。

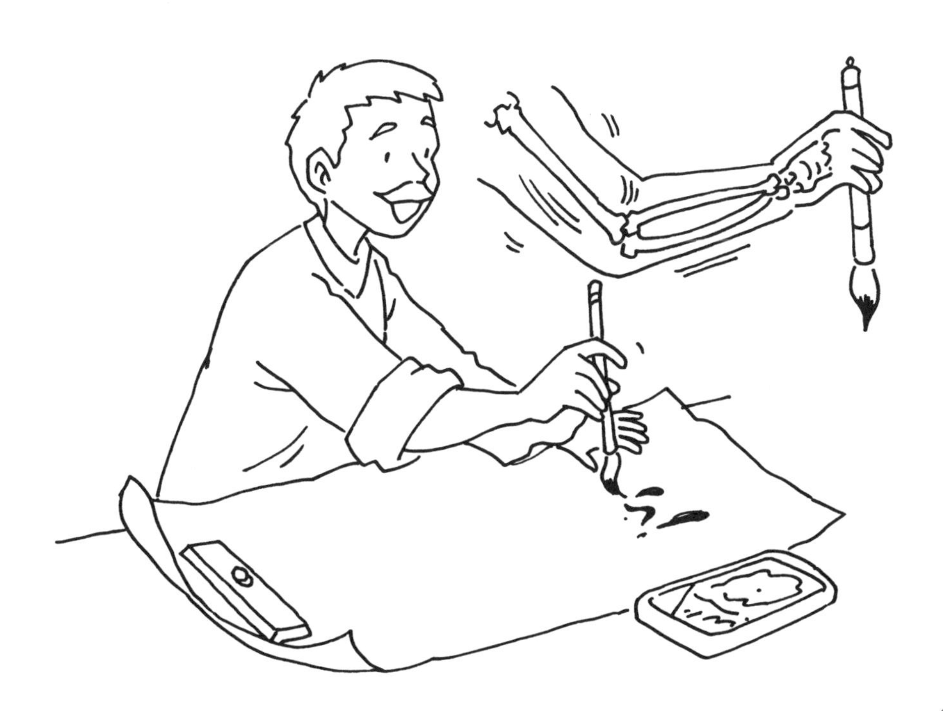

2. 移精變氣，心理暗示

書畫藝術有其獨特的高雅情趣和藝術魅力，給人以美的享受。由於作者傾注了切身感受，因此，在宣紙之上，濃淡深淺，相輔相成；湖光山色，引人入勝；翎毛花卉，多彩多姿；人物表情，栩栩如生，隨著想像－筆墨－形象－韻味的全過程，可使人達到「忘我」的境界。這就是中醫學所說的「移精變氣」的心理暗示療法。擺脫不良心理狀態的影響，轉移「興奮激素」，有效地調節大腦的興奮與抑制過程，進而消除疲勞，忘卻煩惱，以至減輕病痛。故不僅有益於健康人，且對某些病人的康復亦頗有幫助，有的醫院還把教病人揮毫寫書法、作畫作為重要的輔助治療手段而收到顯著效果。有關研究證明，書畫時由於抒發感情、寄託希望、愉悅身心，故能使身體各器官、系統的機能得到有益的發送和協調，代謝活動加強，體內一些活性物質的分泌量增加。這些活性物質包括某些酶、激素和乙醯膽鹼等等，具有調節血流量及神經傳導等作用，對身體健康有益。

3. 調息理氣，按摩內臟

書畫可透過調節呼吸而加強心血管功能。習書時的動作，不僅是各組肌肉、關節活動，而且要有節律的呼吸運動。特別是筆劃長短與呼吸的協調配合，能加強血液循環。例如，作長筆劃時深沉舒徐的呼吸使胸腔的容積增大，內部的負壓增高，靜脈回流加速，從而改善了血液循環，此外，橫膈肌的運動又可以給肝臟以有規律性的按摩作用，改善肝臟的功能。所以練書法還是預防心臟疾病及動脈硬化的有效方法。

當然，書畫的養生、保健功能只能是「潛移默化」，不能「立竿見影」。如果要親自臨習書畫，則應持之以恆，鍥而不舍，其美妙的養生之效便可慢慢發揮作用。每天定時、定量、全心全意地臨摹字帖，初覺其難，繼而將逐漸體會箇中三昧，一步一步地入了書法藝術的門徑，自然會產生興趣，甚至欲罷不能，此時身心有了寄託，胸中自然慢慢有了一團喜氣。當心中鬱悶時，便能使之解脫，而情緒激動時，又能令人頭腦冷靜。練字還可以引導各種怪僻性格朝向有利的方向轉化，如可以使急躁好動者安穩文靜，對於寡言抑鬱性格的人，透過習練書法對美的感覺，可以喚起其高雅的情趣，使之活躍起來；對於那些散漫貪玩的人，透過法度嚴謹、一絲不苟的書法學習，而激發其好學勤奮的精神，長此以往，人的精神生活得到調劑，身體也感到輕鬆了，自然有益於健康。

◆捨去欲望便安寧

想使自己健康長壽，就應樹立正確的人生觀、正確對待生活，做到「小利不貪，小患不避」，不斤斤計較個人得失，做到知足常樂。這樣就能保持穩定的情緒，使自己永遠處於歡樂之中。如果過分計較個人的得失，就常常會為一些私利而動輒發火，為一些雞毛蒜皮的小事而與人爭吵，長期如此，必然傷神損壽。

有人曾說：「人生減省一分，但超脫一分。」在人生旅程中，如果什麼事都減省一些，便能超越塵事的羈絆。一旦超脫塵世，精神會更空靈。簡言之，即一個人不要太貪心。減少交際應酬，可以避免不必要的糾紛；減少口舌，可以少受責難；減少判斷，可以減輕心理負擔；減少智慧，可以保全本真；不去減省而一味地增加的人，可謂作繭自縛。

人們無論做什麼事，均有不得不增加的傾向。其實，只要減省某些部分，大都能收到意想不到的效果。倘若這裡也想插一手，那裡也要兼顧，就不得不動腦筋，過度地使用智慧，容易產生奸邪欺詐。所以，只要凡事稍微減省些，便能回復本來的人性，即藏鋒而靜，返璞歸真。

所以，人千萬不要為欲望所驅使。心靈一旦為欲望侵蝕，就無法超脫紅塵，而為欲望所吞滅。只有降低欲望，在現實中追求人生目的，才會活得快樂。

據說，獵人有一種對付北極熊的方法，那就是利用北極熊嗜血的特點將裝有動物血的木盆，置於雪地之中，北極熊聞到血腥味就找到了這個木盆，牠會用舌頭融化覆蓋在動物血上的積雪，將積雪下的血凍一一舔食。然而，牠不知道，獵人早在那盆血凍裡埋裝了鋒利的匕首，匕首的刀尖向上，而熊的舌頭在雪地中已經變得麻木，久而久之，牠已經舔盡了血盆中的血，而牠的舌頭也已被匕首割破，流出了鮮血，但熊卻不自知，嗜血的本性使牠不斷地舔食在盆中的自己的血，直到自己因失血過多而死。

很多人就像這些愚蠢的笨熊一樣，自以為佔了別人的便宜、國家的便宜，其實，是在不知不覺中斷送了自己的寶貴的生命。所以古代人特別講究人生的修養，他們無論是從宗教中、哲學中，還是從古代的文化精髓中吸收人生的養分，總是不斷地總結那些失敗者的慘痛教訓，從而避免自己重蹈這些人的覆轍。所以，人是可以在不知不覺中墮落的，但人也是可以在不知不覺中變得崇高的，前提是我們不要喪失做人原則。

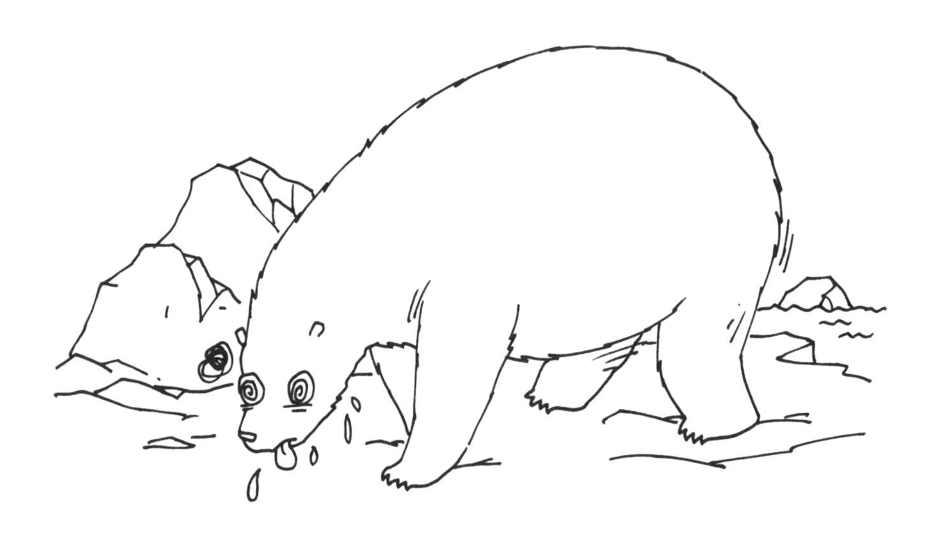

順應自然，順應個人的實際情況，這是心理養生保健的重要原則，也是保持積極人生觀不偏廢、不阻滯的前提。而中年人最容易犯的一個「毛病」就是主觀意識不符合客觀規律；為了使自己的才能得到充分發揮，達到更高的創造目標，常常使自己受損、故障、衰老的機體超負荷運轉。

「清心寡欲、知足常樂」並非不思進取、隨波逐流，而是要持續不懈地搏擊奮鬥、在奉獻給予中不奢望、不貪欲。私心過重、嗜欲不止、期望過高，往往會擾動神氣，破壞神氣的正常活動規律與寧靜。期望太高，欲望太重，會使緊張的心理狀態常存，也會使憂愁、悲傷、苦惱、思慮過長過多，導致傷神致病。紅眼病也好，妒嫉也好，很容易滋生無名之火，使得心境抑鬱，心情煩躁，進而產生強烈的情緒反應和一連串的錯誤行為。養生學家一致認為，它是心理上的腫瘤，是心理健康的大敵，我們務必警惕。

因此我們在日常生活中要以理收心、適性陶情、知足常樂、與人方便、不計較錢財得失、不與人爭角分之利。有一首「金錢歌」說的很富有哲理：「錢可買到房屋，但買不到家；可買到藥物，但買不到健康；可買到玩具，但買不到愉快；可買到書籍，但買不到智慧；可買到百貨，但買不到文化；可買到權勢，但買不到威望；可買到服從，但買不到忠誠；可買到虛榮；但買不到實學。」用這樣一種淡泊名利的態度去處理生活工作中的問題，就不會為無名煩惱所干擾，可以在平靜而滿足中度過自己有意義的一生。

第四章　提高身心修養

第一節：對於生命達觀一些

◆調理元氣、護養心性

有一句老話叫「中年需從容」。

中年是人生的金秋，充滿了卓然獨立並且令人信服的成熟，中年人多數是家庭及工作中的中堅力量，最艱苦、最繁重的勞動以及突擊任務、攻堅作戰總是與這些人為伍，很容易導致勞損過度、未老先衰。因此，中年人要學會休息、勞逸結合，善於忙裡偷閒，有張有弛，合理調劑自己的生活。要達成這一目的，有必要學會一套調理元氣、護養心性的方法。

自古以來，古人調理元氣、護養心性的方法是：身氣剛強的人，要用安靜加以柔和；思慮深沉的人，要用坦誠忠直作為要求；勇敢堅毅但過於兇暴的人，要用經常的訓導加以輔助，使其不越正軌；行為急躁的人，要加以節制；器量狹隘的人，要設法使其胸懷寬闊；品行卑下的人，貪圖小利，要用遠大的志向進行激發；才能低下、學識平庸的人，要用良師益友進行輔導；舉止輕浮、生活懶散、自暴自棄的人，要使之明白由此引起的禍患；單純樸實、誠懇忠厚的人，則要使這種品行符合禮樂，並引導其學會思考問題。凡是調理元氣，護養心性的方法，最直接的途徑是依禮而行，最關鍵的是得到好的老師，最能發揮神妙作用的是專心致志。

清代曾國藩早年在京城時，身體羸弱，又怕平生志向不得伸展，所以常常憂思過度，一天竟吐血數口，日記中遂痛加自責，說這是「大不孝」，表示以後「唯有節嗜欲、慎飲食、寡思慮而已」。

但說得容易做卻難。數日後，「『忿』、『欲』二念皆大動，竟不能止」，他擔心自己「成內傷之病。」連續多日，他翻閱老莊學說、理學家的傳記以及佛教典籍，希望從中找到解脫精神痛苦的美藥良方。

曾國藩後來認識到：一個人一生身敗始於心敗，因為身在外，心在內，最佳辦法是內心要明、要巧、要變、要閃、要讓。否則，就會身患內傷。一句話，養身從養心開始，根本要靠養心。曾國藩的養心法是典型的身心兼治，因為一個人一生以老、莊為法，可能會失去進取心，也很難有所成就，更不用說能成大事了。曾國藩主張磨難波折時要把心放得下，養得靈，不能因為自處困境而鬱鬱寡歡，那樣永遠不會有東山再起之日。

曾國藩對蘇東坡最為推崇，認為他是中國少有的榜樣。在官場

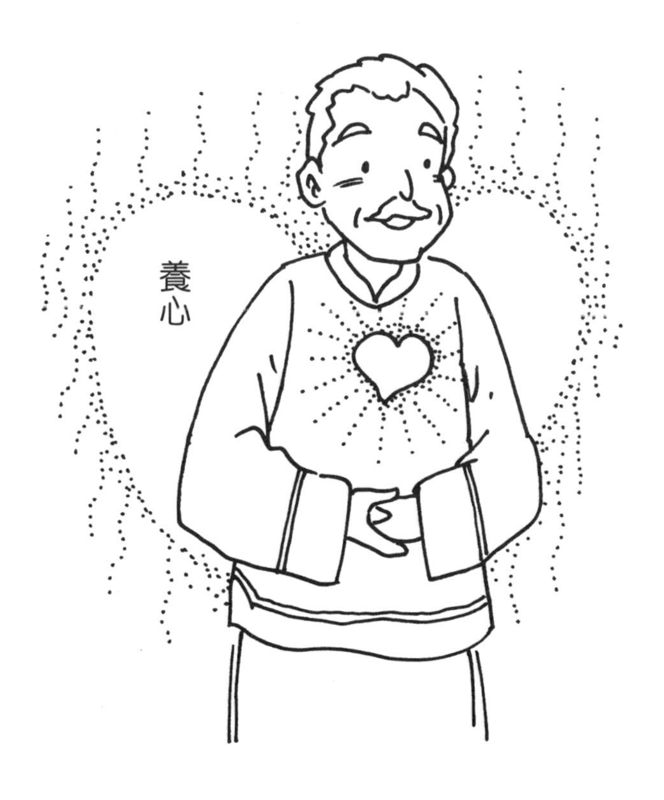

中打滾最不易，最易喪失本心與操守，其中也有一些「規矩」，這些規矩要獨運於心，在幕後遵守，一是不直言人短，二是知己悅人，即保持一團和氣最重要，三是要提防奸人搗亂。他最後說，蘇東坡犯了三大忌，幾次被貶，但可貴的是志向操守不改，能順應環境的變化而生存。

怎樣才能盡人事，終天年，死而無憾呢？莊子認為關鍵在於淡化功名利祿、物質欲望，進退出處、顯達富貴、福禍窮通一任於天。「人之所欲無窮，而物之可以足吾欲者有盡。美惡之辨戰乎中，而去取之擇交乎前，則可樂者少，而可悲者常多」。世人之所以樂少悲多，是因為他們拘泥於個人的福禍得失、汲汲於一己之富貴榮辱，不能超然物外。只有超然物外，隨緣自適，才能樂觀曠達，「無往而不樂」；「予之無所往而不樂者，蓋游於物之外也」，「勝固欣然，敗亦可喜。優哉遊哉，聊復爾耳」。

◆積極的情緒是妙方

人是一個極其複雜的有機體，既需要物質生活中飲食的滋養，又少不了精神生活中情緒的調節。尤其在社會文明高度發展的今天，情緒調適對人體所產生的作用，已顯得越來越重要了。

為了有效防治人體的身心疾病，一些醫院進行了這方面的試驗。他們對病人採用積極的情緒治療，讓病人更多地與家人在一起，甚至就在家裡治療。85%的肺炎病人都採用家庭式治療，只有15%的病人採用醫學教科書上的抗生素治療。也就是說，大部分人得了肺炎後醫院並不給他很多抗生素，85%的人只是依靠他們家人無微不至的照顧而使疾病痊癒。醫生開的處方可能全是維生素、飲水、休息一類的；或者給少量的抗生素。這讓人想起中醫說的「七分調理三分治」的道理。醫學家認為，運用積極的情緒是一副強而有力的藥方，它能夠幫助病人提高自己身體的抵抗力，消滅外來入侵的病菌，從而迅速恢復健康。

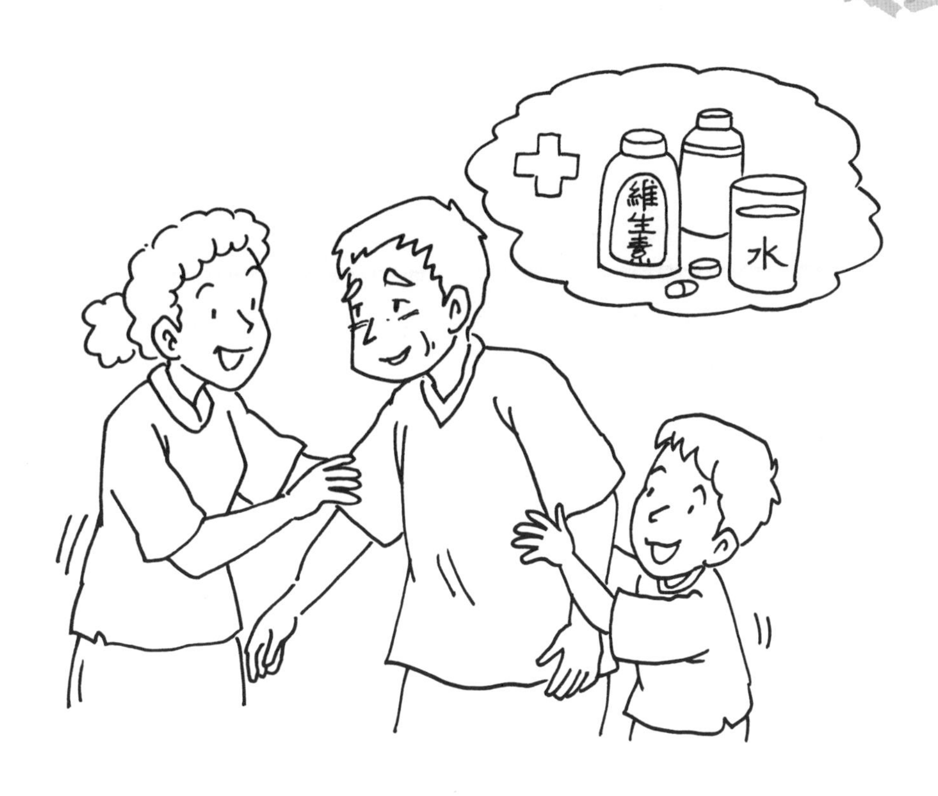

那麼如何調整人體的情緒呢？喜怒哀樂為人類感情生活中難以避免的重要內容，然而「喜怒不節則傷臟」，情緒的失控往往導致神經系統功能失調，嚴重的還由此引起整個機體功能的紊亂，從而導致百病叢生，早衰甚至短壽的後果。人有怒、喜、思、憂、恐「五志」，或喜，怒、憂、思、悲、恐、驚「七情」，其中五志又與五臟有著密切的聯繫，便是肝怒、心喜、脾思、肺憂、腎恐，凡是五志太過，對各自維繫的內臟將造成一定程度的危害。

就情緒調適的本意來說，關鍵在於預防保健，還在於它切切實實地增長壽命的作用。一個人如果經年累月地保持精神上的恬淡愉快，那麼這個人將注定是長壽的。

日常生活中，怒是較為常見的一種情緒。發怒不僅對肝臟氣血有所損傷外，當發怒時身體各部處於應急狀態，可使血壓驟升，血

液變稠，久而久之，易引起高血壓和冠心病；就胃部來說，怒可使胃液分泌增多，因此，經常發怒的人發生胃潰瘍的可能性比一般人多。

喜是一種有益於生理健康的情緒反應，只是不要大喜過度。喜時身體各部都會處於一種氣血流通、肌肉放鬆的鬆弛狀態，有利於消除神經緊張和身體疲勞。喜對心血管系統和消化系統的機能有調節作用。

思慮過度，因而神經系統功能失調導致失眠是平時常見的。影響到消化系統則使消化液分泌減少，食欲減退。「思則氣結」，氣結則對心血管系統極為不利。因此，老年人要多參加集體活動，多接觸社會，養成寬闊的胸懷，保持樂觀情緒，遇事不得鑽牛角尖。

悲憂能夠傷肺，長期處於憂鬱之中，不僅對肺不利，就是對於其他系統，如神經系統、消化系統，以及心、肝等臟器的正常功能，也能造成極大干擾。人在強烈悲哀時，心理平衡被破壞，神經系統對機體各臟器的調節功能降低，使心血管機能紊亂，胃腸功能減退。如果日久逐漸發展到病況變化，就會催人衰老死亡。驅除悲憂，要做到見多識廣，養成樂觀的人生態度，提高心理上的抗挫折能力，要淡泊寧靜，知足常樂。

「恐則氣下」，對腎的正常生理功能發揮，有著一定的影響，甚至還可擾亂神經系統而致人於死。因此說，人是很難經受得住恐懼的。對付恐懼的辦法最好是鎮定自如，冷靜地對待一切突然變化。

人生在世，不可能沒有七情六欲，否則也就不稱其為人了。對待七情六欲的正確方法是知足常樂，偶爾碰上喜極、哀極、怒極、樂極之事時，最好把它視作過眼雲煙，事過則忘，不要把它長時期的放在心裡，以致干擾和煎熬自己的靈府。否則，喜怒哀樂一有滯留，則對養生長壽帶來影響。

◆運動改變易感體質

運動最大的好處是能產生一種「天然嗎啡」——腦內啡，可以使你愉悅和興奮。

運動真的可以決定一個人的生活。當你承受著很大的壓力時，血液會從身體的表層向內回流，集中在身體的中心部位，在那兒產生壓力化學物質，使你的身體出現心跳加速、失眠和其他壓力徵兆。如果你在這時候運動，這些血液會被迫流回肌肉、皮膚和四肢。運動會把你的內臟不需要用到的能量轉移給你的手、腳。因此，在很痛快地慢跑過一陣子後，你就會感受到血流通暢的快感，它可以清除你體內的壓力荷爾蒙和化學物質，使它們不再累積壓力，從而產生愉悅和興奮。

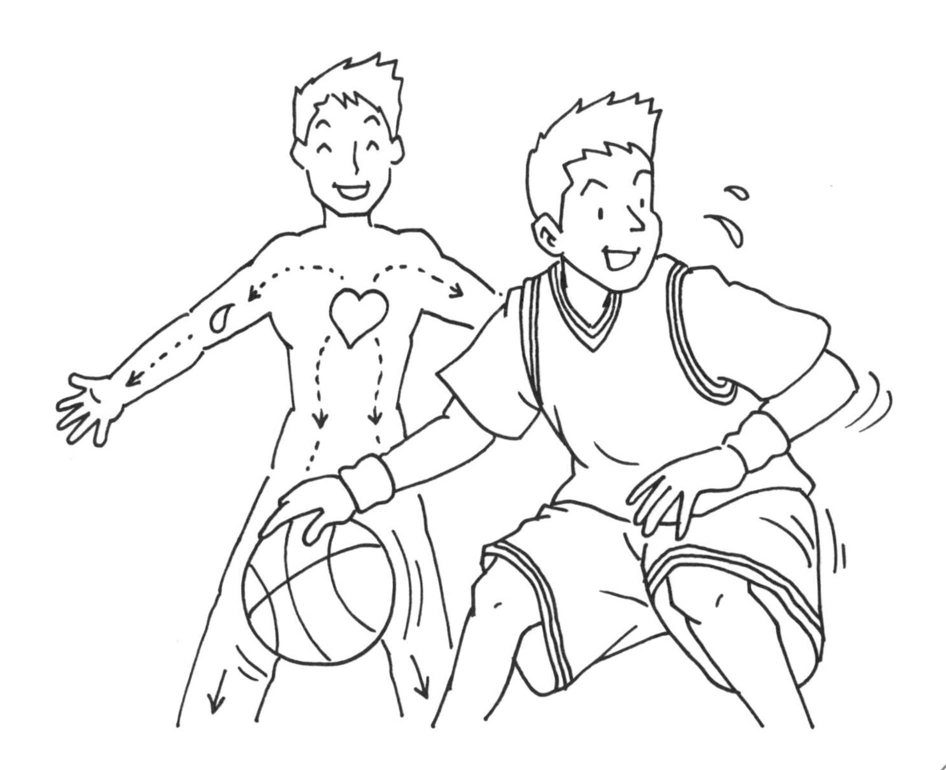

適度的有氧運動，對人腦有兩項重要功能：

第一，會促進頭腦產生腎上腺素，這種化學物質和神經傳遞功能有關。它們是會讓你感到「興奮」的神經傳遞物質。處於長期壓力下的人，腦中的腎上腺素含量相當低，但研究顯示，如果經常運動，很快就會使腦內的腎上腺素含量增加，進而改善你的情緒。

第二，運動會促使你的身體大量產生β腦內啡。β腦內啡是腦內啡的一種。腦內啡是胺基酸，也是神經傳遞物質，負責傳達腦內的資訊。但除此之外，它們還有另外一項功能：它們是體內的天然麻醉藥，可以壓抑疼痛感覺的傳送訊號，而達到減輕疼痛感的效果。它們也會刺激情緒，造成積極、自信的效果，因而克制壓力化學物質的沮喪效果。

若你曾在運動前和運動後細心地觀察自己情緒那麼你將確定你對這個世界的看法確實前後不同。在運動後，你的情緒雖然不會像喝酒或服用藥物後那般興奮，但你對這個世界的看法將會很清楚、積極，不會因為對自己缺乏信心而產生偏差的看法。你不會產生偏執的或懷疑的想法，並會深信自己有能力處理各種問題，因而挺身迎接挑戰。在思想上，你也會變得更有創意。

美國哲學家梭羅對運動提出這樣的看法：「我兩腿開始移動的那一刻，思想隨著起飛。」

美國耶魯大學曾經進行過一項實驗，研究經常運動對於心理健康的影響。參加者在實驗一開始時，先接受心理測驗，檢測他們的決策能力。然後，其中一半接受為期六個月的健身計畫，另外一半則沒有。六個月後，經常運動的這一組參加者的決策能力，比不運動的進步了百分之六十。

◆憂慮和悲觀使人得病

俄國生理學家巴甫洛夫講過：「憂愁、思慮和悲觀可以使人得病；積極愉快和堅強的意志、樂觀的情緒可以戰勝疾病，可以使人強壯和長壽。」此類例子不勝枚舉。

所以為保持健康，我們在日常生活中應該注意以下六個方面的消極情緒。

1. 忌暴怒。

暴怒是一種在外界因素刺激下產生的劇烈而暴發性的不良情緒反應。當一個人處在暴怒狀態下，首先受到影響的是神經系統的功能。這種情緒衝擊會使人的心理功能和抑制能力降低。進而會使人思維的廣闊性、深刻性、靈活性和反應準確性降低。甚至會使人精神錯亂，行為失常。其次，暴怒時對血壓的影響是特別明顯的。暴怒時往往會出現心血管機能紊亂、心律不整、高血壓。性格易於暴怒是造成血壓持續升高的直接原因。第三，暴怒時還會對其他內臟器官造成不良影響。如會加重或誘發肝病。我國古代醫學專著《素問・陰陽應象大論》中提出「怒傷肝」，就是這個道理。

2. 忌憂鬱。

憂鬱是一種心境灰暗、情緒低落、精神萎靡、自責自罪、消沉沮喪、憂心忡忡、反應遲鈍為主要表現的消極的心理狀態。情緒憂慮會使人的生理功能與心理功能水準下降，起初表現為疲乏無力、無精打采、失眠早醒，慢慢使人體的抵抗力降低，導致疾病。如身處長期的憂鬱情緒，可造成胃腸功能失調、潰瘍症等。婦女在長期憂鬱狀態下，可導致月經失調、痛經等婦科病。特別值得注意的是，身體不適，還會使情緒憂鬱者自疑自己患了某種不治之症，更會感到前途渺茫，悲觀厭世，形成惡性循環。

3. 忌恐懼。

恐懼是在可怕、危險的情況下而產生的畏懼和緊張的情緒反應。在恐懼情緒下，人的心理同生理都會發生很大的變化。強烈的或持續的恐懼對人體的健康是很大的影響。首先，恐懼會使人心跳加快、血壓升高、呼吸短促、身體冒冷汗、臉色蒼白、四肢無力，

最後導致種種疾病的發生。其次，恐懼還會使人的智力、思考判斷能力下降，使思維靈活和記憶準確性降低，以致行為失調。

4. 忌悲哀。

悲哀是一種因喪失所熱愛的事物和所盼望的東西幻滅而出現的一種傷心、哀痛的心理狀態。如親人去世、家遭劫難、前程毀失、升學失意等，都可能出現悲哀情緒。長時間的過度悲哀，對人體的健康是十分有害的。悲哀會使呼吸發生痙攣現象。人在高興時，呼吸每分鐘可達 17 次，而情緒悲傷時，每分鐘僅有 9 次。更值得注意的是，悲哀時，會使消化系統的活動受到抑制，導致消化系統疾病。這一點，在日常生活中，人們都曾體驗到：當情緒愉快、心情舒暢時，即使是粗茶淡飯，也吃得香甜。但在悲痛的時候，即使美味佳餚，也會感到索然無味。這就是悲哀情緒對胃腸消化功能的影響所致。因此，醫學界認為，潰瘍病的發生，是由於人在長期的哀痛情緒的折磨下，透過內分泌的仲介作用，使胃液分泌持續升高，造成充血的胃黏膜變得脆弱，從而發生胃及十二指腸內壁的糜爛病變。「無憂無慮，心寬體胖」就是這個道理。

5. 忌多疑。

多疑是人對客觀事物的懷疑缺乏根據的心理反應。多疑的人心理上經常處在不安、痛苦的狀態。多疑者常常容易患偏頭痛。這是由於敏感多疑這種不良情緒刺激而引起顱內動脈收縮，頭皮血管擴張而導致疾病發作。可以說，偏頭痛是多疑心理反應從生理上反映出來的一種轉換形式。經常處在多疑心理狀態的人，甚至發展成為部分思考活動障礙。如有的人懷疑自己患了嚴重的某種不治之症，雖然各科反覆詳細檢查，證明這類疾病不存在，但病人仍然堅信不疑，而且整天焦急如焚、憂愁哀歎，認為自己已經完了。長此以往，會使機體抵抗力隨之降低而導致病患滋生。

6. 忌焦慮。

焦慮是指人因客觀情況的刺激而表現出來的不安與擔心的心理

反應。過分焦慮是指在缺乏任何客觀根據的情況下而出現的過於嚴重的恐懼、不安和擔心。處於焦慮狀態的人，常常出現坐立不安、惶惶不可終日、飲食乏味、徹夜難眠，或出現心悸、多汗、四肢發涼、胃腸機能失調。焦慮還會引起交感神經的興奮，使心血管系統、消化系統、腎臟和腺體等活動起來，從而引起心跳加快、血壓增高、心律加速、呼吸加深等，還會產生不自主的震顫、尿頻，甚至暈厥、肌肉痙攣等症狀，嚴重影響人們的健康。

那麼，人們是否可以對消極情緒加以控制呢？回答應該是肯定的，只要具有正確的思想認識和堅強意志是完全能夠控制自己的情緒，如大家熟悉的居里夫人。正當居里夫婦志同道合在科學道路上繼續探索的時候，居里在一次偶然的交通事故中不幸被馬車的車輪撞傷身亡，這沉重的打擊使居里夫人陷入萬分悲痛之中，然而她戰勝了內心的悲哀，繼續攀登科學高峰，終於在 1911 年第二次榮獲

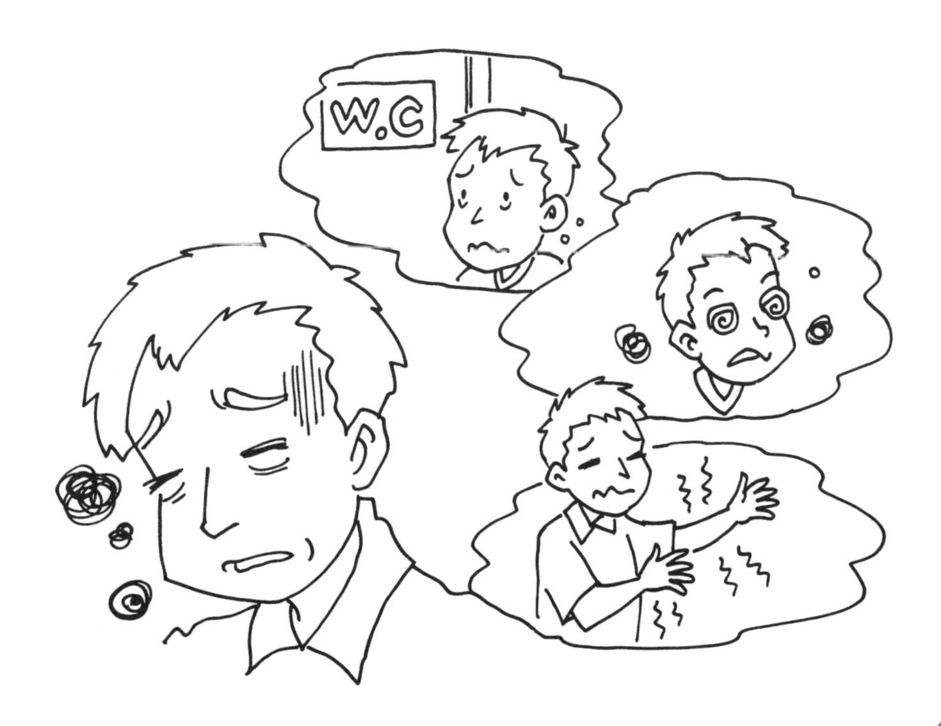

諾貝爾獎。

總之，對消極情緒的深入了解和理智控制，將有助於人們更主動、更有效地防治疾病，保障心身健康和益壽延年。

◆養生以不傷為本

中醫學提倡「養生以不傷為本」的原則。其具體保養精氣的方法是「養生之方，唾不及遠，行不疾步，耳不極聽，目不久視，坐不至久，臥不及疲，先寒而衣，先熱而解，不欲極饑而食，食不過飽，不欲極渴而飲，飲不過多，……不欲甚勞甚逸，……不欲多啖生冷，不欲飲酒當風，……冬不欲極溫，夏不欲窮涼」。強調「欲來神仙，唯當得至要，至要者在於保精行氣。」由此可知，保養精氣是古代養生法的重要法則。

如何才能不傷為本呢？

首先，要保持形體的運動和健壯，古人云：「坐如鐘，立如松」，即要維持人的基本狀態。所謂「坐如鐘」是指人的坐姿當如鐘入於案，不偏不倚。所謂「立如松」是指人體在站立時挺直軀幹，胸腔不受壓擠，內腔開闊，心臟能順利進行血液循環，肺臟便於進行氣體交換，胃腸有利於消化。對青少年來說，還有利於鍛鍊他們具有健美的形體。這裡所說的立松之姿，挺拔俊俏。人立如松，不僅有利於形體及循環、消化、呼吸方面的功能，還能調節全身肌肉運動，是鍛鍊肌肉骨骼最普遍、最簡便的方法。

其次，要保持精氣的充沛，古人云：「食不言，臥不語」。「食不言」，是說進食時不要說話。進食時，食物要通過咽喉而入於胃中，如果此時連吃帶說，食物很容易誤入氣管，輕者嗆咳，重者可造成氣管阻塞，甚至發生生命危險。所以，經常聽到家長告誡孩子：「吃飯不要說話」。

「臥不語」，是說睡臥時不可多言，古代醫書《千金要方》也說：「臥勿多言語」。這是因為人臥時，肺氣出入較難，肺主一身之氣，肺氣鬱則一身之緩，故久臥會傷氣，如臥時多言，言多也耗傷氣陰，會使人體之氣更傷。所以古人有「臥勿多言」、「臥不得疲」之說。

◆早晨喝杯淡鹽水，勝過醫生去洗腸

每日清晨喝一杯淡鹽水，能健腎固齒，眼目清亮。對於習慣性便祕者，則能促進腸胃蠕動，清除腸壁上存留的廢物，幫助排便，逐漸解除大便乾結、排泄困難之苦。對慢性咽喉炎或復發性口腔潰瘍，有消炎止痛、癒合瘡口之效，若持之以恆，可以斷根。由於食鹽含有礦物質和多種微量元素，清晨一杯淡鹽水，有益於清除和減少血管壁沉積的膽固醇、減少血液黏稠度和防止血栓的形成，並能調節血管的收縮功能，因此對高血壓、冠狀動脈心臟病和腦動脈硬

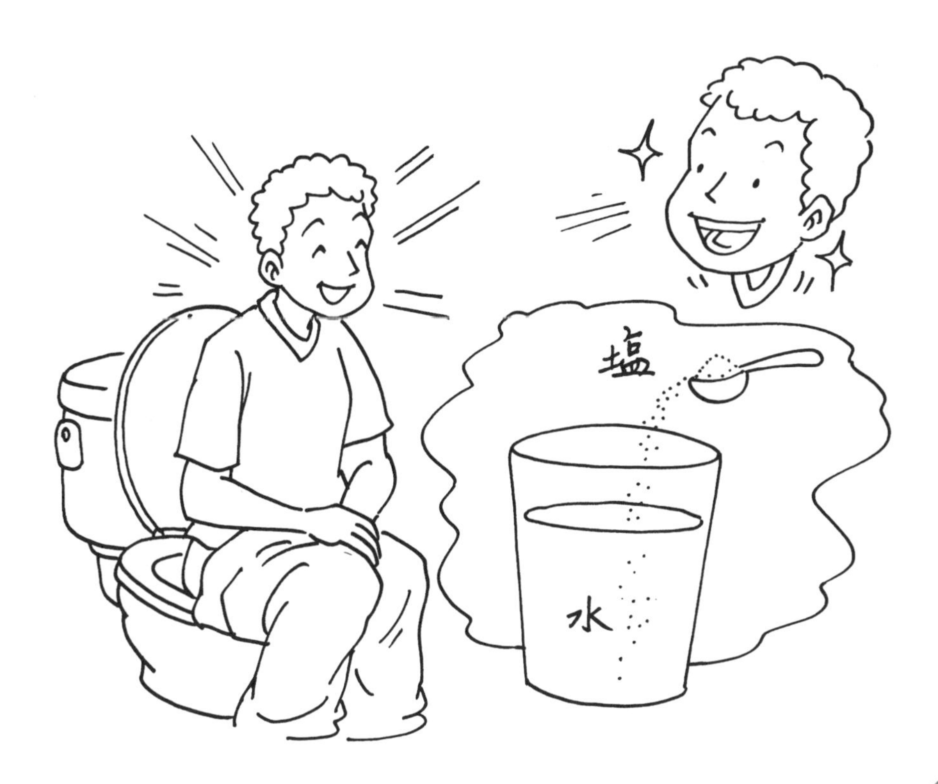

化者有益。

飲食的口味不應該過鹹，如果過鹹就會導致多病而折壽。我國古代很早就認識到，人體缺鹽會生病，但如果吃鹽過多，也有害。梁代名醫陶弘景曾研究我國人民吃鹽的多少與壽命長短的關係，他說：「西北方人不耐鹹而多壽，少病好顏色，東南方人食欲鹹而少壽多病。」意思是說，西北方的人飲食中鹽放得少，所以長壽少病，而且皮膚好。而東南方的人飲食中鹽放得多，所以多病少壽，而臉色不好。

從現代科學的角度來說，我們每天的食鹽量以不超過 6 克為宜。據統計，因高血壓引起老年人種種不幸的後果，甚至中風死亡者，其數字約佔疾病及死亡的第 4～5 位。長期食鹽過多會增加細胞外液量，引起水分瀦留，又增加心臟的勞累，令血管平滑肌內鈉與水量增加，使血管內阻力增加；鹽的排泄又要依靠腎臟，這樣長期累積下來可能導致腎性高血壓，可見古人所說：「食欲鹹而少壽

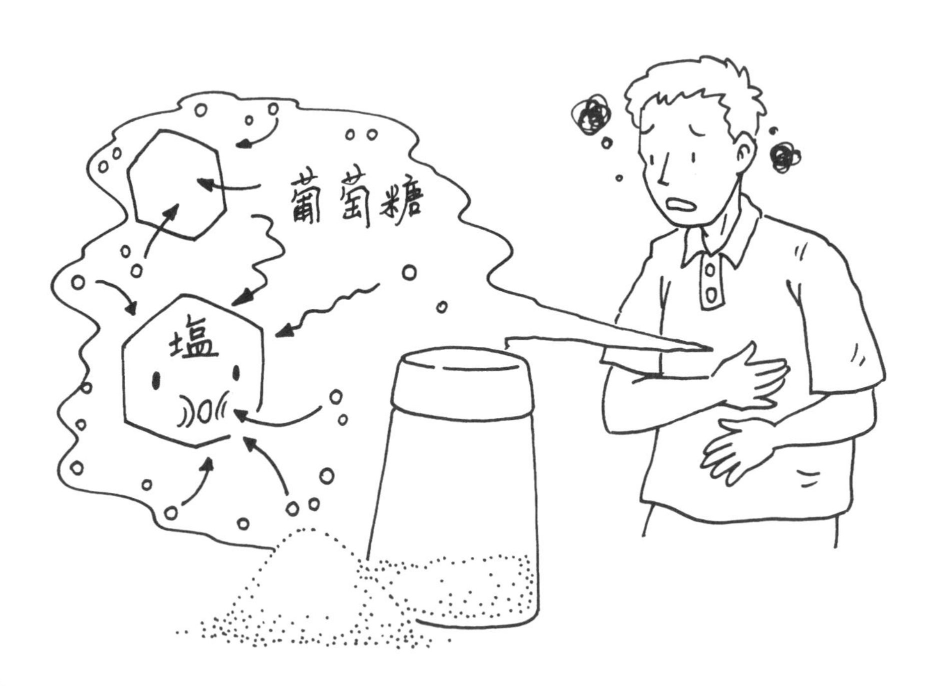

多病」並非無稽之談。因此，凡有水腫、高血壓、心力衰竭等病人，都要注意少吃鹽，有時甚至要忌鹽，健康人也應將食鹽量控制在正常量之內。

對於糖尿病患者，要節食也要節鹽。對於糖尿病的治療，限制其飲食是非常重要的，尤其是限制含糖量較高的食物，是醫生交代病人的普通常識。但是，對食鹽攝取量的限制，則很少引起人們的注意。現代研究證明，過多的鹽具有增強澱粉酶活性而促進澱粉消化和促進小腸吸收游離葡萄糖的作用，會導致血糖濃度增高而加重病情。所以說，糖尿病人不要過多地吃鹽。

◆從陰陽則生，逆陰陽則死

人體的健康也要靠規律的生活來維持。有規律的生活，能夠形成和鞏固大腦皮質在機體調節活動中的條件反射規律，促進人體生理活動的有張有弛、功能穩定、富有節律，從而保證了生理時鐘的正常運轉。我們生活中離不開吃飯、睡覺、運動、工作、學習，但只有按照人體內的節律高低而賦予它定時定量的涵義，才能保證體內的生理時鐘正常地、長期地運轉。況且生活規律能使人更好地與客觀環境相適應，體內的各種機能活動在條件反射下也更能協調和統一，這對保證健康長壽和提高工作學習效率可產生巨大作用。

《黃帝內經・上古天真論》中：「法於陰陽，可以長生」。意思是說，自然界天地的變化，形成了陰陽的規律，這個規律作為人一定要遵守，只有這樣才能夠達到長生的目的。

古人在認識機體內環境與外環境統一的基礎上，提出「法於陰陽」，這對我們啟發很大。飲食方面，人們夏季應注意少吃辛辣，多吃青菜、水果等清涼滋潤的食物。煮橘皮水喝可以化痰止咳，理氣和胃；茅根、蘆根沏水，或鴨梨、荸薺去皮煮水渴，可清熱、潤肺。風熱型的感冒可多飲蘆根水。胃腸消化能力差的，可多吃蘿蔔，以理氣、化痰、和胃。藥物方面，防風通聖丸是春天的良藥，

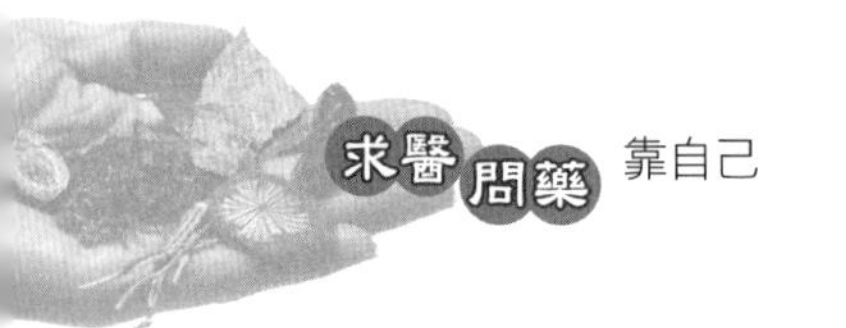

可用來「敗」火和預防感冒。這種藥還可以減肥，治療蕁痲疹。體質強壯的人服黃連上清丸，可清內火，禦外邪。

人生存在天地之間就要對四時氣候的變化加以適應。中醫學一向認為，對於自然界四時、月日的週期性變化，都應做到「人變應之」。因此，人的生命活動也表現相應的節律。如春天當陽氣生發之時，應晨起散步於庭院或外出旅遊，以快其意；夏季暑熱，應晚睡早起且不可納涼過度，食宜溫軟。夏至之後，宜服平補腎之藥，以助元氣；秋時轉涼，梨橘之類可以佐餐；冬冷嚴寒，宜早睡晚起，身居密屋，以避風寒。《黃帝內經》說：「以一日分為四時，朝為春、日中為夏、日入為秋，夜半為冬。」因此，人們要根據這種規律調節自己的起居作息。

從日常生活起居來講，注意避免賊風邪氣的侵襲，猝逢大風、暴雨、雷電、霧露、冰雹，宜入室閉戶，安心靜坐以避之。尤其是冬月大溫，夏月大涼，尤勿犯之，以免天行時氣之侵。

在飲食方面，食物不宜過冷過熱，因為「熱能傷骨，冷能傷肺」。冷熱取捨的標準是「熱勿灼唇，冷勿冰齒」。

在男女房事方面，古人說：「凡新沐、遠行、乏疲、飽食、醉酒、大喜、大悲、男女熱病未瘥、女子月血、新產者，皆不可合陰陽」。又需避忌「大風、大雨、大霧、大寒、大暑、雷電霹靂、天地晦冥、日月薄蝕」。

既然天地日月就有其運行的規律，人體氣血也有其固定的節律，要做到有規律不犯忌才是養生的根本。中醫藥理論中對有關日常禁忌的內容及有悖於養生之道的行為，有做出明確規定，使人嚴格遵守不致違反，這樣才能確保養生效果。

總之，善攝生者，須慎於忌諱，古人說：「無犯日月之忌，無失歲時之和」。擇其要者，一日、一月、一歲乃至終生皆有避忌，所謂「一日之忌者，暮無飽食，一月之忌者，暮無大醉，一歲之忌者，暮需遠內，終生之志者，常需護氣」，及「暮無燃燭行房」。

所謂「夜飽損一日之壽，夜醉損一月之壽，一接損一歲之壽」，要做到有規律不犯忌。

◆邪之所湊，其氣必虛

《黃帝內經》云：「邪之所湊，其氣必虛」。抵抗疾病的能力在於人體內部，只要努力增強體質，外來的致病因素就難以破壞人體的健康。當然，這也不是絕對的，有時外來的致病因素過於強大也可能使體質強壯的人患病，所以在加強自身免疫能力的同時也要注意避開惡劣的致病環境。

中醫認為，人體致病有兩方面的因素，一方面是外因，外因者多由於邪氣侵犯；一方面是內因，內因者多由於正氣不足，正氣不足者多是虛。我們知道，外因是透過內因而產生作用的。邪氣侵犯人體，多侵及人體之虛處。因為此處正氣不足，無力抗禦邪氣，所以《黃帝內經》有「邪之所湊，其氣必虛」之說。這句話的意思是說，疾病和邪氣所到的地方，人體的抵抗力必然虛弱。

在臨床上我們經常看到：身體某一處損傷後，易為毒邪外侵而形成癰腫；頭皮外傷血腫後，常可導致斑禿的發生，肺結核病人因肺氣虛常常患感冒；脾虛之人，每每飲食稍有不慎即腹瀉等等。這就說明了人體的內因在疾病發生過程中發揮很關鍵的作用，體健則不受邪，體虛則邪多傷人而發疾病。

因此，我們對於一年四季不同的風、寒、暑、濕、燥、火的氣候變化，要注意它們的規律性，做到有規律的預防，這樣才能保證人體的安康。

中醫學認為，風、寒、暑、濕、燥、火，在正常情況下稱「六氣」，是自然界四季下不同氣候的變化。人們在生活實踐中逐步認識了它的變化特點，形成一定的適應能力，所以正常的「六氣」不易致病。只有氣候異常，產生急驟變化或人體抵抗力下降時，「六氣」才會成為外界的致病因素侵犯人體而發病，此時的「六氣」就

稱為「六淫」，由「六淫」而產生的不正之氣又稱「六邪」。如何避免外界六邪及其他不正之氣的干擾呢？《素問・上古天真論》告誡我們：「虛邪賊風，避之有時」。

人們發現，一些體弱多病者應需要關照自己，素體多病者的身體素質常使他們悟到「巧者有餘，拙者不足」的道理，從而能夠自覺關照自己，善於以「巧」取勝。比如遇到氣候冷熱突變，則會「病身最覺風霜早」，能及時防範，他們這方面活得從容、仔細，從不麻痺大意。這樣，機體的能量代謝便相對緩慢，使有限的生命得以「細水長流」，有時反而是身體強壯的人不注意養生，由強變弱產生疾病。

當然，正強則邪弱，體實則病退，人體的抵抗力強大，那麼生病的可能性就會減少，反之，生病的可能性就會增加。從我國古代養生著作《黃帝內經》的敘述來看，古人認為，有了較高的思想境界、高尚的道德修養，就有了器度、是非標準，自然也明白了耳、目、鼻、口各應取捨什麼。行正氣者，目不極視，耳不極聽，口不嗜味，無私無畏，心地坦然，保持良好的心理狀態，生活規律，動靜適度。因此，這種人邪氣不能襲，百病不沾身；反之，行邪氣者，目貪五色，耳極五聲，口嗜五味，久而久之，就會影響身心健康，擾亂體內免疫系統，減低抗病能力，難免病魔纏身。

◆有胃氣則生，無胃氣則死

養生最重要的是什麼呢？中醫學認為，最重要的是保持正常的脾胃消化功能。中醫常說：「有胃氣則生，無胃氣則死。」這句話的意思是說，病人的病情再嚴重，只要正常的脾胃消化功能還存在，就有治癒的希望，否則，就很難有轉機。中醫認為，脾胃功能為人體的後天之本，肝腎功能為人體的先天之本。養生益壽，貴在補先天之精，益後天之氣，然而先天之精由稟賦而定，後天之氣才由水穀所化而來。因此歷代醫學家養生益壽，皆頗為重視強壯胃

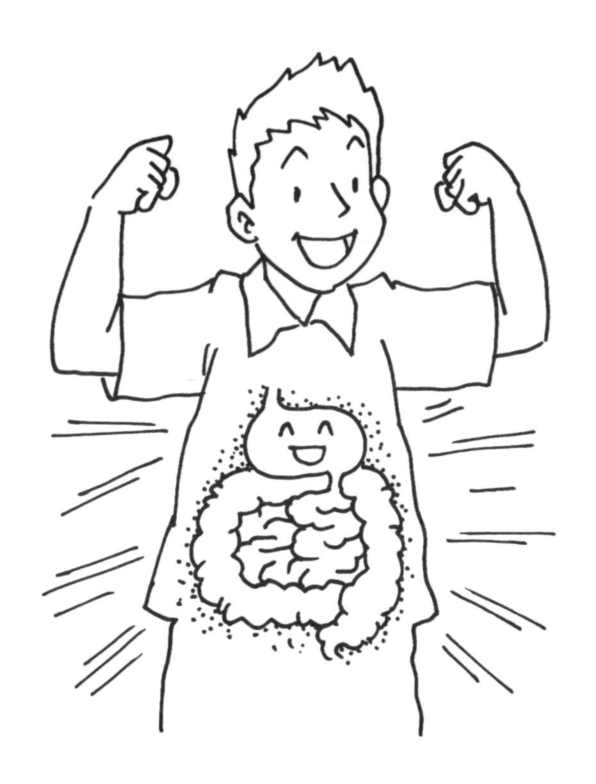

氣，誠所謂得胃氣者生，失胃氣者亡。而粥乃水穀所製，正得天下之地氣，穀氣入胃，推陳致新、健脾厚腸、益氣養血、滋陰生津。什麼時候病人能夠喝下一碗稀粥，就說明病人脾胃消化功能有所恢復，是好轉的表現。

而如果老人遇到不愉快的事情，大便次數常增多，則是因為老年脾胃功能虛弱的緣故，所以此時此刻應採用補脾胃的方法。因此，老年人千萬不要忽視腹瀉病症。

不僅如此，清代余師愚《疫疹一得・疫疹之症・胃熱不食》還有一句名言：「四時百病，胃氣為本」，意味著兩點：

其一，各種疾病多由脾胃虛弱而發生，李東垣所謂「內傷脾胃，百病由生」即這個意思。

其二，既病之後，胃氣的存亡強弱是治療能否取效的重要因素。因此，重視脾胃，保護胃氣，是中醫治療學的重要特色。

金代李東垣《脾胃論・脾胃勝衰論》云：「百病皆由脾胃衰而生。脾胃是元氣之本，元氣是健康之本，脾胃傷則元氣衰，元氣衰則生病」。按中醫理論，脾胃為後天之本，氣血生化之源。人體五臟六腑、四肢百骸都要依賴脾胃供給精微營養，才能維持正常的生理功能。這句話的意味深長啊！

◆酒能殺人，又能傷身

現代研究證明酒能興奮神經，增進血液循環，促進其他藥物藥力的發揮。含酒精 10%左右的酒類可以增加胃液、胃酸分泌，適量的酒，特別是水果酒可以減少心臟病的發作，但若多飲，則會出現急性酒精中毒，重則意識朦朧，說話不清，或呈木僵狀態，甚則因呼吸及循環中樞麻痺而造成心跳呼吸停止。而長期嗜酒，也會造成慢性酒精中毒，可抑制人體消化液分泌或引起腸胃慢性發炎，並可引起中毒性肝硬化、誘發多種惡性腫瘤的發生，此外酒醉後還會對精子、卵子造成損害，從而影響到後代的智力和健康。

中醫指出，「酒客」病人不要食用甘甜食物。酒客，指平素嗜好喝酒的人，這些人由於長期飲酒不加節制。故常有烈酒客於體內，所以，中醫就把喜好喝酒的人稱為「酒客」。中醫認為，「酒客」的病人濕熱內盛，不要食用甘甜食物。若多吃甘甜食物如水果、甜點及甘味的中藥等，不僅病人的病勢不解，反而由於甘能助濕，酒客服用後會使濕熱更盛，壅滯於中，影響胃氣的和降，引起嘔吐。所以，過多的飲酒不但會傷害脾胃，而且會傷害人的壽命，導致人折壽。

◆既喝湯，又吃肉

曾幾何時，中國人把光喝湯不吃肉看成是滋補的一種好習慣，其實，這是十分錯誤的。一般來說，用肉燉湯或煮湯，鮮美可口，人人喜歡。但你可知道，肉煮湯後，肉與湯哪個營養好？

有人認為，用雞、鴨、魚、豬、牛、羊等肉類熬製的湯營養價值特別高，遠遠超過了煮在湯裡的肉塊。因而有些人專門棄肉光喝湯，其實，這是不科學的。即所謂「光喝湯，不吃肉」。

據營養學家分析，禽畜魚肉中含有較高的蛋白質，這些蛋白質營養價值高，含有豐富的組氨酸、賴氨酸、蛋氨酸、蘇氨酸等人體必需的氨基酸，因而動物性蛋白質的消化吸收率和生物學效價遠比植物性蛋白質佳。

肉類經一般燉煮烹調之後，由於水分減少，蛋白質、無機鹽、維生素含量相對增加，且味道鮮美，飽腹作用大。而肉湯汁中含氮浸出物僅佔 2%左右，其中包括肌凝蛋白質、肌肽、肌酸、肌肝、嘌呤鹼、氨基酸、筋蛋白、膠原等化合物，並含少量脂肪、無機鹽和維生素。從味道來說，湯比肉鮮美，但營養價值卻不及肉。因此，肉與湯，合理和科學的吃法是既吃肉又飲湯。

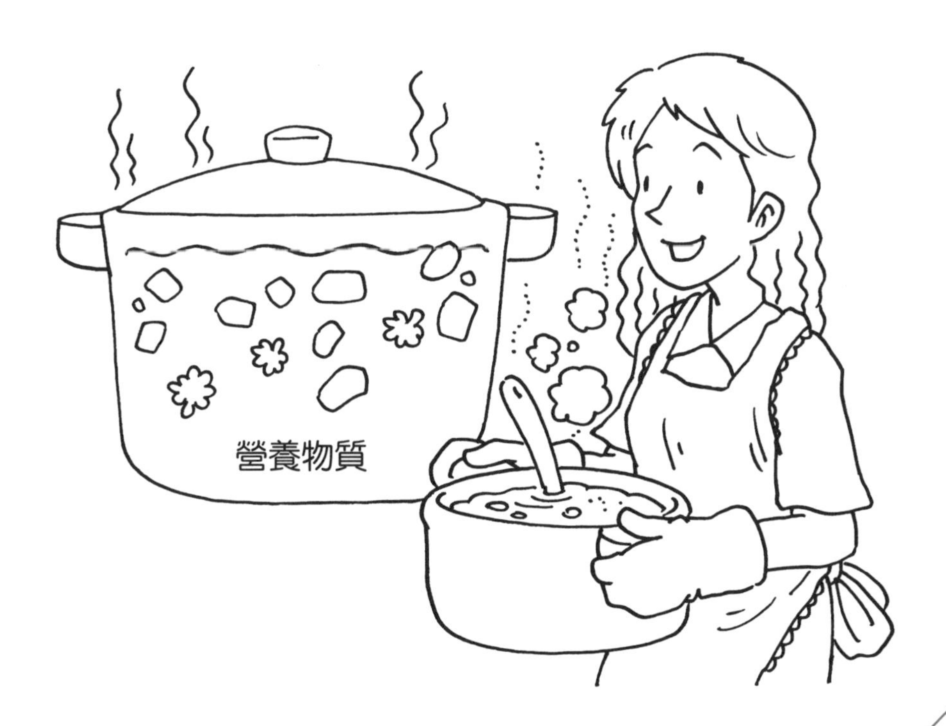

說到吃肉喝湯，這其中還大有講究呢。

先說喝湯，俗話說：「湯泡飯，嚼不爛。」夏季天氣炎熱，汗液分泌過多，因而人們常常口乾舌燥。甚至吃飯時難以下嚥。於是，不少人喜歡用湯泡飯或用茶泡飯吃，以為這樣做可解渴，又可解饑，而且吃起來方便快捷，容易下嚥。

其實，這是一種很不好的飲食習慣。

大家知道，我們吃進胃裡的食物，首先要在嘴裡咀嚼，進行初步「加工」。堅硬的牙齒，像巧妙的粉碎機，對食物又切又磨，把大塊的食物變成細小的顆粒；與此同時，唾液腺不斷地分泌出唾液，舌頭也不斷地攪拌食物，使食物和唾液充分混合，進一步變成漿狀物質而容易下嚥，且易為腸胃所吸收、分解。另外，食物經咀嚼後，與舌頭接觸，食物的好味道就會傳遞給腸胃，促進腸胃進一步消化。可見食物在口腔裡加以咀嚼是非常必要的步驟，是初步的消化。在整個消化過程中，這一道工序極為重要，是不可缺少的。食物只有透過咀嚼，進入腸胃後才有利於進一步充分消化，便於人體吸收食物中的營養物質。

吃湯泡飯實際上是取消了消化的第一道「工序」。「湯泡飯，嚼不爛」，意思是說，飯和湯混在一起，往往不等嚼爛，飯就滑到胃裡去了。這樣，食物未經充分咀嚼，就不能跟唾液充分混合，而且唾液的分泌也不多，分泌的唾液也被湯水沖淡；胃沒有得到舌傳來的消化資訊，功能也相對減弱，消化系統的各道工序就會混亂。長久下來，就會損害胃腸的功能，引起胃腸疾病。這樣，人體就得不到各種營養素，從而影響健康。

由此可見，吃湯泡飯是有害健康的。勸君最好不吃湯泡飯，也不要用開水或茶水泡飯食，而且不論吃什麼食物，都要注意細嚼慢嚥。

我們知道，食物中的營養成分常常由於食用不得法而造成浪費，像肉一類的食物，最好爛煮，而對於某些蔬菜水果中的營養則

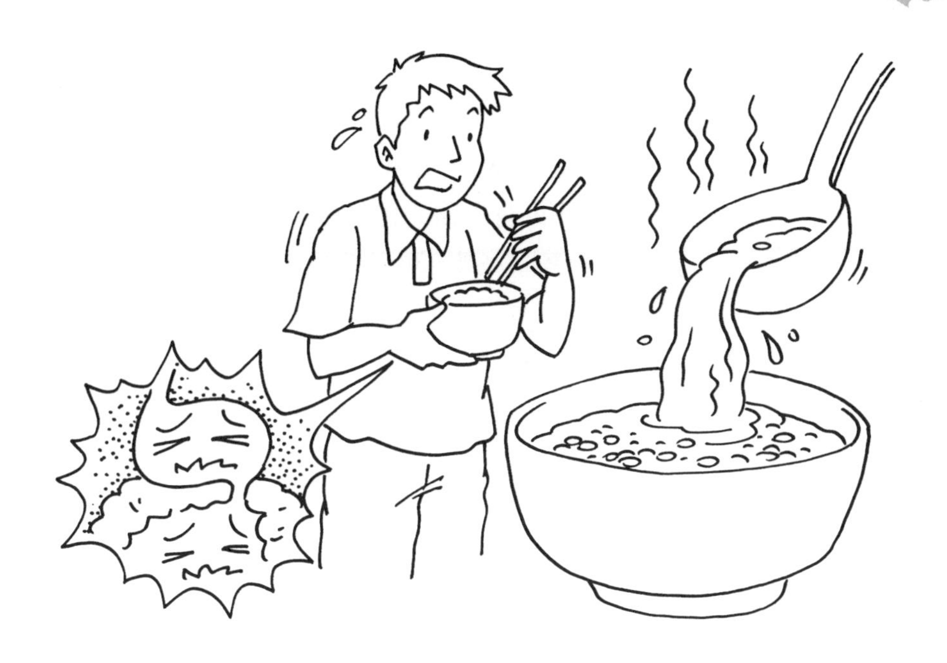

不宜熟食或不宜久煮。例如許多蔬菜瓜果是屬於生食的，方能保持其維生素及風味，但食前也必須洗淨。此外，在熟食上也要注意，一般的食物如一次吃不完，隔較長時間再食之前，應再煮熟。但不宜反覆多次煮，因為反覆煮後不僅其中許多營養成分會大大耗損，而且味道也會變差，不利於養生保健。

◆起居養生不可等閒

起居是日常生活中細小的事情，但從養生的角度來講，卻不可等閒視之。良好的生活習慣，規律的生活，對於一個人保持健康的體魄、充沛的精力都至關重要。因此，重視起居養生就顯得格外重要了。

一、久立傷骨

很多久立的人，往往腰痠背疼，特別是那些站立時間太久，又處於緊張狀態下的人，最易疲勞。站立，需要腰直骨堅，站立過

久，則腰疲骨傷。腰為腎之府，腎主骨，久立則易腰腎勞損，腎氣損則骨易弱，骨弱則更易傷，所以久立傷骨。因此，站立太久，要注意變換位置，如果不是迫不得已，則不要站立過久，以防傷骨。

這一防病常識對於從事站立工作的售貨員、服務員、交警等來說具有重要的意義。如果傷骨太過，可考慮採用下面養生祕方：

桃仁豬腎方，用核桃仁 30 克、豬腎 2 副切片用油炒熟，晚上睡前食適量，連食一週，可緩解症狀。神衰、失眠、多夢，可用核桃仁、黑芝麻、桑葉各 30 克，搗泥作丸，丸重 3 克，每次服 3 丸，日服 2 次，溫開水送服。治老年人腎虛腰痛。

二、久臥傷氣

中醫學認為，老年人每天以六至八小時睡眠為宜，過少固然不好，過多也無益處。古人說：「凡睡，至適可而止則神寧氣足大為有益，多睡則身體軟弱，志氣昏墜」。這是經驗談，有的老年人因為身體虛弱，以為睡得越多越好，其實是不對的。根據一般情況，老年人可以把睡眠時間分為兩段：晚上睡六小時左右，午飯後睡兩小時左右。春夏可「晚睡早起」，秋天可「早睡早起」，冬天可「早睡晚起」，這樣，便可使精神和身體一直處於最佳狀態。

三、久視傷血

中醫認為，心主血脈，神光（即視功能）由心所生。五臟六腑之精氣，須透過血的運載循經脈上行灌注於目，神光才能發生。目為心之使，心藏神。主精神意識活動，目能視物辨色，還必須由心神支配，所以眼的視覺功能與心關係密切。

勞瞻竭視暗耗心血，心神受傷，導致心司血脈功能的失職。血不循常道而灌注於目，這就是「久視傷血」的道理。「久視傷血」強調了勞瞻竭視是眼病的誘發因素之一。因此，為預防眼病的發生

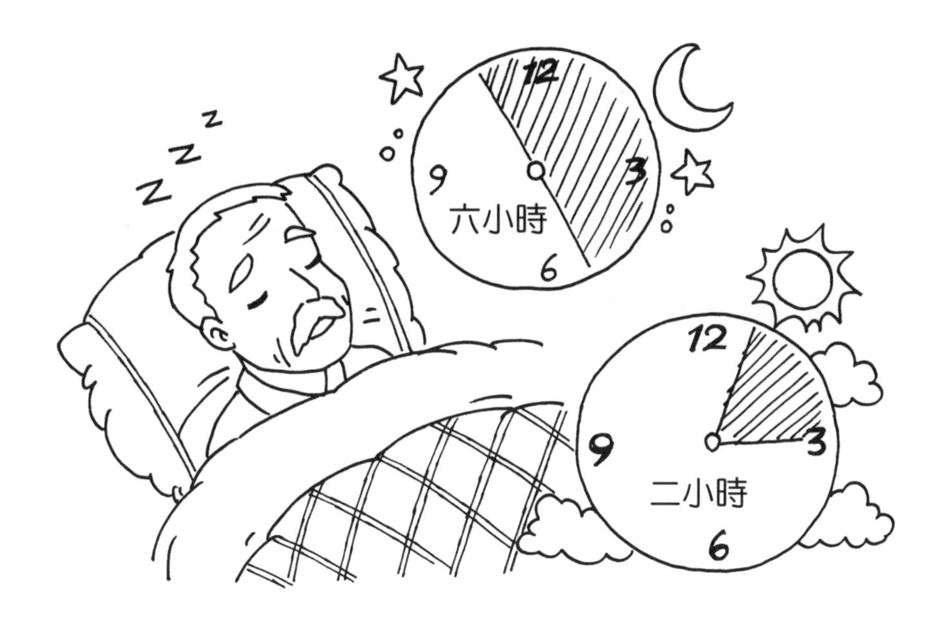

及症狀加重，應避免過用目力，這一點對於學生、知識份子、公務員具有重要意義，適當的休息以及加強營養是十分必要的。

如果傷血太過，可考慮採用下面養生祕方：

延齡煮散，用人參、熟地黃、茯神、益智仁、桑寄生、沉香、炙甘草、藿香，防風各等份。上藥共搗為散。每次服20克，水煎，空腹去滓溫服。能補益心腎，強定神志。主治心氣不足，心神失舍之神志不安，善忘多慮，喜歎息，寐不寧等症。

第五章　學會醫藥調理

第一節：預防是養生的第一步

◆關於治病的五句話

中醫對治病的智慧，可說是深不可測，但有三句話是養生者要記住的：

第一句話是：上醫治未病。

該語出自《黃帝內經》。治未病指在疾病發生之前即預防疾病，防患於未然，也包括在疾病發生時預防其進一步惡化的涵義。所以從這個角度上來說，能治好病人的病固然是高明醫生，但能防患於未然，不使疾病發生或不使其惡化的醫生則更高明。例如有的人易在春天發生自汗症，如果能給這種人服一種叫玉屏風散的中藥（由黃耆 30 克、白朮 5 克、防風 6 克組成）就可以加強皮膚的防疫能力，從而預防之，其原理與現代醫生注射防疫劑是一致的。

養生祕方：玉屏風顆粒，本品藥物組成為黃耆 30 克、白朮 5 克、防風 6 克。劑型為顆粒劑（沖劑）。每次服 1 袋，日服 2 次。溫開水送服。

具有益氣實衛的作用，適用於正氣不足，易患感冒之人。注意：1.平時注意加強體能鍛鍊，增強體質，提高抗病能力。2.適當進食山藥、百合等補益脾肺的食品。

第二句話是：小病不治，大治難醫。

這句話的意思是說，疾病初時不治療，釀成大病再治起來就困難了，這就提醒人們，在疾病的早期要及早診斷、及早治療，以防止疾病的發展和轉變。中醫經典《黃帝內經》就講了「邪風之至，疾病如風雨，故善治者治皮毛，其次治肌膚，其次治筋脈，其次治六腑，其次治五臟。治五臟者，半死半生。」這段話意思是說：邪風侵襲機體非常迅速，首先犯及皮表。這時病邪輕淺，故善治者治皮毛，在皮毛時易治，好的醫生應該抓住病在皮毛時的時機及早治療。其次是肌膚、筋脈，直至五臟。病至五臟，則病深亦重，治療就困難了，或許可治，或許喪命。

疾病的發展一般來講是由淺入深，由輕漸重的。如風濕熱，最早是侵襲關節，進而侵犯心臟，如果能在疾病初期治癒或控制疾病的發展，就不會患難醫的大病。這就告誡人們，不要延誤治療時機，有病早就醫。

第三句話是：治病必求其本。

此語出自《黃帝內經》，為中醫界常用習語。「本」是指疾病的根源及本質。一般治病應從疾病的現象探及病變的本質，不能被假的現象所迷惑，不可「頭痛醫頭，腳痛醫腳」，捨本而求末。從中醫來說就是要辯證審因而求治。曾有一個病人患病後高熱、口渴、面紅、目赤，煩躁得想把身體貼著冰涼的石板，想跳進冰冷的水裡去，許多大夫都診為熱病，吃了許多寒藥仍然不好，反而加重，後來來了一個高明的醫生，他仔細觀察發現病人口渴卻不想喝水，雖煩躁但有時又安靜異常，發熱卻手足心涼，因而斷定是真寒假熱的病症，他力排眾議，使用熱藥而奏效，由此可見「治病必求其本」，其說不謬。

第四句話是：三分在治，七分在養。

治病的關鍵在於調整機體內的抗病能力。有的人生病之後，完全依靠大夫用藥物治療，不注意自己的密切配合，因而往往收效不大。許多疾病，例如慢性肝炎，往往要求病人絕對臥床休養，加以調理，否則很難恢復。民間俗語：「三分在治，七分在養」，提醒

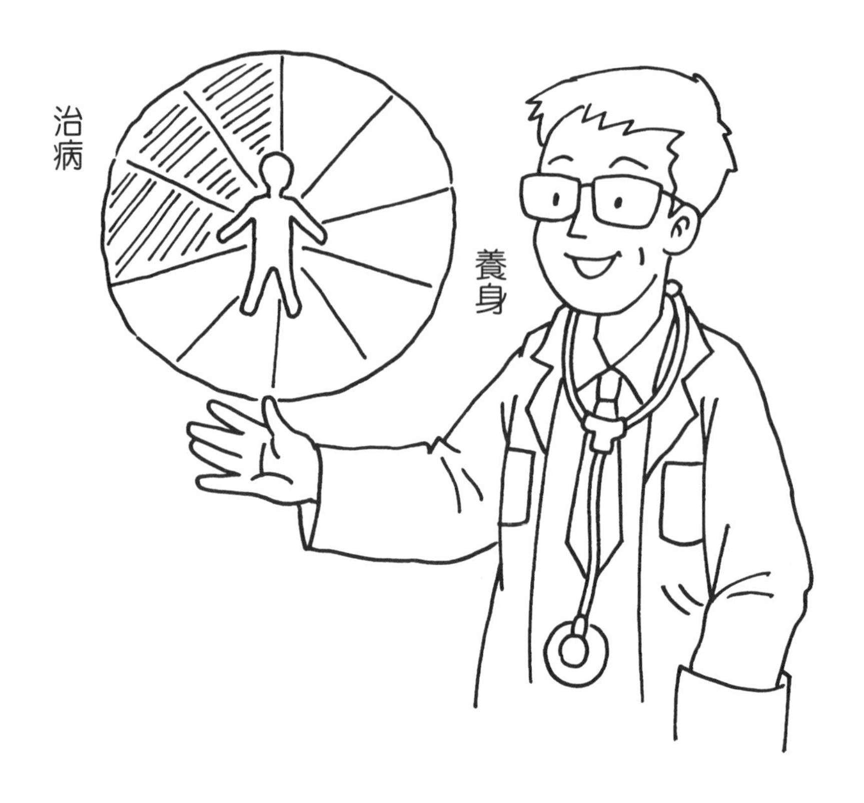

人們要注意以自己的飲食調養及精神上的愉快來配合。例如中年婦女在冬令常服一些滋腎養陰、補益營血的滋補藥，可有利於糾正體內陰陽平衡，減輕更年期症狀。

預防某些老年病的提早發生，以至延年益壽，可採用的藥方：生、熟地各12克，何首烏12克，山藥、枸杞子、當歸、白芍、女貞子、旱蓮草、玄參、炙龜板、天麥冬、阿膠（另烊）、白蒺藜、潼蒺藜各9克。如兼有胃寒、肢冷、舌質淡胖等陽虛症狀，可去玄參，另加仙茅、仙靈脾、菟絲子各9克。按上方配15劑，混合後製成藥膏。調治女子更年期，陰陽並補，效果較顯著。

因此，對某些慢性病人來說，調養比治療還重要。

這是因為藥物是透過患者的機體產生作用的，如果機體對藥物已經不發生反應了，那麼治療又有什麼意義呢？

第五句話是：「小病勿大養」。

此語出自《養生必讀》。意思是說，有的人由於各種原因，常常無病住院或者小病大養，這其實是對身體十分有害的。藥物本身是用來養生益體的，不是用來養病的，古代名醫張子和曾經指出：「養生與攻痾，本自不同」，「若人無病，粱肉而已；反其有病，當先誅伐有過。」另外，因為醫院裡住的是各種各樣的病人，在住院期間病人之間很容易形成交叉感染，在情緒及心理上也會相應地受到影響。在這種環境中沒有病的人會無形中受到感染，既不利於身心健康，又得不償失。

◆能抗老駐顏的中草藥

目前，美容化妝品已成為社會上暢銷的商品之一，尤其是以天然抗衰老中藥作為添加劑的美容化妝品，如人參當歸洗髮精、人參防皺霜、銀耳珍珠霜等，以其營養作用強，副作用小，延緩皮膚衰老效果較顯著而倍受消費者青睞。下面介紹一些古今常用的抗衰老中藥：

1. 珍珠

味甘鹹，性寒，入心、肝經。有潤膚解毒，收斂生機之功能，對於改善皮膚的衰老狀態有良效。含有多種氨基酸，製成乳劑被皮膚吸收後，可降低細胞內脂褐質含量，對皮膚產生營養、滋潤的作用。

2. 蜂王漿

味甘酸，性平。有滋補強壯，益肝健脾之功能。本品含有豐富的營養成分，可促進蛋白質合成，增進機體的新陳代謝，增強組織再生能力，因此多用於高級化妝品內，作為皮膚營養劑使用。

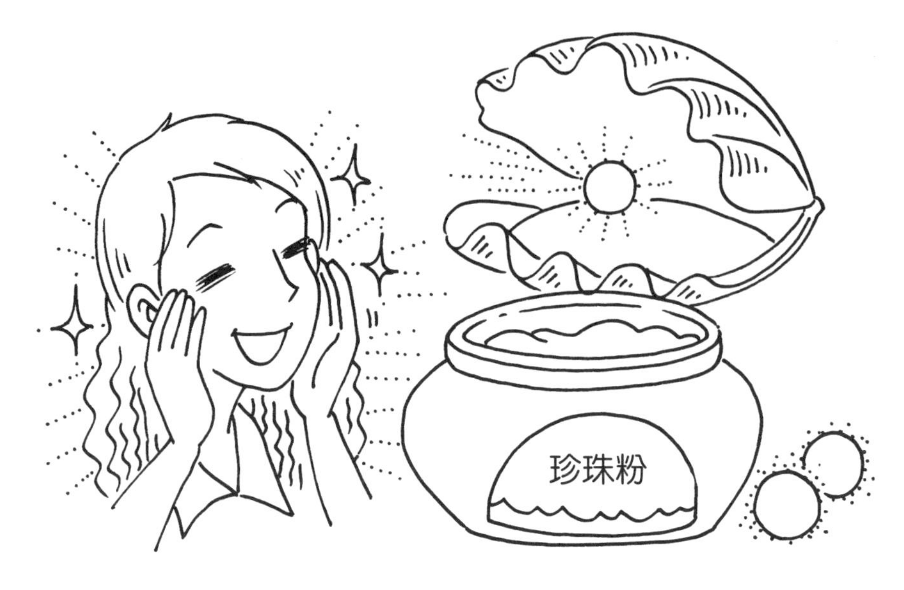

3. 何首烏

味苦澀，性平，入肝、腎、脾經。有養血祛風，強筋益髓，黑髮輕身之功能，可用於肝腎不足所致之鬚髮早白。何首烏能促進超氧化物歧化酶（SOD）的活性，明顯擴張血管，延緩細胞的衰老進程，故對影響美容的早衰現象能產生抑制、延緩的效果。

4. 人參

味甘微苦，微溫，入肺、脾經。有大補元氣、滋養化源之功能。對於因氣虛而面色不華、鬚髮不生者，有較好療效。人參能使皮膚微血管充血，加強皮膚血液循環，增強細胞活力，增進毛囊的營養供給及毛髮的延伸率，因此有較好的美容、生髮效果。

5. 三七

味甘微苦，性溫，入肝、胃、心經。有益氣補血、通脈行瘀之功能，對於因氣虛挾瘀引起的面部色素沉著，有一定療效。三七在高濃度情況下可擴張血管，降低微血管的通透性，抑制血小板聚集，故能產生改善面容，烏亮鬚髮的作用。

6. 當歸

味甘辛，性溫。有養血補血，祛瘀生新之功能，對於因血虛所致的面色不榮有較好療效。當歸能擴張機體外周血管，對抗紅血球膜質的過氧化作用，使紅血球不易被破壞。這可能就是當歸能夠恢復面部紅潤的機制之一。

7. 銀耳

味甘，性平，入肺、胃、腎經。有滋陰潤肺，益氣強精之功能。銀耳可促進體內蛋白質和核酸的合成代謝，增加皮膚細胞的活力。因此有較顯著的滋養皮膚的作用。

8. 川芎

味辛性溫，入肝、心包經。有理氣活血，祛風止痛之功能，為「香草」的一種。川芎對微循環系統有很好的調節作用，其水浸液對某些致病性皮膚真菌的活性有較強的抑制力。本品還有抗維生素 E 缺乏的作用，而人體內維生素 E 的缺乏恰是容貌早衰的原因之一。川芎還能抑制酪氨酸酶的活性，從而對黑斑、雀斑、老年斑能

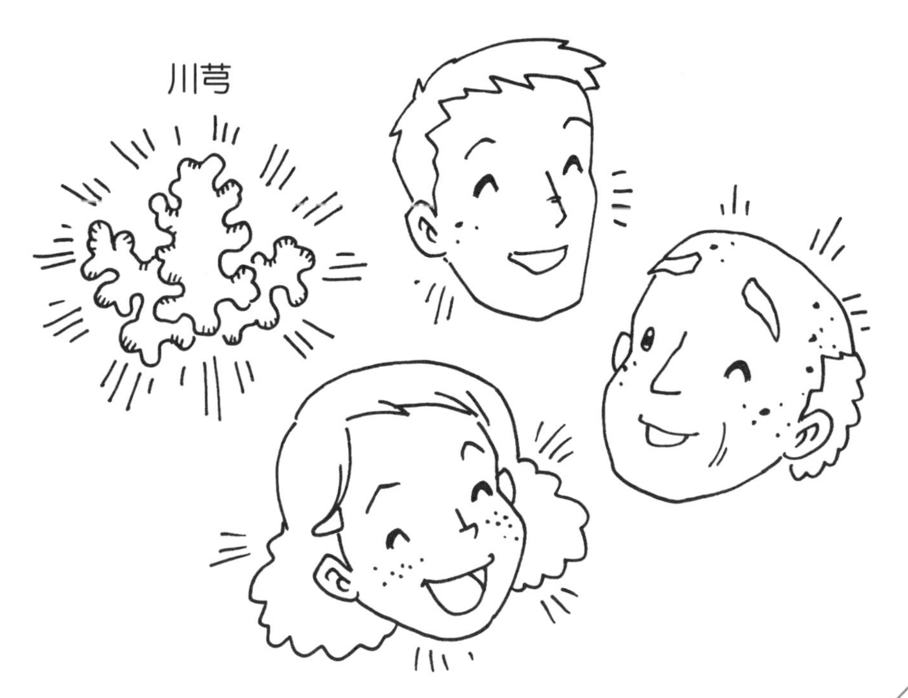

產生治療作用。

9. 杏仁

味苦，性溫，入肺、大腸經。有止咳平喘、祛痰潤腸，使皮膚肌肉潤澤滑利之功能，同時，推測它可能透過干擾結締組織結構蛋白肽鏈的交聯，從而產生延緩皮膚衰老的效果。

10.細辛

味苦，性溫，入心、肺、腎經。有祛風散寒，溫肺化飲之功能，可用於風寒外襲所致之面容無華。細辛含有揮發油和維生素A類物質，有維持肌膚彈性、改善微循環和抗炎抑菌的作用。

此外，蜂蜜、花粉、黃耆、百合、桃仁等，也具有滋養和潤滑皮膚、促進微血管擴張、增強皮膚細胞活力的作用。

◆養腎的三大方法

古代醫學認為：「腎為先天之本」。「腎」與人體的生長、發育、生殖、衰老及其他多種生理功能有著密不可分的關係。根據中醫藥原理，中老年人常見腰膝痠軟而痛、耳鳴耳聾、髮白早脫、牙齒鬆動、陽萎精少、健忘、喘咳、二便異常等多與腎衰有關。腰為腎之府，腎虛則腰膝痠軟；腎陽不足，不能生髓上盈腦海，故眩暈耳鳴、健忘失眠；腎主骨，其華在髮，腎虛則髮落齒搖；腎陽既衰，膀胱氣化失調，固攝無權，故夜尿頻多或餘瀝不盡；腎不納氣，則咳；陽氣虛衰，不能上榮於面，則枯槁憔悴。可見，腎氣的盛衰，與衰老、長壽的關係密切。故抗衰延年的有效方法就是合理保養腎氣。具體可透過以下三法：

1. 食物養腎

養腎食物很多，但最有效之物當屬動物腎臟。豬、羊、牛之腎臟均有養腎氣、益精髓之作用。腎虛腰痛、遺精、遺尿等症均可以食動物腎臟來補益。如羊腎甘溫，可補腎氣；豬腎鹹平，有助腎氣、利膀胱功能，對腎虛浮腫亦有效。

2. 藥物補腎

腎陰虛可常用六味地黃丸，其中的熟地黃、山茱萸、山藥、澤瀉、茯苓、丹皮等有補腎陰之效。肝腎陰虛，兩眼昏花，以六味地黃丸加枸杞、菊花湯。腎陽虛型可選用腎氣丸，即以六味地黃丸另加桂枝、附子。另外，人參、何首烏、黃耆、甘草、胎盤、蟲草等藥也有強身補腎、促進新陳代謝、提高機體免疫力的作用。

3. 節欲護腎

養腎就是養精，養精必須節欲。名醫張景岳說：「欲不可縱，縱則精竭，竭則真散。蓋精能生氣，氣能生神。故善養生者，必保其精。精盈則氣盛，氣盛則神全，神全則身健，身健則病少。」房勞過度，精氣外洩，易耗傷身體；節制房事，保養精氣，即能抗衰延年。但也不可過分抑制性欲，以免引起身體不適和心理不暢而影響身體健康。除上述外，還有養腎之法，如常按摩足底湧泉穴可疏肝明目，以補腎虧；常嚥唾液能滋養腎精、潤澤肌膚毛髮；多飲水可防津液耗損過度等等。總之，老年疾病及早衰多源於腎精虧虛，真元耗散，陽氣衰竭，故中老年人應注意保養腎氣。

第二節：滋補抗衰有學問

◆滋補不只是一種時髦

古代有句諺語：「人參殺人無過，大黃救人無功」，這裡說的「人參殺人」就是以補法治療實證造成的醫療事故。這類教訓，在我國古代不但受到醫學家的重視，也引起了普通人的警惕。

清代梁章鉅《浪跡叢談》中記載了兩次作者親見誤用人參而致禍的病例。其中一例是一位名叫伊雲林的醫生叮囑墨卿對其父親的病千萬不能用人參。但墨卿不聽，其父終成痼疾。有了慎用人參的經驗教訓，梁章鉅用起人參來也謹慎多了。

其實不只是實證不宜用補法，補法的運用包括兩個問題，一是

不同體質的藥補。體質不同，人們的日常表現也不一樣，既使是生病，採用的藥補方法也不同：

1. 皮膚黑瘦，面色暗晦的人

宜用川芎、丹參、紅花、薑、椒。兼有血虛者宜加補血之品（如熟地、當歸、人參、大棗、阿膠、何首烏等。注意心腦血管疾病、婦女生殖系統疾病。

2. 身體肥胖，多痰的人

宜少食高脂肪、高膽固醇、高熱量食品，忌甜食之物，宜食健脾助運之物（如白朮、秫米、扁豆、山藥等）。常按摩腹部，保持大便通暢，防止運動過少，注意心腦血管系統疾病、糖尿病等症。

3. 口乾咽燥舌紅的人

此類病人屬於燥紅體質，應多飲水、多食蔬菜、水果及涼酸養陰之品（如天麥冬、百合、玉竹、石斛、五味子等）。節欲保精、少酒、戒菸及辛香燥熱之品（如椒、薑等）。

4. 經常手足不溫，怕冷的人

此類病人應提高耐寒能力，食宜溫熱，忌寒涼，多食動物性食品（如羊肉、烏雞、紫河車、海狗腎、肉蓯蓉等）。加強營養。循序漸進，適度體能運動。

5. 經常感到氣短，疲倦，不願多動的人

此類病人需營養全面，可多食人參、黃耆、當歸、熟地、何首烏、大棗、阿膠等食物，運動鍛鍊，增強機體抵抗力。鍛鍊意志使之堅強自信。

有個時機問題，就是虛症也要選擇合適的藥品、合適的用量。另外有些身體極虛的病人是不可以一味猛補的，這樣對病人的身體反而有害。中醫學管這種情況叫作「虛不受補」。當大病初癒的病人回到家中，病人的親屬切記，這時病人體質極虛，用補藥千萬不可過量，否則將適得其反。即使是食補也一定要少量緩和地進行，不可一下子就用大魚大肉滋補，這樣病人的身體接受不了，病情可

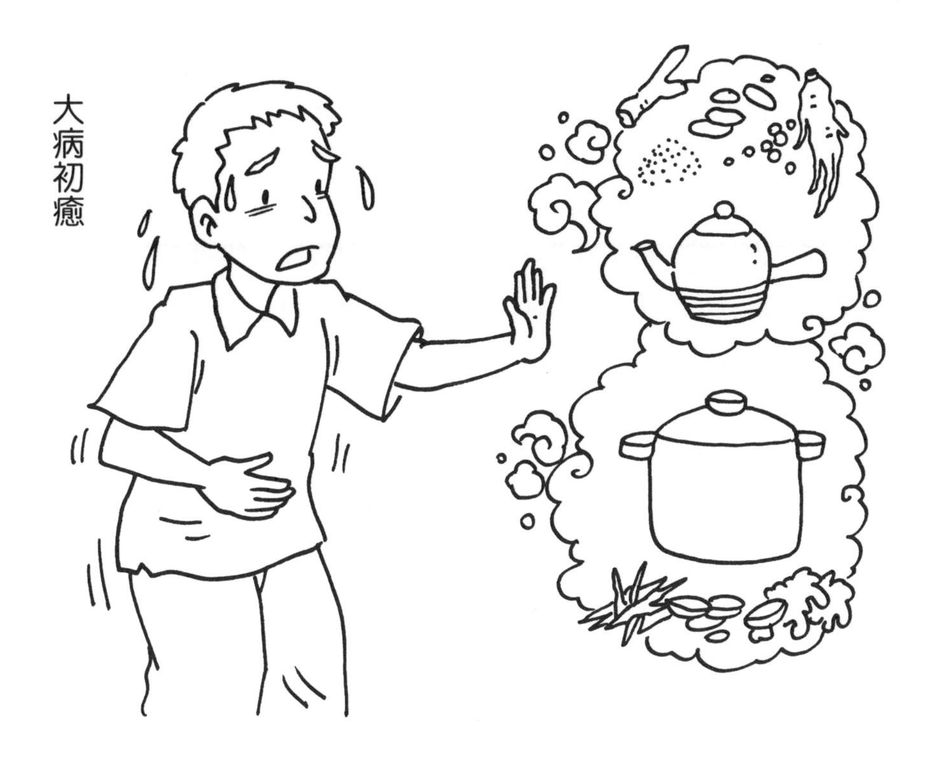

能會反覆，中醫學管這種情況叫「食復」。讀者看到這裡應該知道，補法不是只有益而無害的，只有適時適量才會取得滿意效果，千萬要注意嘍！

滋補不但是一種時髦，還是一門科學。要學會科學地滋補，就要深入了解滋補的概念、主要的作用、滋補的理由、補藥的種類，以及如何把握滋補的力道、節奏、年齡及時間，而對與這些相關的知識都要有簡要的了解。進補過程中存在的無病濫補、虛不受補、補不得法、補非所缺、補之太過、補之不足、明瀉實補等七大進補盲點，必須予以糾正，否則必將害人無窮。

1. 什麼是補藥

當人體內臟器官機能出現衰敗或者不足時，補藥就應運而生了。什麼是補藥呢？補藥是針對不足而言，它包括兩個方面的意義：一方面是指人體機能的不足，另一方面是指人體基本物質的不足。從傳統中醫養生的角度來看，所謂人體機能的不足，我們在認知上稱之為「陽不足」或「氣不足」，而所謂人體基本物質的不足，我們稱之為「陰不足」或「血不足」、「精不足」。正因為如此，補藥也具備了兩大功能，一方面調整和彌補功能的不足，另一方面補足或生化出更多的生命基本物質，前者稱為「補陽」或「補氣」，後者稱為「補陰」或「補血」。凡是具有以上兩種功效的，不論是單味的中藥，還是附方的中藥；無論是中藥的湯劑，還是藥膳的配方，我們都籠統地稱之為補藥。近年來，隨著生活水準的提高，補藥的系列中又增加了保健品、營養品、輔助類藥，甚至食物等新內容，它們進入人體之後，產生著各種各樣的滋補作用，為提高人體素質，改善人體狀況發揮了重要的作用。

2. 滋補的理由

時代越發展，人們對養生保健的要求越高，滋補的理由也就越充分。隨著人們年齡的增大、工作量的增加，以及人們生活節奏的加快，身體作為一架疲憊的機器，日漸磨損。而無論是飲食原因還是心理原因，無論是年齡原因還是遺傳原因，人們總是發現自己處在力不從心的狀態，由此生出許許多多滋補的理由：「最近我身體很累，需要補補……」、「最近工作壓力太大，頭髮掉得太多，需要滋補……」、「最近老感覺疲憊，各方面能力下降，需要滋補……」等等諸如此類的理由，都使人們選擇了同樣一件事——滋補。

3. 補藥的種類

既然選擇了滋補，就必須達到滋補的目的，然而，雖然同是滋補，內涵卻各有不同。舉例來說，冬天怕冷，夜尿多，需要滋補的是陽氣；而身體乾瘦，五心煩熱，需要滋補的是陰液；少氣乏力，懶得說話的人，需要滋補的是脾胃中氣；而遺精、陽萎的患者，需要滋補的是腎氣。所以，滋補從功效來分，有滋補陰、陽、氣、血的不同；從五臟來講，有補心、肝、脾、肺、腎的差異；從滋補的藥物來說，有動物藥、植物藥、礦物藥之分；從滋補的形式來看，有補酒、補湯、補茶、補粥等差別；而從滋補的載體來說，又有藥片、口服液、保健品等區別。所以，人們要滋補，首先要看自己缺的是什麼，然後再看最有效的補益方法是什麼，最後再確定選擇最恰當的滋補藥物，那麼補藥的道理也就了解一大半了。

4. 進補的力道

補藥既然是藥，作用必然有大小，從這個角度來說，作用大的補藥滋補的力道就大，作用小的補藥滋補的力道也小。我們怎樣判斷滋補力道的大小呢？在這裡，我們告訴你一個規律。植物藥的補性一般來說小於動物藥的補性，而動物藥的補性小於礦物藥的補性。單味藥的補性一般來說小於組方類的補性，而且作用也不如組方藥全面。就補藥的劑型而言，湯類補藥效用大於散類補藥，散類補藥大於丸類補藥。就補藥的栽培而言，人工栽培的補藥力道小於野生的藥物。就藥物的功效而言，人參大於黨參。

5. 進補的節奏

關於進補，有很多人想得很簡單，認為只要人體處於虛弱的狀態，補藥吃下去，總是會產生效果的，然而，這種說法在理論上有其合理之處，但卻與實際情況差之萬里。這是為什麼呢？我們知道，一個人產生虛損的時間有長有短，產生虛損的原因也各有不同，更何況人體對補藥的接受程度也有差異，而補藥本身從力道和途徑來看，都有不同。所以，進補尺度把握不好，不僅無益，反而有害。為此，我們認為，應該把握以下幾條進補的原則：

⑴ 所有補藥在進服之前都應先進行辯證分析，以分辨是否符合人的體質。

⑵ 進補的節奏一般都應遵循由小到大，由弱到強的規律，不可一開始就大補特補。

⑶ 所有的滋補幾乎都要透過腸胃來進行，所以，保持胃腸功能的良好狀態，是滋補的良好開端。

根據以往滋補的經驗，我們應懂得藥補不如食補，食補不如自補的道理，盡量透過飲食和自我機能的恢復，來達到滋補的目的。

對於那些虛不受補的人，應該經過一段時間的「底補」，然後再展開全面進補。

對於身體處於實證狀態的人，由於他們身體底子好，應該禁止亂補，特別要禁止快補，以免造成重大傷害。

滋補是一項複雜的工程，在一個滋補的處方或者是一批滋補的藥物中，應該配合那些助消化的、調和諸藥的、行氣的、化瘀的，甚至是清熱的藥物來共同發揮作用，而不能單用補藥取效。

外用滋補從臨床實驗來看效果甚微，如無特殊必要，應避免使用外用滋補法。對於某些滋補作用特別明顯的補藥或成分，一定要採取小量開始，逐漸加量，取效則止的原則，特別是像人參、鹿

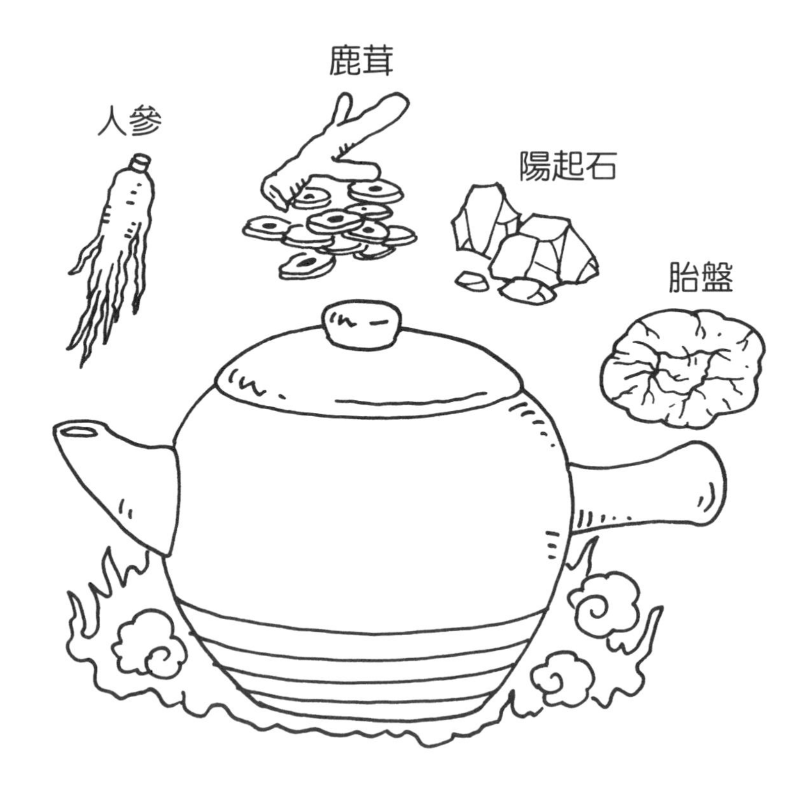

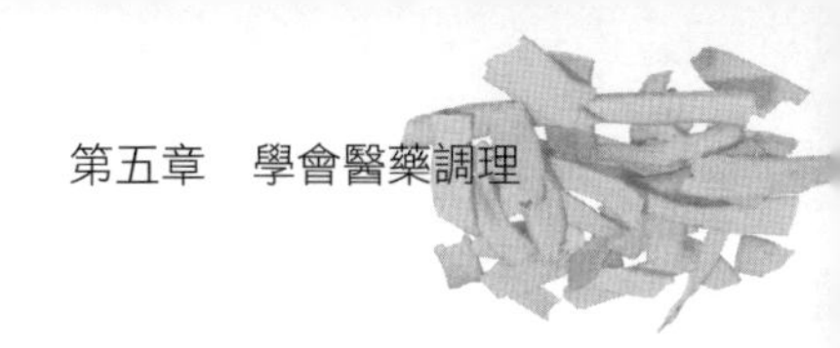

茸、陽起石、胎盤這樣的滋補品應該盡量控制服用。

◆說明進補的盲點

談到進補，許多人都以行家自居，也有的人以久補成良醫來作為自我吹噓的資本，但有時候進補的損害往往就在於似懂非懂之間。

虛弱症的藥補很複雜，雖然同是虛弱，但陰虛、陽虛、氣虛、血虛各有不同，必須根據症狀予以不同的藥補：

1. 常用的補陽藥

補陽者多由鹿茸、蛤蚧、冬蟲夏草、雄蠶蛾、仙茅、淫羊藿等組成，具有溫腎陽、益心陽、補脾陽之效，常用於畏寒肢冷、陽萎、遺精、泄瀉、痰咳等症。如果應用不當，有助火傷陰之弊。故陰虛體質或罹患溫熱病的患者，不宜服用此類藥。如果性功能低下的患者，盲目服用三鞭丸、頤和春等壯陽保健藥品，將使患者（濕熱型）久治不癒。

2. 常用的補陰藥

補陰者多由沙參、龜板、生地黃、麥門冬、枸杞子、女貞子、黑芝麻等組成，滋補肺陰、腎陰、肝陰等陰虛病症。常用於津少口渴、盜汗、遺精、乾咳少痰、五心煩熱等症，但是，應用不當，可導致痰濕內阻、腹脹食少、便溏等症。總之，陽虛病人或濕邪較重者，不宜服用此類藥。

3. 常見的補氣類藥

補氣者多由人參、黃耆、白朮、大棗、山藥等組成，具有補肺脾氣虛之功，常用於神疲乏力、少氣懶言、四肢痿軟、脫肛、久瀉、胃下垂、子宮脫垂、體虛多汗等症。應用不當，可導致腹悶、胸悶、食欲減退，所以，非氣虛之人不宜服此類。

4. 常見的補血藥

補血者多由何首烏、熟地黃、當歸、阿膠、白芍、桂圓肉等組成，具有補血、養血之效，常用於因陰血虧損而致的頭昏眼花、心

跳氣短、面色萎黃、四肢乏力及婦女月經不調等症。但是，此類較滋膩，應用不當，可致食欲不振、完穀不化、腹瀉等。所以，脾氣虛弱及濕熱中滿者不宜服此類。

5. 常用的補氣藥膳

以人參類製品為多見，如人參蜆精口服液（補益肺氣）、人參胡桃膏（補肺腎、定喘息）、人參精口服液（大補元氣、生津）、人參茶、人參口服液、人參蜂王漿（益氣、滋補強壯）；雙寶素口服液（由鮮蜂王漿與人參合製，滋補強壯）、三保嫩（由花粉、蜂王漿、蜂蜜配製，補氣生津，安神益智）、蜂乳等。

6. 常用的補血藥膳

有複方阿膠糖漿、紅棗赤豆羹、首烏粉、雙龍補膏、補益杞圓酒、乳鹿丸、當歸補血膏、首烏延壽片、參茸三七酒等。

7. 常用的補陰藥膳

有人參銀耳精、參鱉補精、桑椹子膏、冰糖燕窩、芝麻糊、龜齡膏、西洋參蜂王漿、洋參丸、西洋參桂鳳大補液（含西洋參、烏骨雞、桂圓肉）、龜板膠等。

8. 常用的補陽食品

有鹿茸精（酒）、三鞭酒、海龍蛤蚧精、冬蟲夏草酒、參耳鹿胎丸、參茸片、參茸補血酒、參茸多鞭酒、參耆鹿茸精、鹿茸膏、海馬酒、參茸貂鞭藥酒等。

在我們的周圍存在著過補和錯補的現象，如果出現下面情況，有必要加以糾正。

1. 補後煩躁

所謂補後煩躁，大多是由於過補壯陽補氣藥所導致。能導致補後煩躁的藥物有：鹿茸、人參、附子、胎盤、虎鞭、牛鞭、巴戟天、續斷等。調理的辦法是：減少或暫停以上藥物的服用，而改用滋補作用平和的冬蟲夏草、肉蓯蓉、蛤蚧等藥物，也可以稍微服用安神的藥物，如酸棗仁、天王補心丹等。

2. 補後鼻血

所謂補後鼻血，大多是由於進補了芳香、性燥藥物，而人體不能受用的緣故，能導致補後鼻血的藥物有：當歸、川芎、吳茱萸、肉桂、白花蛇等。調理的辦法是：減少或暫停以上藥物的服用，或服用一些平和、瀉火的藥物，例如知柏地黃丸、藿膽丸等。

3. 補後呆納

所謂補後呆納，大多是由於過度服用滋補肝腎的補陰藥而導致人體脾胃功能失常，能導致補後納呆的藥物有：生地黃、熟地黃、何首烏、黃精、淮山、白芍、阿膠、麥門冬、枸杞子等。調理的辦法是：減少或暫停以上藥物的服用，或服用一些健脾消食的藥，如保和丸、香砂六君子散等。

4. 補後上火

所謂補後上火，大多是由於藥性溫燥，而病人素質屬於陰虛所導致，能導致補後上火的藥物有：當歸、五加皮、蒼朮、肉桂、乾薑、貝母等。調理的辦法是：減少或暫停以上藥物的服用，或使用

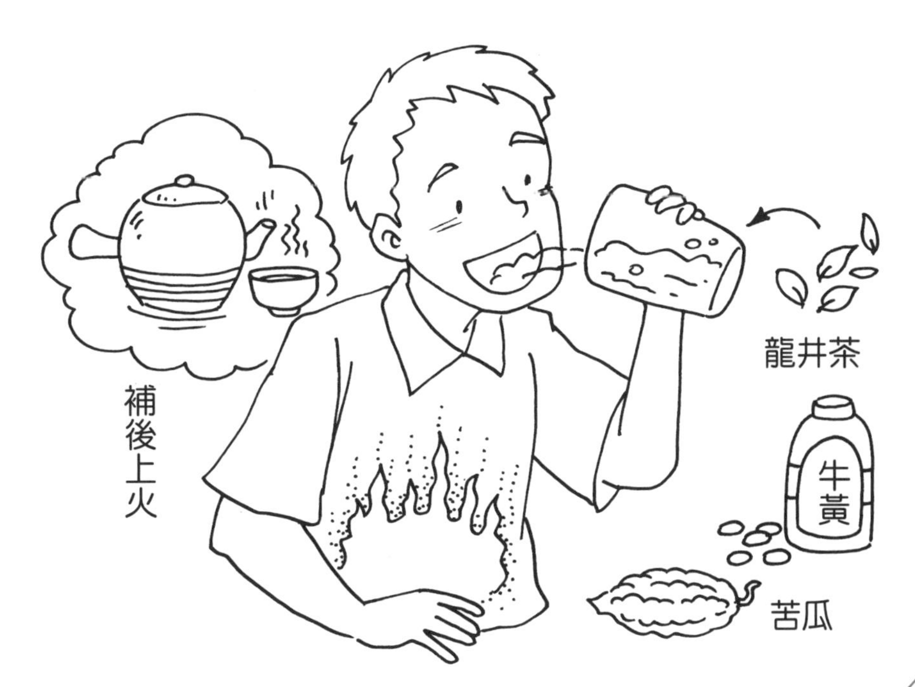

一些能夠瀉火的食物或藥物，如苦瓜、龍井茶、牛黃解毒丸等。

5. 補後腹瀉

所謂補後腹瀉有兩種情況，一種情況是由於藥物中滋陰成分過多，導致消化不良；另一種情況是由於進補的藥物中行氣成分較多，導致脾胃疏泄太過所致。導致前一種情況的藥物有：阿膠、地黃、黃精、淮山等藥物。後一種情況有：廣木香、香附、柴胡、陳皮、五靈脂等藥物。調理的辦法是：減少或暫停以上藥物的服用，也可以稍微進食一些粥類。

6. 補後大汗

所謂補後大汗，大多是補藥中發汗藥物太多、功力過大所致，導致這種情況產生的藥物有：紫蘇葉、羌活、獨活、肉桂、桂枝、艾葉等。調理的辦法是：減少或暫停以上藥物的服用，如補後汗出較多可用西洋參燉冰糖口服，也可進食涼粥以補充水分。

7. 補後失眠

所謂補後失眠，是由於進補了太多的補氣、補陽之興奮藥導致的一種症狀，導致這種情況產生的藥物有：黨參、人參、鹿茸、黃耆、當歸、巴戟天、補骨脂、肉桂、西洋參等。調理的辦法是：減少或暫停以上藥物的服用，同時也可以服用靈芝浸膏片或朱砂安神丸等藥物。

8. 補後月經紊亂

所謂補後月經紊亂，一方面是由於進補了大量血肉有情之品，特別是紫河車、羊肉、阿膠、附子、香附用藥過量導致人體月經紊亂，另一方面也可能是在服用調經藥物時使用了破血、行氣的峻藥，特別是乳香、沒藥、紅花、香附、三棱、莪朮等藥物所致。調理的辦法是：減少或暫停以上藥物的服用。

9. 補後性欲亢進

所謂補後性欲亢進，是由於服用了大量的壯陽藥所致，例如現代藥品偉哥及某些滋陰壯陽的藥物，或是像金匱腎氣丸、三寶雙喜、飛龍口服液等藥物中毒所致。調理的辦法是：減少或暫停以上藥物的服用，或者重用瀉火藥以消除弊端，常用藥物有：牛黃上清丸、龍膽瀉肝丸、丹梔逍遙散等。

◆滋補不是一時一刻的事

當今社會，由於濫補成風，以至於很多人都有這樣一個想法，好像補藥不吃白不吃，吃了總比不吃強。

按理說，虛弱的病人進行滋補治療，一定能獲得較好的效果，然而，在醫學上也有虛不受補的說法。這種情況往往見於病人長期虛弱，脾胃功能已經失去了攝取營養的功能，而人體的造血和生化器官也不能夠及時對藥物進行反應，這個時候，人體就好像燈油已盡，再無端的續火也是無益的。因此，對於那些喪失了吸收能力的病人首先應該恢復他的脾胃功能，只有這樣才能夠真正產生補虛的作用。

對於虛弱的病人，最重要的是辯證施補。辯證施補有兩個方面的意義：一個方面是辨別症狀，使用對症的補藥，另一個是根據需要，採取恰當的滋補形式。舉例來說，陰虛的病人給他吃六味地黃丸，有時顯效很慢，而且妨礙消化，而採用知柏地黃丸，則不僅能夠滋陰，還能瀉除虛火，這個補法就比單吃六味地黃丸來得好。又例如，一個人脾胃虛弱，如果單服黨參，頂多只能改善食欲，而藥勁不能持久，但如果將黨參與白朮、茯苓配伍，那麼就能產生健脾開胃的作用。又例如，當歸是用來調血的，若單用，其活血的意義大於補血，但如果將當歸與黃耆配合就不同了，補血的力量大增。所以，至今人們還將當歸、黃耆配成的補血湯當作婦科第一補藥。

會滋補的人往往補其所缺，而不會滋補的人往往補非所缺。曾經有一位病人長期月經不調，血色淡而經期長，這顯然是肝血不足所致，採用當歸補血湯或者是八珍湯治療效果很好，但有人給她送了一隻鹿茸，說是能補，結果鹿茸吃了不但病情絲毫沒有好轉，而

且出血量大，無法控制，病人幾乎面臨死亡的危險，這是為什麼呢？原來鹿茸是補陽的，而這位病人卻是血虛，單純補陽不僅不能生血，反而傷陰耗血，病情能不嚴重嗎？所以，服用補藥之前一定要了解自己最缺的是什麼。

長期進補的人都知道，滋補不是一時一刻的事，有時要經過長期的調理才能見效，這日子一長，補的節奏和力道就難以控制，有時候補之太過，就會發生變故，這一點是應該值得注意的。舉例來說，陽萎的病人適當服用壯陽藥是對症的，但長期服用有時會出現陽強的情況，甚至誘發性欲亢進，導致犯罪。又如陰虛的人，服用滋陰藥物是對症的，但服之太過，就會出現消化停滯，甚至出現腹瀉的情況，這都是要注意的。

有時候滋補者過於小心，藥力不到也是常常可以看到的。例如，陽虛的病人透過治療，病人不再害怕寒冷，這似乎是奏效了，但病人夜尿很多，又伴有腰痠，這就說明腎陽虛的病根還沒有去掉，需要繼續用藥。有時候，病人貧血，服用了補血的藥物，血紅素的數值正常了，但臉色尚未好轉，而且一停藥血紅素又下降了，這也說明補藥的力道太小，需要繼續用藥。

補與瀉自古以來就是相互矛盾，但如果不考慮瀉而光考慮補，這樣的滋補也是不能長久的。我們知道，最有名的滋補藥六味地黃丸中就是由三味補藥和三味瀉藥結合而成的，如果沒有三味瀉藥掃除障礙，那麼補藥的作用也不能夠發揮出來。比如說，一個病人素來陰虛，然而由於過服了滋陰藥，填塞了脾胃，導致消化功能失常、腹中脹悶、脾胃不舒，這個時候如果再去追加補藥，是絕對不行的，不如先採用瀉法，將脾胃中的積食消除乾淨，然後再逐漸進補，這樣補藥的作用就發揮出來了。所以，這樣的瀉法看似為了瀉，實則為了補。

常常有這種情形，正在進補階段的病人偶然得了傷風感冒，醫生在開了治療感冒的藥後還囑咐病人：在治療感冒的這一段時間內，先暫時停止進補，等感冒完全治癒再繼續服補藥。這是為什麼呢？

因為中醫學認為，感冒的病邪是透過皮膚毛孔進入到人體來的「表邪」，在治療時用汗法可以使邪氣從毛孔隨汗液一起排出體外。如果在外邪還在體內或者還未排盡的情況下就貿然採用補法，就堵塞了邪氣外排的道路，中醫學稱之為「閉門留寇」。邪氣不能外排則常常積於體內，加重病情，將出現高燒不退、頭痛加重、口渴欲飲，大便乾結等症狀。因此感冒時服用補藥是一大禁忌。

但是有些體質原來就很差的病人，他們得了感冒一般症狀似乎比較輕，幾乎很少發燒，但感冒次數多，比身體健康的人易於患病。這是因為他們身體太弱，「正不勝邪」造成的。對於這類「虛人感冒」，是可以在祛邪的同時，配合一些補藥的，如氣虛體質的人要加益氣的黨參、白朮、黃耆等；陽虛體質的人要加助陽的附

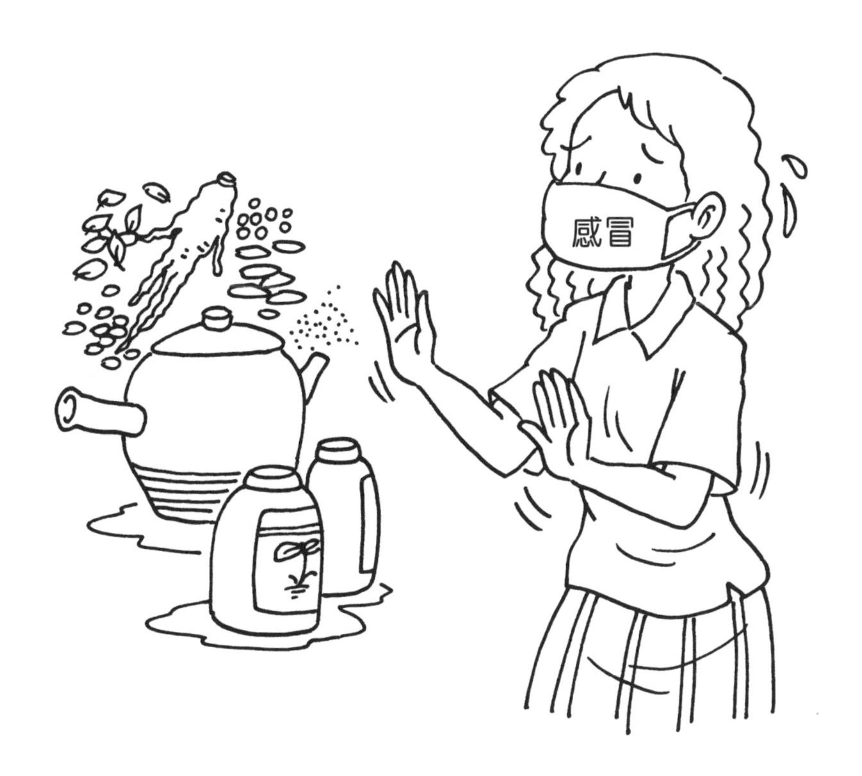

子、乾薑等；血虛體質的人要加補血的當歸、熟地、白芍等；陰虛體質的人要加養陰的麥冬、玉竹、沙參等。這種方法是汗法與補法的結合，叫作「扶正祛邪」，調動人體正氣以驅邪外出。

臨床醫生大都見過有些病人，總是感冒，反反覆覆，經久不癒。尤其是高齡老人和身體虛弱的人，他們除一般輕微的感冒症狀外，多有明顯的倦怠乏力、氣短，甚至懶於言談。這多半是氣虛感冒。對於這類病人除了在罹患感冒時予以益氣解表的治則治療外，平時就要經常給服一些益氣的藥，這樣不僅加強了體質，還可以預防感冒的發生。常用的處方有玉屏風散，其名即是是取建起一道屏風抵擋外邪侵入的意思，常用的補氣藥有黃耆、黨參、白朮等。補藥和補法在感冒過程中既為禁忌，在一定情況下又變為必需。你切不可馬虎從事，以免貽害身體。

◆常用的抗衰中藥

對於體弱有病的人，根據具體症情服用些「補藥」還是很必要的，是補其不足，又能幫助健身強體的作用。如氣虛的人常會有氣短無力、神疲聲低、動則即感疲勞、甚至喘促、容易出汗等況，用藥以補氣為主，常用中成藥有生脈飲、四君子丸、黃耆丸、補中益氣丸、人參健脾丸等；血虛的人常會有頭暈心慌、面色（白光）白、疲軟乏力等況，用藥以補血固氣為主，常用中成藥有十全大補丸、黃精丸、歸脾丸、人參養榮丸等；腎陰虛的人常會有頭暈耳鳴、口乾咽燥、面部升火、小便短赤、盜汗等況，用藥以滋陰補腎為主，常用中成藥有大造丸、大補陰丸、左歸丸、六味地黃丸等；腎陽虛的人常會有四肢不溫、形寒怕冷、大便溏薄、夜尿較頻，甚則陽萎早洩等況，用藥以補陰益腎為主，常用中成藥有十補丸、金匱腎氣丸、右歸丸、全鹿丸等。總之，要根據各人具體情況合理地選補，如果不講辯證，盲目地亂服補藥，認為多吃無害，或長時間服用，常常出現中毒症狀，如鼻衄、齒衄、煩躁不安、頭痛等，後果嚴重。

所以虛弱的病人進「補」之前（心補、食補、藥補），務必請教醫生辯證指導，才能根據各人心理狀態的好壞、體形的胖瘦、陰陽氣血虛弱的程度等況，針對性選擇「心補」，或是食補，或是藥補。還是選其中二種結合而補，或三種結合而補。這樣進「補」才不會造成「蠻補」。所以抗衰補藥要學會用，更要用好：

1. **人參**

最常用的滋補性中藥。《神農本草經》列人參為上品，稱其功能「補五臟，安精神，……明目開心益智，久服輕身延年。」現代醫學研究證明，人參主要含人參皂甙，其藥理作用有增強機體免疫功能、抵抗有害因素的損害、強心、抗疲勞、提高某些酶（如RNA多聚酶等）的活性，減少脂質過氧化物生成。

用法：①單味煎服，3～9 克；②研末口服，每日 0.5～1 克；③人參口服液，每支 10 毫（相當於生曬參 250 毫克），每日 1～2 支。

注意：人參雖性溫，但長期過量服用可出現頭痛、煩躁、失眠、食欲減退、口乾、鼻出血、血壓升高等症狀，醫學稱為「人參濫用綜合症」。凡實證、熱病均忌用。

2. **三七**

三七又稱田七，含皂甙，與人參皂甙相似。具有滋補強壯、抗衰老作用，三七皂甙能抑制脂質過氧化、提高腦組織 SOD 活性，降低腦組織和血液中的脂褐素含量。此外，三七尚有擴張冠狀動脈、減慢心律、減少心肌耗氧量、降壓、止血、抑制血小板聚集、降低血液黏稠度等作用。

用法：每日口服一次，1 克～1.5 克。

3. **山楂**

山楂含多種黃酮、三萜類化合物、皂甙、維生素C、酶、果酸等，有強心、增加冠脈及腦血流量，降低心肌耗氧量、降血脂等作

用。

用法：①山楂片，每片相當於原生藥1克，每次服5片，1日3次，4週為一療程；②冠狀動脈心臟寧片，每片相當於原生藥1克，每次服2～5片，1日2～3次，45日為1療程。用於高血脂症。

4. 冬蟲夏草（蟲草）

冬蟲夏草是一種昆蟲的幼蟲和真菌的結合體。蟲是蟲草蝙蝠蛾的幼蟲，夏草是一種蟲草真菌。藥用成分主要是蟲草酸（冬蟲夏草素）。現多以人工培養，用其菌絲體作為代用品，作用相同。具有抗腫瘤、增強免疫功能、降血脂、增加心肌供血的作用。

用法：用於保健，每日4次，一次5～9克，研粉、配藥或與雞燉服。

5. 枸杞子

傳統的補藥，具有滋腎潤肺，補肝明目的功效。在《本草綱目》上被列為補藥的上品：「堅筋骨、去虛勞，補精氣。」

枸杞子含有多種生物鹼、十幾種甾醇類化合物、含有錳、鋅、鈦、銅、鈷、鉻、鎘、鎳、鈣、鎂、鉀、鍶、硒等14種元素、維生素、有機酸、多糖等，特別是枸杞多糖，有增強細胞免疫力，清除自由基等抗衰老、抗腫瘤作用。

用法：①單獨入膳1劑10克；②配藥酒，多少不限，放入白酒中。如不能飲白酒，可用黃酒浸泡，半月即可飲用；③代茶飲，5～10克用開水沖泡，連用三天後棄之再更換新品。

6. 鹿茸

現代醫學研究證實鹿茸含有性激素、磷脂、前列腺素、微量元素（鐵、鋅、銅、錳、硒等）、膽甾醇、氨基酸及豐富的自由基清除劑，包括抗氧化酶SOD及維生素E、維生素A等。

主要作用：①對人體有強壯作用，提高工作精力，可使血中紅血球、血紅蛋白和網織紅血球增多；②增強內分泌功能；③提高機體免疫功能。臨床上用於滋補保健藥。

用法：①研末口服，每日 0.6～3 克；②鹿茸精口服液，每次 10 毫升，每日 1～2 次，飯前服，3～4 週 1 療程。③泡酒，用白酒浸泡。中醫認為陰虛陽亢者、得熱病人忌用。

7. 靈芝

靈芝是一種擔子菌類植物。分為赤芝、紫芝、青芝、黑芝、黃芝、白芝六種，最常見的是赤芝和紫芝兩種。現代醫學研究證明，赤芝中含有 10 多種氨基酸、肽類和多糖。靈芝能增強機體免疫功能，有清除自由基作用，並有強心、降血脂、耐缺氧、調節細胞代謝、促進核酸與蛋白質合成等作用。

用法：①研粉口服，每次 1.5～2 克，每日 2 次；②水煎服，每日 3～6 克；③酒浸泡服；④靈芝片或沖劑、口服液。用於保健抗衰。

8. 黃耆

黃耆有抗衰老作用，有增強機體免疫功能效力，黃耆多糖能增強吞噬細胞的吞噬功能。黃耆可使細胞生長旺盛，細胞在體外生長的壽命延長一倍左右。此外，黃耆能強心、擴張血管、提高體內

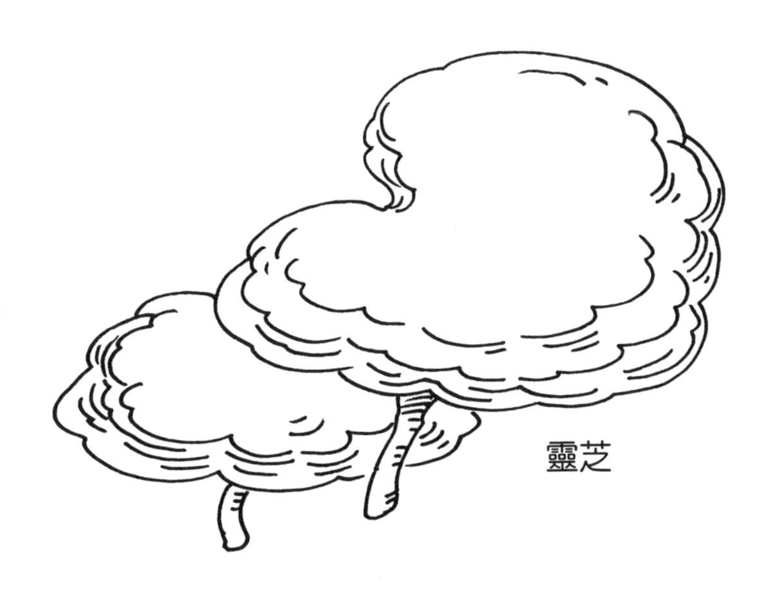
靈芝

SOD 活性、降低血脂過氧化物含量、抗疲勞、抗缺氧、具有興奮中樞神經系統的作用。適用滋補保健，多與其他中藥配方使用。

用法：①北耆精口服，每次 10 毫升，1 日 1 次；②用作藥膳，如黃耆燉雞等；③配伍入藥；黃耆用量每日 5～25 克。

9. 螞蟻

螞蟻又名「玄駒」，含有大量蛋白質、多種氨基酸、微量元素、維生素 E、維生素 B_1、維生素 B_2、三磷酸腺甙。具有扶正固本、補腎健脾、滋陰壯陽、抗衰老作用。臨床用於類風濕關節炎、性功能低下、體弱者。

用法：①玄駒口服液，1 日 2 次，每次 1 支（10 毫升），1 個月為 1 療程；②玄駒乾品。

10. 何首烏

本品大量含大黃酚、大黃素，其次為大黃酸、大黃素甲醚、洋地黃蒽醌等。此外，尚含卵磷脂、葡萄糖甙等。現代醫學研究證明何首烏可促進造血細胞發育，有降血脂及減輕動脈粥狀硬化、防止血栓形成，還有類似腎上腺皮質激素的作用。

臨床上用於滋補營養藥，用於老年多病、鬚髮早白、高血脂症。

用法：①首烏片口服，每片 0.25 克，含生藥 0.8 克，1 次服 4～6 片，一日 3 次。用於老年保健，每次服 3～4 片，服 2～3 個月後，停服 1 個月再服。②配伍代茶飲，常用量 9～15 克。

11. 山藥

現代醫學研究證明山藥可增強機體免疫力，提高人體性功能，改善冠狀動脈和微血管循環功能，還有鎮咳、平喘等功效。

用法：用於養生保健，可單食用或入膳，常用量為 9～18 克。

12. 黃精

現代醫學研究證明黃精有抗氧化及增強免疫功能的作用，能調節糖和脂質代謝、防止動脈硬化形成，具有增加冠狀動脈血流量、改善心肌營養和降血糖的作用。

臨床為滋補強壯藥，有補肝潤肺、補腎填精、養陰生津、強筋骨、保健益壽之功效。

用法：①多配伍用藥；②水煎服；③入膳；④代茶飲、常用量為每日 9～12 克。

◆服用壯陽藥要慎重

這些年，壯陽藥的市場真夠「紅」的，做壯陽生意的人猶如《金瓶梅》中的胡僧再世，變魔術般地兜售各種壯陽藥品。令人眼花瞭亂的壯陽廣告幾乎一個腔調渲染陽萎的恐怖，給男人們扣上不舉之症的帽子後拍著胸脯承諾：「沒問題，上帝沒給的，我給！」

市場的熱門暗示了需求的存在。當然，作為需求，壯陽本身卻也無可厚非，不過真要付諸實施，恐怕應該三思而後行。

首先，何為陽不壯？一般而言，擁有正常體魄的男子就擁有正常的性能力，只要別跨越年齡、種族去做不合規律的橫向比較；只要別因剪輯過多次的黃色錄影帶而妄自菲薄，就無所謂什麼壯與不壯。更何況性能力的展現除了生理的因素外，最主要受心理因素的影響。人們的精神境界、思考方式的不同，使人們對性能力的體驗有很大的差別，而且性伴侶的身心狀況也是影響性能力的重要因素。所以，性能力很難準確衡量。正常人倘若要去追求那比例外的「壯」，代價將是打破機體的平衡，以藥維持「壯」。不過，離開了藥也就雄風不再。

其次，如何壯陽？對少數人來說，壯陽是必需的。這些人由於生理缺陷、體內疾病或心理障礙引起性功能異常。壯陽在此有兩層含義，其一是查出病因，治療病根，從而使性功能恢復到正常水準。其二是在治好疾病的基礎上，借助一些藥物，補償性功能不足的部分。如果只顧壯一時之陽，必然使染病的身體雪上加霜，最終使陽剛之軀無藥可救。

其三，如何服用壯陽藥、補腎中藥要辯證服用，腎虛通常可分

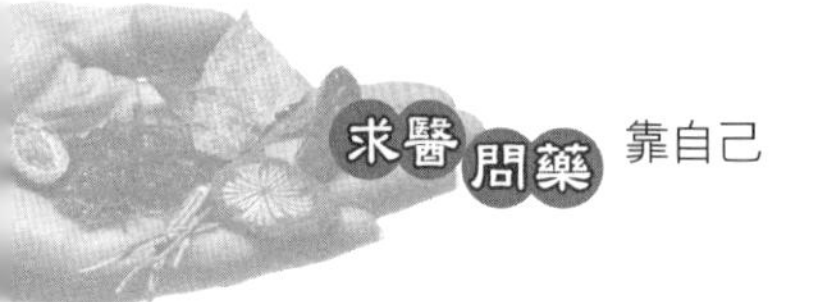

為腎陽虛和腎陰虛。腎陽虛者表現有面色淡白、腰痠腿軟、陽萎、頭昏耳鳴、形寒尿頻、舌淡白、脈沉弱；腎陰虛者表現有形體虛弱、頭昏耳鳴、少寐健忘、腰痠腿軟、口乾、舌紅少苔、脈細。目前，市場上大部分補腎保健品並不能滿足不同類型腎虛患者的需要，譬如一個腎陰虛的患者服用了「壯陽」的腎保健品，只會令其陽氣更盛、陰氣更虛，加重其腎虛的程度。

醫學專家指出，在服用補腎中藥或補腎保健品時，首先，必須確定腎陽虛或腎陰虛。第二，不要一味的補陽氣，因為大多數補腎藥物多為溫熱藥，長期使用易耗損腎陰，使腎氣更為不足。正確的用法是在補陰藥的基礎上加用補陽藥。常用的陰藥有很多，如地黃、山萸肉、元參、女貞子、旱蓮草、何首烏、阿膠、龜板、鱉甲等，可以根據情況選用。第三，對腎虛者而言，藥補和食補都很重要。從食補這一角度來看，腎陽虛者應多吃些性溫熱的食物，而陰虛者則應吃些性寒涼的食物。第四，腎虛畢竟是少數人的事，並非出現一時的疲乏或性能力減弱就一定是因為腎虛，有時症狀可能由其他原因引起。在未明確病因的情況下不可盲目補腎。第五，中藥講究的是配伍煎製，如果患者不懂中醫中藥，最好不要自行亂配亂吃。

◆食物補陽緩性衰

飲食營養是人的壽命的物質基礎，所以安排好膳食是非常重要的。民間常說：「藥補藥補，不如五穀補壽」，古代醫學中更早已有「食療」或「食治」的記載。那麼如何進行對症的食補呢？應當選擇多樣化、粗細搭配的飲食，例如中老年人更要少吃動物脂肪，如脂肪過多會引起血脂增高，容易使血管阻塞，而發生心肌梗塞等病。平時應多吃些新鮮蔬菜水果及豆製品，可以減少膽固醇在腸內被吸收。所以選擇食物應注重清補類（豆芽、豆腐、百合、綠豆、木耳、雞蛋清、蜂蜜、海帶等）；清淡類（卷心菜、油菜、芹菜、

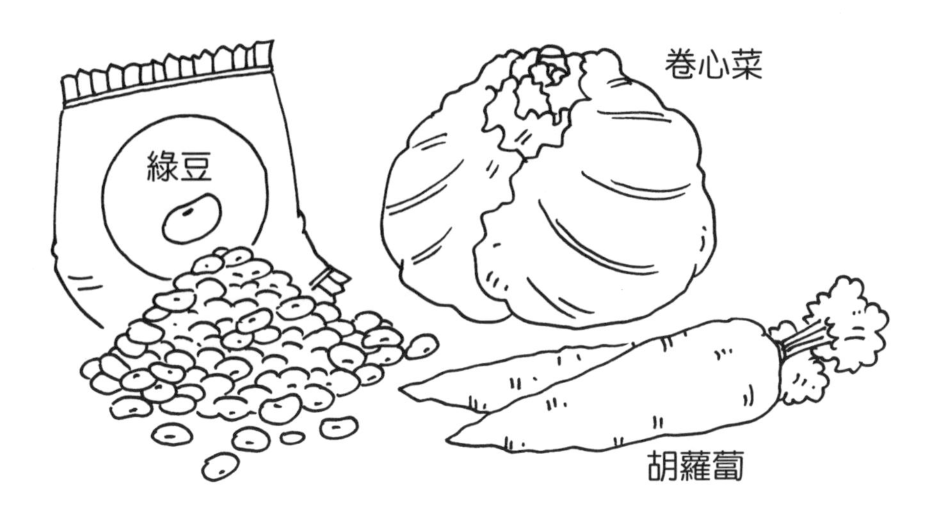

香菇、鮮萵苣等）；清涼類（西瓜、黃瓜、冬瓜、豌豆、胡蘿蔔等）。總之，飲食最理想是要低鹽、低脂肪、低糖、低熱量，這就做到了合理的「食補」。

特別是人進入中、老年期，在機體功能逐漸衰退之時，也往往伴隨性功能減退，這是正常的生理現象。國內外學者認為以下食物有助於延緩性功能衰退，適當地進食這些食物很有必要：

1. 大豆及其他豆製品

此類食品與章魚、鰻魚、泥鰍、鱔魚、墨魚、海參富含生成精子的物質——精氨酸，增強生精能力。

2. 常食含麥芽油豐富的食物

如全小麥、玉米、小米等，主要含有維生素E、維生素B，能刺激男性精子產生，增進性精力。

3. 花粉、蜂蜜、蜂王漿

花粉是植物的性細胞，含有生殖腺內分泌素，是和人體垂體激素相似的植物激素，有明顯的活躍性腺的生物活性之功能。蜂蜜中含有花粉，並且蜂蜜中的糖易吸收，對精液形成有益。蜂王漿中含精氨酸、天門冬氨酸，是「助性」物質，可提高性功能。

4. 果仁、種仁

據研究，各種植物果仁、種仁含有豐富的維生素B、維生素E等，能促進男性激素的產生。全小麥、玉米、芝麻、花生、葵花子、南瓜子、核桃仁、杏仁等對性功能有益。

5. 海藻類

甲狀腺活力與性功能有關，而海藻類含豐富的碘、鉀、鈉等元素，是保護甲狀腺活力的重要物質。經常食用海藻類食物，如海帶、紫菜、裙帶菜等，可維護男性性健康。

6. 其他類食物

如蝦、桑椹，驢肉、蠶蛹、牡蠣、韭菜等，經常食用可延緩性早衰。

有些食物，如菱角、薑白、兔肉、豬腦、羊腦等，對性功能不利，應少食。

除此之外，性能力的增強與飲食的成分有一定關係，在我們日常飲食中有許多成分都能夠提高性能力，已被證實具有功效的食物成分有：

其一，含精氨酸食物可促進精子生成

食用含有精氨酸的食物，對增強性功能有積極意義。精氨酸是精子形成的必要成分，多吃含有精氨酸的食物，有利於精子的生成。目前發現，冰豆腐的精氨酸含量最高。此外，豆腐皮、大豆、芝麻、豌豆、山藥、鱔魚、白果、海參、墨魚等精氨酸含量也較高。

其二，含鋅食物可提高性欲

鋅是增強性功能的重要微量元素之一，人體內如果缺鋅，會出現味覺障礙，使人發育遲緩、睾丸萎縮，從而導致性欲降低和性能力減退。因此，缺鋅患者應注意從日常飲食中加以補充。在眾多食物中，牡蠣的含鋅量最高，每百克牡蠣含鋅 100 毫克。此外，牛肉、雞肝、花生、豬肉、雞肉、魚肉、蛤蜊、蝦皮、全脂牛奶、黃豆、綠豆、蠶豆、芝麻、紫菜含鋅量也較高，缺鋅者可以適當多吃一些。

其三，動物內臟可改善性功能

用動物內臟烹製的菜餚也有生精作用。這是因為動物內臟含有較多的膽固醇，其中10%左右是腎上腺皮質激素和性激素。多吃這類食物，既可改善性功能，又無服藥產生的副作用。

其四，海產品有助於增加精子數量

多進食海產品可增加精子數量，其食品有：海參、墨魚、章魚等。長期服用還可使人精力充沛。

其五，核桃是促進性腺發育的重要成分

常吃核桃，不但可以防治心血管疾患，防止早衰，還可增強性機能，因為核桃中含豐富的鋅和錳，是促進機體性腺發育的關鍵成分。

其六，羊肉能扶弱生精

羊肉有溫中補虛、扶弱生精、開胃益腎之功，中醫說它是助元陽、補精血、療肺虛、益勞損之佳品，對腎元、陽萎、腹部冷痛、腰膝痠軟及一切虛寒症最為有益。羊的睾丸更可治療大多數性無能症。為此，可經常食用羊肉粥，羊肉（骨）湯和羊肉菜餚。

羊肉豆腐方：羊肉 500 克切片，下鍋加水，大火煮開，去浮沫；再用小火煮到四成熟時放豆腐 100 克，加精鹽、薑、蔥、料酒、花椒水；待七成熟後放香菇、粉絲、雪裡蕻子；用小火再煨20分鐘，加香菜、胡椒粉即成。

其七，麻雀具有益氣壯陽的作用

中醫歷來認為，雀肉可益氣壯陽，暖腰膝。冬天進食雀肉，可治陽萎不育。年老體弱者食之，可益精髓，治體羸弱。

取食麻雀的方法很簡單。食用前用黏稠的黃泥將其裹成「泥球」，然後在炭火上烤熟，剝去乾泥和雀毛，佐以調料即可食用，除內臟外，頭也可嚼食。此外，褪毛後也可用溫油炸食。連續食用一週。

其八，哈士蟆能強腎益精

哈士蟆學名中國林蛙，其乾燥體和雌蛙輸卵管的乾製品，稱哈士蟆油，具有極為珍貴的藥用價值，可以強腎益精、補虛退熱，對精力不足和病後、產後虛弱具有良好的滋補作用。

其十，蝦有強壯補精，治療陽萎的作用

蝦，為強壯補精之品，明李時珍《本草綱目》載：「蝦，下乳汁，壯陽道。」可見自古人們就知道蝦有治療陽萎的作用。

❖蝦酒方

將 60 克草蝦洗淨，用 30 毫升黃酒煮沸後將蝦燙熟，吃蝦飲酒，每日一次，連吃 7 天為一療程。

其十一，牛鞭能壯陽補精髓，治療陽萎

服用牛鞭（即成熟雄牛的陰莖），是民間常用的一種治療陽萎的方法。牛鞭具有壯陽補精髓之功。

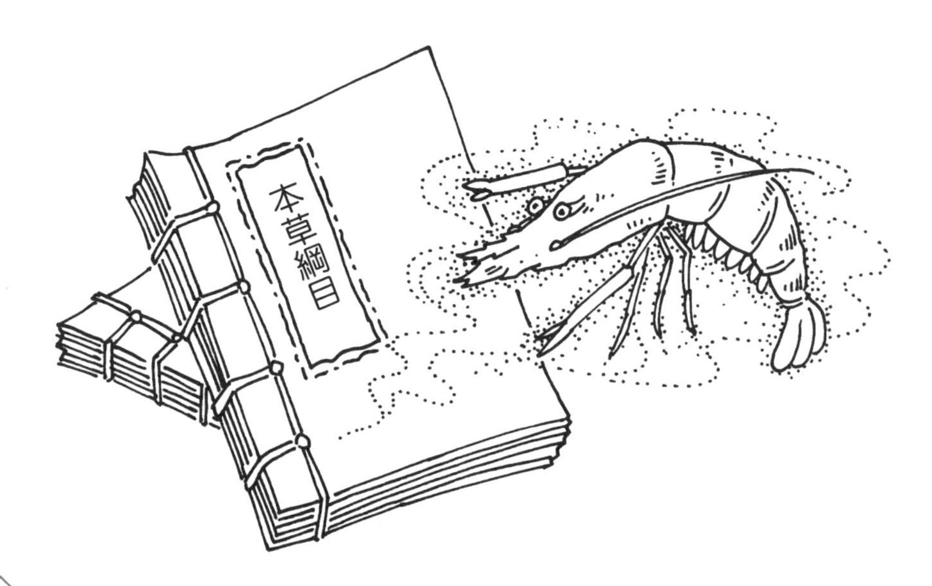

❖牛鞭酒方

將牛鞭2條洗淨，加酒、加糖煮熟備用，每日臨睡前取適量燉熟服用。

第六章　來點經絡按摩

第一節：莫到大病才養生

◆按摩延緩人衰老

俗話說：「生命在於運動」。長時間坐著不動，人體的各部位得不到必要的活動與鍛鍊，新陳代謝就會減慢，機能就會退化，特別是肌肉，會加速衰退與萎縮，長此以往，甚至會步履艱難，不能行走。所以，老年人最好天天健腦按摩，腹宜常摩，按摩腳底，健康多多。

1. 健腦按摩，保智提神

人體的衰老往往是從大腦的老化開始的，因此，健腦保神，是健康長壽的根本。在這種情況下應該進行健腦按摩，可改善腦部血液循環、增強記憶力、保智提神。同時，對頭昏腦脹、健忘、注意力不集中、耳鳴耳聾、腦血管疾病以及失眠等有防治作用。

明代養生學家冷謙在《修齡要旨》中說：「顏色憔悴，所由心思過度，勞碌不謹。每晨靜坐，閉目凝神，存養神氣，爾後以兩手搓熱，拂面七次，仍以漱津塗面搓拂數次，依按此法，行之半月，則皮膚之潤，容顏悅澤，大過異常矣。」故清代醫學家吳師機在《理瀹駢文》裡指出：「晨起擦面，非徒為光澤也，和氣血而升陽益胃也。」現代醫學美容研究證明，搓面可改善面部血液循環，治療顏面神經麻痺、顏面神經痙攣、面部色素沉澱、蝴蝶斑、顏面部神經痛等症，還可延緩顏面衰老，推遲老年斑產生。

2. 腹宜常摩，理氣消滯

腹為腸胃所屬之處，按摩腹部時也就按摩了腸胃。按摩時，先搓熱雙手，然後雙手重疊，置於腹部，用掌心繞臍沿順時針方向由小到大繞按肚臍36次，再逆時針方向由大到小繞臍按摩36次。摩臍可增加胃腸蠕動、幫助消化、理氣消滯、防止腸胃疾病。進食後摩臍，效果更佳。

研究發現，透過揉按腹部的一些穴位，可牽動腹內臟器，加快腹部血液循環，促進胃腸平滑肌收縮，使其蠕動加強，同時促進胃液、膽液和小腸液的分泌，增強胃腸對食物的消化和吸收，提高肝臟對糖、蛋白質、脂肪的代謝及解毒保護作用。因此，可以強健身體、止腹痛、胃痛、防治慢性胃炎、消化不良、結腸炎、胃腸神經官能症、胃潰瘍、十二指腸球部潰瘍以及習慣性便祕等胃腸疾病。

3. 要想身體好，天天按摩腳

步態穩健，行走如飛，往往提示了人的健康長壽。生理學家認為，人體調理各個器官的系統在腳掌都有相應的部位，所以人們常把練腳勁和保護腳作為健康長壽、延年保健的有效方法。

主要措施有：臨睡前用40度的溫水邊泡，邊洗，邊摩擦雙腳，每次大約20分鐘。有凍瘡時可加甘草、茄根；有膝關節麻木痙攣者可用雞毛煮水；小兒腹瀉可用白果樹葉煮水，有高血壓和冠狀動脈心臟病者可用芹菜葉煎湯洗。

4. 經常敲打足三里，勝過吃隻老母雞

邊走邊擊「足三里」穴可以防治疾病，方法是：中老年人可根據自己身體狀況，於步行時敲打足三里，走一步叩一下，連續做3～5分鐘，逐漸增到15分鐘，叩擊的輕重和次數自行掌握。堅持此法可預防和改變「步履沉重」的形態，並有很好的健身作用。叩擊方法：以一腳的足脖子擊打另一腿「足三里」穴。足三里穴在膝下三寸，屈膝或平臥，自犢鼻下三寸，脛骨脊外開一橫骨處。有補益脾胃、和腸化滯、調和氣血、疏通經絡、扶正培元、祛邪防病的作用。

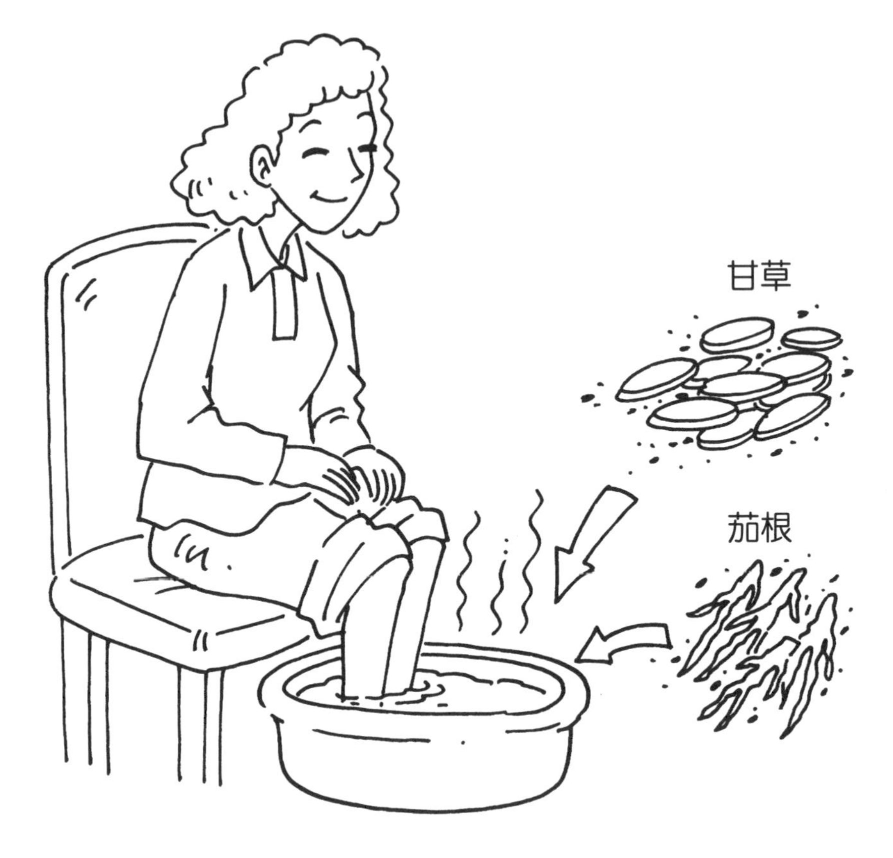

◆寒從腳下生

日常生活中常聽人說：「寒從腳下生」。的確，人們冬天在室外站久了，首先感到的是腳冷。這是因為腳處於人體的最下端，當血液循環到腳部，已成了「強弩之末」。

古代醫學家認為，四肢為諸陽之本。中醫認為上為陽，下為陰，所以四肢陽困不展，致四肢不溫，並以下肢為重。雙腳是血管分布的末梢，血流量少，循環差，腳的皮下脂肪又很薄，所以保溫差。冬天人們感到最冷的部位是腳趾尖就是這個緣故。腳心又是人體經絡中非常重要的穴位——湧泉的所在處，屬於腎經，聯絡膀胱，上通肺部、咽喉、心臟，影響呼吸系統和心血管系統的功能，所以足寒容易引起感冒等全身性疾病。

中醫還認為四肢為陽氣之末，陽氣很難抵達四肢而溫煦四肢。四肢之中，又以肘膝關節以下為最易受寒的部位，所以寒病多從肘膝之下而起，一旦過了肘膝就可能導致疾病，所以此諺說：「冷過肘膝，便為陰寒」。所以，在日常生活中，一定要注意下肢、腳部的保溫問題。

在我國傳統的養生之道中，歷來都重視腳的健康與鍛鍊。因為在人的生命活動中，站立、行走、跑跳等動作，都要依靠這雙腳。而人體的強弱、健康，也可以從腳的活動中觀察出來。人們常用「步履蹣跚」來形容體弱多病的人，並以「步履矯健」來描繪健康的老人。可見腳不僅是一個人最簡便、最安全、最耐久的交通工具，也是健康與否的鮮明標誌。

同時，腳是人的第二心臟，並與腦神經有密切的關係。經常運動鍛鍊雙腳，保持腳熱，可以疏通經絡，調和氣血。氣血旺盛，就能濡養全身，提高整個身體的抗病能力和活力，尤其是引導腦部血液下行，促使頭腦冷靜，發揮寧心安神、抗衰防老的作用。在養生保健方法上，千萬別忽視腳的護理與鍛鍊。至於經常保持腳熱的方法：

第一，步行。所謂步行，就是俗稱的散步。中國傳統養生之道，多主張早起後、夜臥前散步。黃帝《素問・四氣調神大論》早在兩千多年前就提出「夜臥早起，廣步於庭」。所謂「廣步於庭」就是在庭院中做較長時間的快步走。每天清晨或黃昏時，在空氣清新的公園、庭院，快步走三十分鐘至一小時，即能促使腳熱，保持頭冷，增進健康。健康長壽的人，多數是持之以恆地做步行運動，促使血液循環良好，保持下肢及腳部的溫暖。

第二，用熱水泡腳。古代有首歌謠讚揚洗腳的好處：「春天洗腳，升陽固脫；夏天洗腳，暑濕可祛；秋天洗腳，腸胃潤澤；冬天洗腳，丹田溫灼。」《瑣碎語》並揭示：「腳是人之底，一夜一次

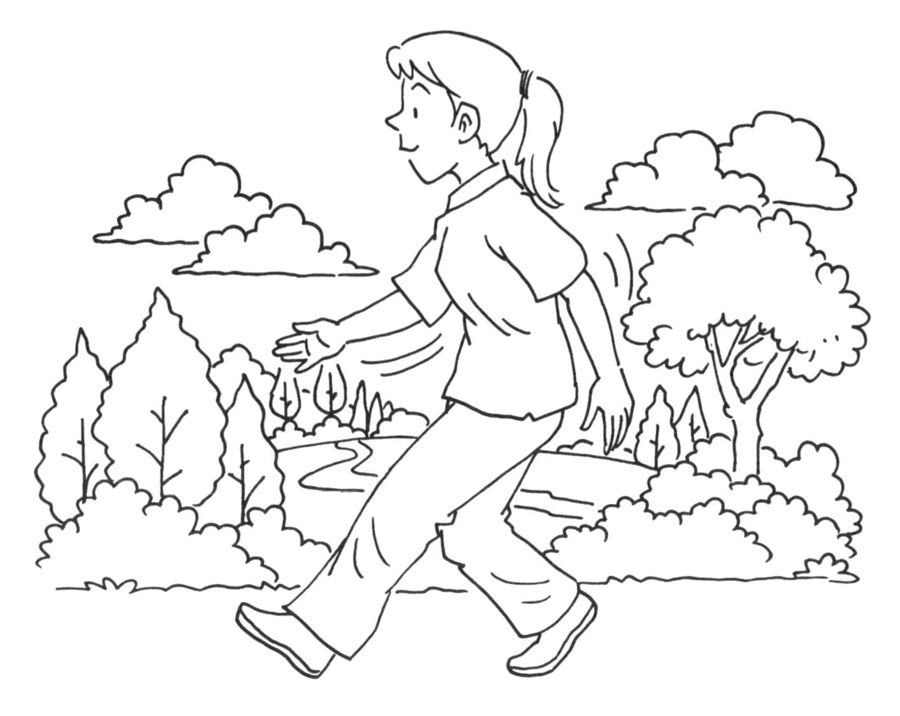

洗。」說明每晚臨睡前以攝氏三十至四十度的熱水泡腳，可以鬆弛肌肉、消除疲勞、通經活脈，引導血液下行，有助於頭腦冷靜、心神安定，易於安眠入夢。

在氣候特殊，風濕病多患的地區，大多數的老人都是屬於下元虛損或虛寒的體質。熱水泡腳可作為有效的防治方法，並有利於養生保健。奉勸中老年朋友們，每晚臨睡前用熱水泡腳十五至二十分鐘，保證對健康長壽可收奇佳的效果。

第三，摩擦「湧泉穴」。湧泉穴位於腳底足心前三分之一處，是腎經的最初穴位，為全身關鍵穴位之一。摩擦湧泉穴，能導引腦部血液下行、穩定情緒、保持頭腦冷靜、調節心臟跳動、治療頭暈目眩和高血壓。同時，能使以腎臟為中心的機能活潑，固腎暖足，使心腎相交，可收祛病延年的功效。

「治頭則揉足，此外另無他法。」蘇東坡對摩擦湧泉穴能增進健康讚揚備至。他說：「比之服藥，其效百倍……其妙處非言語文字所能形容……若信而行之，必有大益。」

摩擦湧泉穴的方法是：端正坐著，先將右腳架在左腿上，以右手握著右腳趾，再用左手掌摩擦右腳心湧泉穴部位，不用計數，至中心發熱為止；再將左腳架在右腿上，以左手握著左腳趾，用右手掌摩擦左腳心的湧泉穴部位，也是至足心發熱為止。如能在熱水泡腳後做此功夫，則效果更佳。

◆點經按穴好治病

人體有十二條經絡，各有自己的循行路線，裡面和臟腑相連，外面與肢節皮肉相關。經絡左右各有一條，互相對稱，其正常現象是左右平衡。

從養生的角度來看，十二條經絡都是經絡養生的起點或終點，因此找對下列經穴就能防病治病，可使相關經絡得到改善，達到左右平衡而治療疾病。

一、改善感冒的要穴——風府穴

感冒的症狀相當地惱人，所以最好在有感冒跡象時就先加以解決，此時可指壓位於頸窩上方的風府穴。

罹患感冒時，侵入體內的「傷風」都聚集在風府穴裡。所以指壓此穴，使其血液循環順暢，便可預防感冒的入侵。

不妨利用休息時間去買個熱敷包，將它敷在風府穴上，再用圍巾將其蓋住，待風府穴處溫熱後，感冒的症狀應會緩和下來。

二、減少流涕的穴道——大椎穴

感冒初期通常都會不停的流鼻水，相當的煩人，此時可利用刺激大椎穴來改善流鼻水的狀況。大椎穴位於頸後第一胸椎突起的正上方處，只要用手指按摩此處 5 分鐘左右，流鼻水的情形應該立刻

可以獲得改善。

三、解決頭部沉重的穴位——百會、天柱穴

打噴嚏、鼻塞嚴重時，會使得頭部變重，且會感到頭痛，此時可刺激百會穴和天柱穴。

首先將左、右手的食指交疊於百會穴上，用力地指壓此穴。接著再將一手的拇指頂住天柱穴，把頭後仰，將重心移至拇指上，藉此刺激天柱穴。如此左右重複進行後，頭部就會感覺較為輕鬆，鼻塞情形也很快就不見了！

四、解除關節痛的穴位——十縫穴

無論是外感，還是內傷都會引起關節痛，此時可利用指尖的刺激來加以緩和。

由於十指指甲縫處是穴道經絡的出口，因此又稱為十縫穴，所以只要好好地搓揉此處，便可將關節疼痛引起的不適在此處消除，具體方法是：

先用右手手指夾住左手手指，每一根手指各捋 2～3 次，捋的時候請用右手指甲夾住左手指甲根部，施以用力刺激，接著再用左手來捋右手。此方法雖然很痛，可是卻很有效，所以請盡量忍耐。

五、治療鼻炎的重要穴位——迎香穴

患有鼻炎的人，鼻黏膜會變得相當的敏感，只要一接觸到乾冷的空氣，便會不停地打噴嚏和流鼻涕，為了避免因此而消耗已較虛弱的體力，不妨以穴道刺激來加以改善。

在鼻翼兩側有一迎香穴，將食指抵住此穴，向著鼻子的方向指壓。接著再以食指頂住位於人中上的水溝穴，以畫圓的方式用力。

六、治療頑固性咳嗽的穴位——中府穴

慢性支氣管炎引起的乾咳相當地惱人，不過它也可以經由穴道刺激來加以改善，只要請家人幫個忙，同時指壓胸部和背部的穴道，便可緩和乾咳的症狀。

首先以舒服的姿勢坐於椅子上，然後用右手食指抵住左邊的中府穴，輕輕地指壓，接著再用指腹以畫圓的方式，由內向外按摩。右邊的中府穴亦以同法指壓按摩。

接著請將身體俯臥，請家人用拇指於背骨與肩胛骨間輕輕指壓，指壓時請由上而下，並需重複多次。

◆叩擊拍打養生法

許多人在運動前都要做一些熱身運動，而且熱身運動本身也能夠具有一定的保健作用。具體要領是：兩腳平行站立同肩寬，全身放鬆，也可在慢步中拍打。呼吸自然，意想拍打部位經穴，注意身體內外的感覺。初練時拍打宜輕，隨內氣的增長可逐漸加重；年老體弱宜輕，年輕體壯宜重；頭、胸、肋部宜輕，下腹部、腰背部、四肢肉厚部宜重。拍打要沿經絡走行方向，先頭和軀幹，後上肢下肢。遇有心慌、心悸、發燒、炎症、出血、瘡癤等病，不宜進行此項熱身。

1. **叩擊頭部：**雙手五指彎曲微合，用指頭從頭前部向後叩擊至枕部（可疏通督脈和膀胱經），再從頭側部叩至枕部（可疏通膽經），可清腦寧神，防治頭痛、神經衰弱等病。
2. **打大椎穴：**大椎穴在第七頸椎和第一胸椎之間。兩臂一上一下輪流上舉屈肘用指節叩打大椎穴，可防治感冒、發燒、落枕、頸椎病等。
3. **打膻中穴和夾脊關：**膻中穴在兩乳頭連線的中點，夾脊關在背後正對膻中處。上體轉動帶動雙手如波浪鼓擺動，又稱搖身掌。

前用手心、後用手背拍打。可防治心肺疾患，如胸悶、咳嗽、胸背腰痛、心絞痛、支氣管炎、肝炎、膽囊炎等。

4. **打臍中和命門穴：**臍中即肚臍，命門在腰部正對肝臟的脊椎處。兩手用搖身掌拍打，可壯元氣，提高整體功能，防治脾胃腸腑疾患和腎虛、男子遺精、遺尿、陽萎、女子月經不調、子宮內膜炎等。
5. **打關元穴和尾閭關：**關元在臍下三寸、尾閭關在尾骨長強穴之上。拍打方法同上。基本功效同上，屬強身保健穴。以上五節主要打通任脈、督脈，為全身經絡之海，可提高整體機能，應多練。
6. **打肩井穴和肩胛下部肝腧、膽腧穴：**肩井穴在肩上頸外二寸處，肩胛下部肝腧和膽腧穴在靠督脈的腰大肌上，搖身掌前手拍肩井穴，後手拍肩胛下部，可防治肩背疼，落枕、肩周炎、肝病、胃病及神經衰弱等。
7. **打沖脈、胃經和膀胱經（軀幹段）：**沖脈和腎經基本在一線上，在鎖骨內沿脊椎向下行，胃經在鎖骨中部，過乳頭後在脈外二寸下行，膀胱經在背後與督脈平行，在督脈外下行。拍打方法仍用搖身掌，先打胸和肩胛下 20 次後，依次向下打至小腹兩側和臀部。沖脈為十二經脈氣血要衝，又稱「血海」，同婦女月經有密切關係，拍打胃經和膀胱經可調節呼吸、血液循環和消化系統等功能。
8. **打帶脈，沿小腹和腰繞行一周：**雙手同時拍小腹，並依次向兩側拍打八次至腰，最後一直用手背拍打。帶脈是全身二十條經脈中唯一一條橫向的經脈，對貫通上體與盆腔、下肢氣血有重要作用，可祛寒熱及腹部脹滿，防治女子白帶多。
9. **打手三陰和手三陽經：**手臂內側有肺、心和心包三條陰經；手臂外側有大腸、小腸和三焦三條陽經。拍打時，先抬起右臂手心向下，左手拍打腋下 10 次，左手從肩部向手指依次拍打下來

（約 10 次），當打到內關穴時（手腕橫紋上二寸兩筋之中）可加拍 10 次，然後順手翻手心向下，左手從右手手背依次向上拍至肩上（約 10 次），在經過合谷穴時（食指掌骨中部橈側）加拍 10 次。可防治心、肺、胃部疾病，頭、頸、肩、臂部疾患及感冒等。

10. **打足三陽經和足三陰經（及陽維、陽蹻、陰維、陰蹻脈）**：足三陽經即從腹部至大小腿前面至足三趾，膀胱經從背後沿臀後、腿後至小趾，膽經從體側、腿側向下至足四趾；足三陰經即脾、腎、肝經，均從腿內側至腹、胸部，陽維、陽蹻脈在腿外側，均向上至頭及肩背。拍打方法，先從腰向下拍至腹部，再從腰脇側及腿外側拍到外踝，最後從內踝向上至經腿內側，至腹股溝時加拍 10 次。當熟練後，可加足三里穴（膝下三寸旁開一指）、環跳穴（站姿緊縮時的臀部凹坑中）、三陰交穴（內踝上三寸脛骨內側後緣）。可防治腎、肝膽、胃、泌尿及生殖系統疾病，腰腿疼、坐骨神經痛等，提高免疫力和機體功能。最後，雙手按肚臍收功，意念全身氣血歸於丹田。

第二節：找對經穴就能治病

◆雙耳上的功能鍛鍊

按摩是一種防治疾病的外治法。耳廓按摩常見有兩種方法，一是自身耳廓按摩法，二是耳廓耳穴按壓法。

自身耳廓按摩法是在耳廓不同的部位用雙手進行按摩、提捏的一種治療方法。該法沒有痛苦，長期以來被廣為運用，對某些疾病的治療，如頭痛、神經衰弱、高血壓等有輔助效果，每日早晚長期按摩耳廓，可以激發精氣、通經活絡、調理臟腑、理腎聰耳，具有一定的保健作用，故有「修其城廓」之稱。其按摩方法如下：

全耳按摩多在雙手掌心摩擦發熱後，按摩耳廓腹背兩面。先將

耳廓向後按摩腹面，然後將耳廓向前摺，按摩背面來回反覆按摩5～6 次。亦可先做耳背按摩，雙手掌勞宮穴對準耳背輕輕按揉，然後用雙手掌勞宮穴對準耳廓腹部，做全耳腹部按摩，正反面各18～27 次。

其具體方法是：每天清晨起床後，以右手從頭上拉揪左耳向上14 下，復以左手從頭上拉揪右耳向上 14 下。養生專家認為，持之以恆用此法鍛鍊，能令人頭髮不白，耳不聾，身輕腦健。

古代醫學認為，「腎開竅於耳」，「腎和則耳能聞玉音矣」。雙耳的功能正常與否，亦會透過經絡影響腎臟，從而給全身帶來影響。基於這種認識，歷代中醫創造了多種形式的鍛鍊方法。《神仙雜術》云：「每朝早起以右手從頭上引左耳二七，復以左手從頭上引右耳二七，令人耳聰目明，延年益壽。」《外台祕要》載：「清晨初起，用左右手互從頭拉對側耳向上，並牽拉鬢髮，能使氣血流

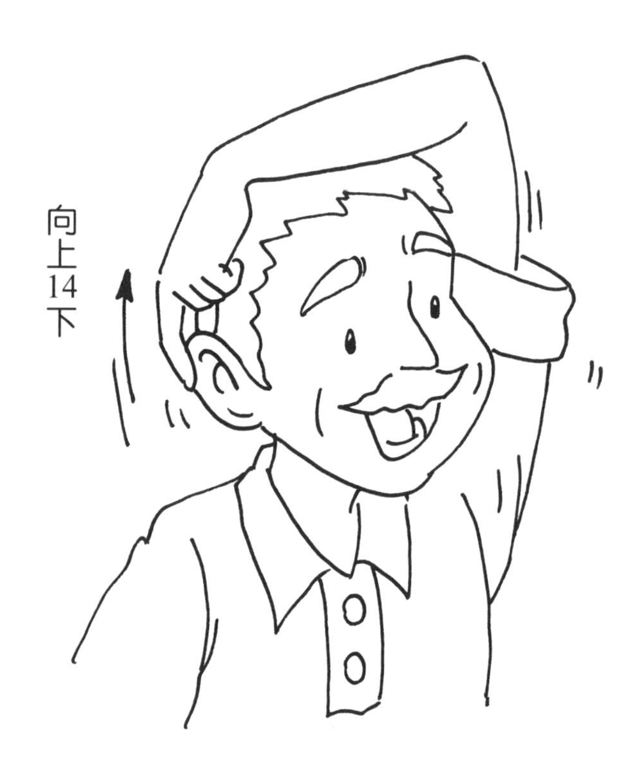

通。」

因此學會耳穴按壓的操作方法，從而進行自我保健將是一件對養生愛好者很有意義的事情。具體操作方法為：先準備如小指甲大小的膠布數塊，王不留行子數粒（或其他藥粒數個）。用火柴頭、針柄、大頭針的圓頭或棉花棒在耳穴有關處按壓（條件許可者可用耳穴探測儀）。按壓時間要相等，用力要均勻，找出最疼點或水腫壓之不起處，即為壓豆治病穴位。將王不留行子黏在小膠布上，貼於穴位點。每日按壓 3～5 次（但疼癢時，可隨時按壓），手法宜由輕到重，使出現痠、麻、脹痛感（以患者能忍受為度）。久病及老年體弱者手法要輕。每次按壓 1～5 分鐘。耳穴貼壓後，一般一週更換一次，夏天因出汗多，洗澡勤，可每週更換 2 次。如王不留行子未泡軟，耳仍有痛感者，可持續貼壓，不必更換。使用時，將王不留行子放入中藥液中浸泡，24 小時後取出陰乾，同用酒精溶化的冰片，進行攪拌，使之均勻地黏附於王不留行子表面，置密閉容器內備用。本法集中了耳穴壓迫法和敷貼法優點，更適合廣大養生者採用。

◆散步走向健康

人的身體差不多到 25 歲完成發育，此後開始走向衰老，於是平均每天死亡 10 萬個腦細胞，肌肉也逐漸衰弱。走入社會以後，每天工作繁忙，沒有時間鍛鍊身體。高熱量的飲食，無論是蛋白質還是碳水化合物，剩餘的營養素都會變成脂肪。因為能量的儲存完全依靠脂肪。高蛋白對大腦絕對有益，但脂肪會造成血管堵塞，引起成年人病，所以同時必須堅持低脂肪、低熱量的飲食。

如何降低血糖呢？飯後活動是個好方法。飯後 30 分鐘以後，出去散散步，輕微地活動活動身體，血糖值立刻降下來，脂肪就能進入消耗的過程。飯後吃甜點，然後睡大覺，這種做法最容易發胖。吃飯提高了血糖值，再加上甜點的糖分，高上加高，睡覺又不

消耗能量，所以飯後的甜食加睡覺實在有百害而無一利。

飯後30分鐘後一定要活動身體。活動時間大約20分鐘，最好的活動方式是做些輕微的強力訓練，然後適度的步行。

為什麼要飯後30分鐘後再活動呢？剛吃完飯，食物還在胃裡，活動身體會加重消化系統的負擔，30 分鐘以後，食物基本進入小腸，就可以活動了。

在日常活動中能不能保住腦細胞和肌肉量呢？在這裡，我介紹一個最簡單易行的方法：每天至少走 5000 步，步行可以促使分泌腦內啡。我的設定是 13000 步，但至少也得 5000 步。只要堅持不懈，基本可以達到保住腦細胞和肌肉量的目的。

運動是健康生活方式的關鍵組成部分。久坐不動的人不可能有最佳的健康狀態和自癒能力。許多健身愛好者看不起散步，認為它太溫和，比不上跑步、運動競賽、大汗淋漓、精疲力竭地踩腳踏車和在其他折磨人的有氧運動器械上進行鍛鍊。其實並非如此。我見過人們單靠散步獲得了堅強的體魄。他們按時認真地散步，足量的散步充分發揮了其健身的功能。他們不靠別的體育活動就達到了健

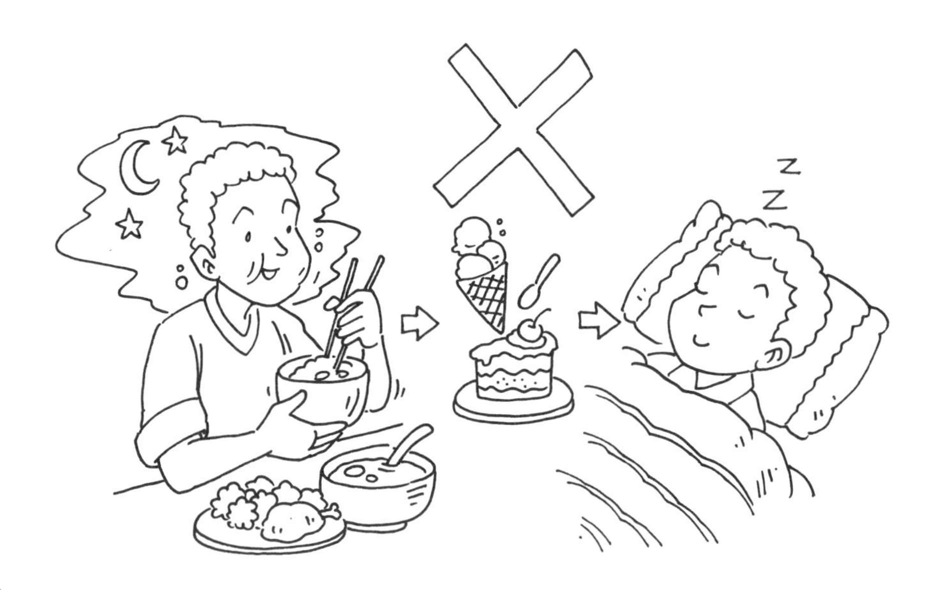

身的目標。我還見過身體很胖的人透過一連幾個月的每天散步和合理地改變飲食習慣達到最標準的體重。

在實施這項鍛鍊的開頭階段，我只要求你每天散步 10 分鐘，如果你已經每天散步這麼久或更長時間，希望你能保持下去。即使你已在進行別的一些運動項目，我仍要求你每天散步，因為我認為散步的某些好處是別的運動項目所沒有的。例如散步時的手腳協調動作會在大腦中產生相應的健腦節律。如果你不習慣於走路，務必買一雙合適的鞋。我建議買一雙軟底的慢跑鞋，在運動用品店裡有許多牌子的這種鞋出售。你還可以買到一種特殊的能防起泡和吸汗的雙層短襪。你應該考慮一下你將在什麼時間、什麼地方散步，你將如何把散步列入你每日的活動日程。我喜歡早晨在早餐前散步，如果我錯過了這個機會，我也利用在晚間散步。

步行是走向健康生活方式必不可少的一步，每天步行少於一小時的人，心臟局部貧血病發生率比每天步行一小時以上的人高出四倍。在日本廣泛流傳著一種規則：每天走 10000 步，日本人以他們特有的嚴謹和準確作風，每天堅持走完自己的設定，日本男人平均壽命為 71～72 歲——居世界第三位，萬步法很可能是他們長壽的原因之一。步行的方式很多，各人可根據自己的情況酌情選用。

1. 普通散步法

每分鐘走 60～70 步或 80～90 步，每次 30～60 分鐘，在開始鍛鍊時可這樣安排：頭兩週，隔天一次，每次 15 分鐘；第三、四週，也是隔天一次，每次 30 分鐘；第五週以後，每週四次，每次 45～60 分鐘。用於一般保健。

2. 快速步行法

每小時走 5～7 公里，每次 60 分鐘，適用於中、老年人增強心臟功能和減輕體重，可以劃分階段，循序漸進。步行時最高心跳數應控制在每分鐘 120 次以下。

3. **定量步行法**

可在 3 度斜坡的路上散步 2 公里或在 3～5 度斜坡的路上散步 15 分鐘，適用於高血壓和發胖的人。運動強度以脈搏為尺度，60 歲以上者 100 次/分為宜。

4. **擺臂散步法**

步行時兩臂用力向前後擺動，可增進肩帶和胸部的活動，適用於有呼吸系統慢性病的人。

5. **摩腹散步法**

一邊散步，一邊按摩腹部。可促進胃液的分泌和胃的排空，有助於防治消化不良。

現在你要把每天的散步時間增加到 15 分鐘，嘗試走快一點，或爬山，以加快你的心律和呼吸頻率。每週至少有 5 天散步，散步是全面鍛鍊你的身體的最好辦法。

◆最完美的運動——跑步

跑步是通向身體健康的捷徑，被人們視為「最完美的運動」，跑步具有活動的廣泛性和節奏性兩大特點，是一項鍛鍊較全面的運動。跑步除了頭面部分肌群活動較小外，全身所有組織器官都在活動，特別是呼吸和血液循環系統活動量最大。跑步時有一個蹬腳騰空和著地的過程，這對內臟而言也是一種運動。跑步的節奏性使跑步時的四肢。腹、背肌群和肌肉中的血管、骨骼及神經隨之有節奏地輪替收縮，成為一個整體，加速供應營養和排除廢物。所以，跑步時的組織器官是在生理條件下的鍛鍊，這樣更有利於組織器官的代謝、修復和變強壯。據觀察，慢跑時吸入的氧氣量比靜坐時多 8 倍。長期慢跑的人冠狀動脈不會因年齡增長而壓縮，保證有足夠的血液供給心肌，從而可預防冠狀動脈心臟病；還可降低血中的膽固醇，並增加抗動脈硬化的高密度脂蛋白的含量，對預防動脈硬化有益。

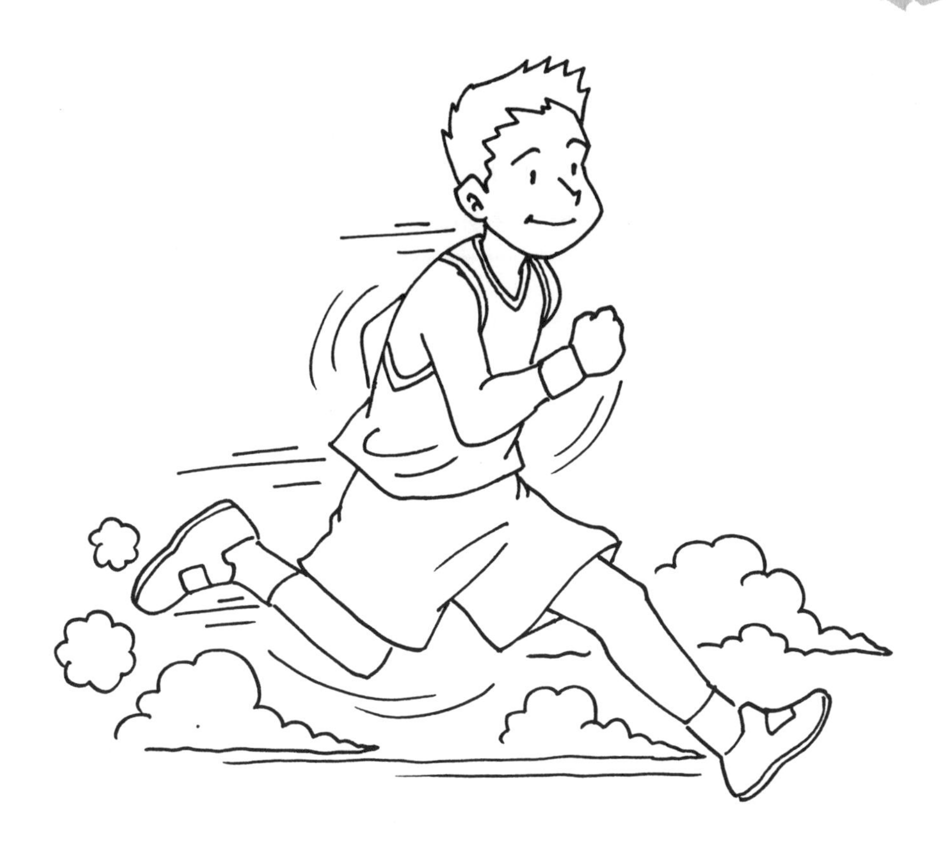

常用的跑步方式有慢跑、變速跑、原地跑、定時跑等，初練者宜先慢速跑短距離至中距離，然後練變速跑，再逐步提高到完全用中速跑完中距離。

1. **慢跑**

快慢程度根據本人體質而定，一般比走稍快一些。跑步時的步伐最好能配合自己的呼吸，跑 2～3 步，吸口氣，再跑 2～3 步，呼口氣。盡量用腹式深呼吸，吸氣時鼓腹，呼氣時盡量吐完。運動量以每天 20～30 分鐘為宜，跑步的時間最好在清晨。下班後跑步，也是很有益處的，尤其是腦力勞動者，可消除工作後的緊張和疲勞。跑步時要注意掌握運動量，速度以不喘大氣、不面紅耳赤為宜，跑步時若感到胸悶、心悸、氣促、頭暈頭昏等，也不能馬上停

步，要改為走。

2. 變速跑

是慢跑與中速跑交替進行的一種跑法。初練時變速次數不宜太多，中速跑的距離不宜過長，應逐漸增加中速跑的距離，縮短慢跑距離，不斷增加運動量。

3. 原地跑

初練者宜以慢跑姿勢進行，開始可只跑 50～100 步，鍛鍊 4～6 個月後，每次可跑 500～800 步。在原地跑時可以用加大動作難度的方法來增加運動量，如採用高抬腿跑等。

4. 定時跑

有兩種跑法，一是不計距離，不限速度，只要求跑一定時間；另一種是要求在規定時間內跑完設定的距離。兩種方法可以分開進行或交替進行。

5. 長跑

長距離的慢跑，對身體各部分的鍛鍊作用很大，效果更為顯著。跑的距離可根據自己的健康情況而定，可跑 2000～3000 公尺，以跑完感到舒暢為宜，不可勉強。

6. 間歇跑步法

即跑步和步行交替進行。初次嘗試的人，一般是先走一分鐘，再跑一分鐘，交替進行。每隔 1～2 週增大一些運動量。計算運動量的具體方法有：a.用走和跑的次數來計算，每走或跑一分鐘算一次，每隔一週遞增一次，一直增加到走 10 次跑 10 次，然後固定在這個水準上，長期堅持；b.用走和跑的時間來計算，如第一週走 1 分鐘跑 1 分鐘，第三週走 1 分鐘跑 2 分鐘，第五週走 1 分鐘跑 3 分鐘……一直增加到走 1 分鐘跑 5 分鐘，這樣交替 5 次，長期堅持。

◆穴位療法解病痛

只要動一動自己的手指頭，去點按身上的一些部位，有可能讓你難纏的病痛，馬上減輕甚至痊癒。這說來實在令人難以相信，可是事實的確如此。穴位療法確有神奇的療效。有位患有膝部退化性關節炎的患者，腎臟功能本就不好；每次膝蓋一疼痛，就到處尋求名醫及偏方，長期打針服藥。後來自己用手指頭去點按膝蓋及小腿上的穴位。兩個月後，膝關節疼痛已改善。

穴位療法有時就是這麼的方便有效，藉著溫暖及富生命力的雙手，在面臨病痛的困境時，能夠點燃出希望。

門診有很多抱怨頸背痛的患者，大多是長久姿勢不對，經常伏案工作的上班族，其中有些病人，已經試過各種治療的方法，但是效果欠佳，終日為其所苦。這時我會在他們的手背或是頸部的穴位上，施予刺激；不消片刻，當場即立覺頸部輕鬆自如。這些病患，除了平日應該注意頸部的姿勢，只要他們有空時，自行用雙手點按該穴，終日痛苦的職業病，從此不再煩惱。

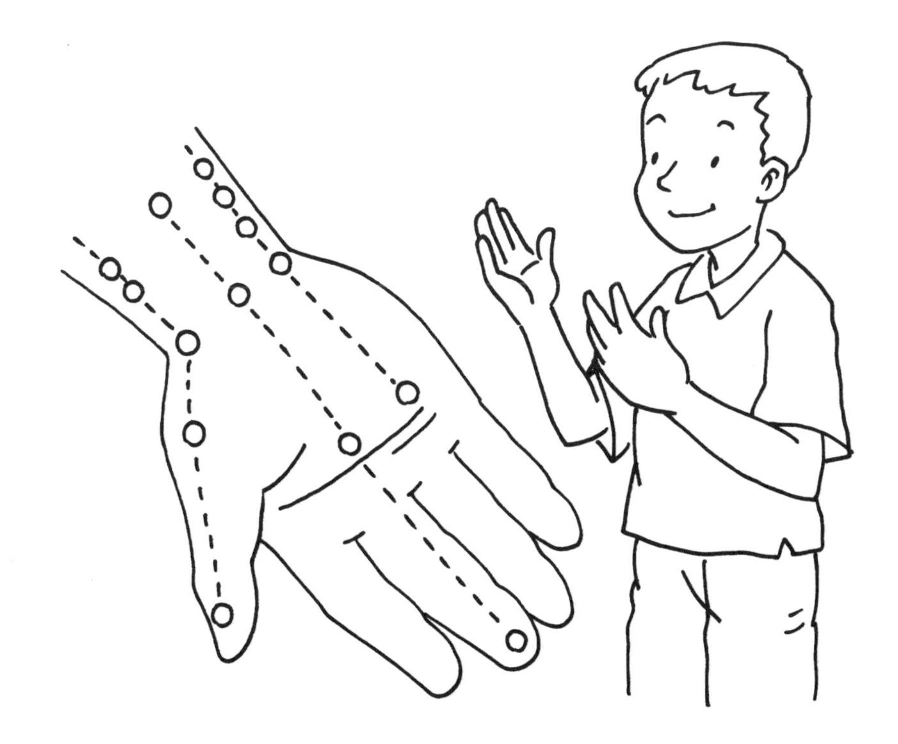

穴位療法除了可以用來治療，有時也可以用來預防。臨床上常見到一些病例，雖然感覺身體有明顯的不舒服，但是以現代的醫學檢驗，始終無法找出病因，這種現象有可能是生病前的臨床徵兆；這時候，可以試著應用穴位療法，來調節這些初期的生理障礙，以避免演變成日後不可逆的病理變化。

曾經有位中年婦女，因為整天感覺舌頭乾燥，後用穴位療法，自行刺激其手背及小腿上的穴位；大約十分鐘後，她立即感覺舌頭逐漸濕潤。

那麼，穴位療法解病痛有什麼基本內容呢？

1. 頭項尋列缺

列缺穴，是手太陰肺經的主要穴位之一，頭、項部的疾患可用列缺穴來治療。

位置：在上肢，橈骨莖突上方，腕橫紋上 1.5 寸。

簡便取穴法：兩手虎口交叉，一手指按在橈骨莖突上，指尖下凹陷中即是此穴。

列缺是肺經絡穴，與手陽明大腸經相通，用一絡通二經，手陽明大腸經之循行上頭。故列缺可以治療頭痛、項強等，尤其是因風邪侵襲而致病者（因肺經主表，風邪首犯人之體表）。

列缺除治頭痛、項強外，還可以治療面癱、齒痛、咳嗽、咽喉腫痛等。拇指尖掐對側的列缺穴。向手指方向用勁。兩側各約半分鐘。可產生宣肺平喘作用。

按摩法：按摩平喘方列缺穴：在橈骨莖突上方，腕橫紋上 1.5 寸，兩手虎口交叉，食指尖下所至凹陷處。

2. 面口合谷收

合谷穴，是手陽明大腸經主要穴位之一。頭面部及口齒的疾患，用合谷收效最快。

位置：合谷在手背第一、二掌骨之間，約平第二掌骨中點處。

簡便取穴法：以一手的拇指指骨關節橫紋，放在另一拇、食指之間的指蹼緣上。當拇指尖下是穴。

合谷具有解表退熱、理氣止痛、活血調腸的功效，並可治療頭面一切疾患。正如外感頭痛、頭暈、目赤腫痛、鼻淵、鼻衄、牙痛、牙關緊閉、耳聾耳鳴、痄腮、面腫、面痛、面癱、顏面肌肉痙攣、咽腫、失聲等等。我上學時，曾下牙痛，同學為我按摩合谷後如有一閃電投射向病齒，立刻痛止，奇效非常。

合谷作為全身穴位的主穴，還能治療胃腸疾患、皮膚病、婦科病、痛症等。如腹痛、胃痛、便祕、腹瀉；疔瘡、蕁麻疹、疥瘡；半身不遂、痛經、滯產；發熱惡寒等。合谷尤對止痛效果甚佳，無論頭痛、牙痛、胃痛、腹痛、痛經都有很好效果，但需要注意一點，合谷穴刺激量大，孕婦應慎用以防流產。

按摩法：取合谷穴，以拇指指腹切按合谷穴，得氣後按壓半分鐘，沿順時針方向按揉 100 次；取關元穴，以拇指指腹點按得氣後，用掌根沿順時針方向按揉 50 次，再沿逆時針方向按揉 50 次，用力不可過大。每日 3 次，飯前 1 小時進行。可調理胃腸功能治療腸道易激綜合症等病症。

3. 腰背委中求

委中穴，是足太陽膀胱經的主要穴位之一。

位置：在下肢，膕窩橫紋中點處。

委中穴是足太陽經穴，足太陽經脈偏行於後背、腰部，根據中醫理論，「經絡所通，主治所及」（即經脈循行所達到的部位，此經的穴位就有主治其病患的功能）。委中則可以治療腰背部疾患，主要治療腰背痛，如急性腰扭傷可以針刺委中出血，多用手拔罐，並常配人中同用。慢性腰痛，按壓委中要有電麻感到足心。委中作為足太陽經的主穴，還可用於治療半身不遂、坐骨神經痛、丹毒（用放血療法）、霍亂吐瀉（可放血）等疾患。

按摩法：取委中穴，在膝中央膕橫紋中點。直腿抬高取穴，或伏臥，當膕橫紋中央，於股二頭肌腱與半腱肌腱之間。用按壓法，

按拔法及點法。反應有局部痠、脹、麻感，可傳到足部。或用點、揉法 100 次，彈、拔法 50 次，兩種手法交替進行，每日 1 次，每次 10～15 分鐘，局部腫脹較甚者先以熱毛巾濕敷，待腫脹消褪後再用震顫相擊法。亦可以一手拇、食指掐按委中穴，同時存想足太陽膀胱經，氣自頭目下行存於委中處，同時大吸，以補法使委中部發熱痠脹為度，然後大呼，以瀉法感覺委中穴轉涼為度。主治腰痛、下肢癱瘓、坐骨神經痛、遺尿、小便難、中風昏迷、急性嘔吐、腹中絞痛、丹毒、疔瘡、癧瘍、疟疾、中暑、熱病、膝關節炎、腓腸肌痙攣等症。

4. 肚腹三里留

肚腹的疾患要用三里穴來治療。三里，即是足三里穴，是足陽明胃經的主要穴位之一。

位置：足三里穴在下肢，髕骨下緣下 3 寸，脛骨前脊外一橫指處。

足三里治胃、大腸、小腸、脾等經的病症，為骨腸疾病之主穴，又是全身四大補穴之一，為全身強壯要穴。主要功用為和胃降逆，化痰通竅，補益氣血，通經活絡。

足三里作為胃腸疾患的主穴，可以治療胃痛、腹痛、消化不良、食少納呆、腸鳴腹脹、痢疾泄瀉、便祕等症。據報導，針刺健康人和胃病患者的足三里和手三里，觀察發現胃弛緩時按摩足三里使其收縮加強，胃緊張時變為弛緩，並可解除幽門痙攣。

足三里不僅對胃腸疾患有效，對臨床上很多病症都有效，如心悸氣短、乏力，休克、高血壓、頭痛、頭暈、半身不遂、腰痛耳鳴、水腫等。此外，作為保健穴位，足三里亦可預防感冒、中風等。有臨床報導，在流感流行區按摩足三里，補法，點按痠麻至足背，共治 818 例，無一人得病。

按摩法：患者取仰平臥或坐位，可隔褲推拿。推拿者用兩拇指分別按揉患者雙側足三里，至得氣後繼續按揉約 100 次，每日 1～2

次。可健脾和胃，消食導滯。主治慢性胃炎等。

5. 咽痛按少商

少商穴，是手太陰肺經穴位之一。

位置：在大拇指橈側甲角旁約 0.1 寸處。

少商主要用來治療咽喉腫痛的疾患，要用三稜針點刺出血的方法，針刺要快，穴位要準，針孔要大，擠出 6～10 滴血，使血由暗紅到淡紅即可。有臨床記載：「大舅爺十一月間，忽一晚染病，咽痛、憋氣。少商放血後。身微汗出，第二日竟痊癒。」

少商不僅可以治療咽喉腫痛，還可以甦厥開竅，治療中風昏迷。曾有一腦血管病人，在搶救中呼吸停止，心跳尚存，西醫無效，請針少商、人中、合谷，呼吸立即恢復，全屋人無不稱奇。

6. 痛取阿是穴

「痛取阿是」的意思是說，痠楚疼痛的疾患用阿是穴可以治

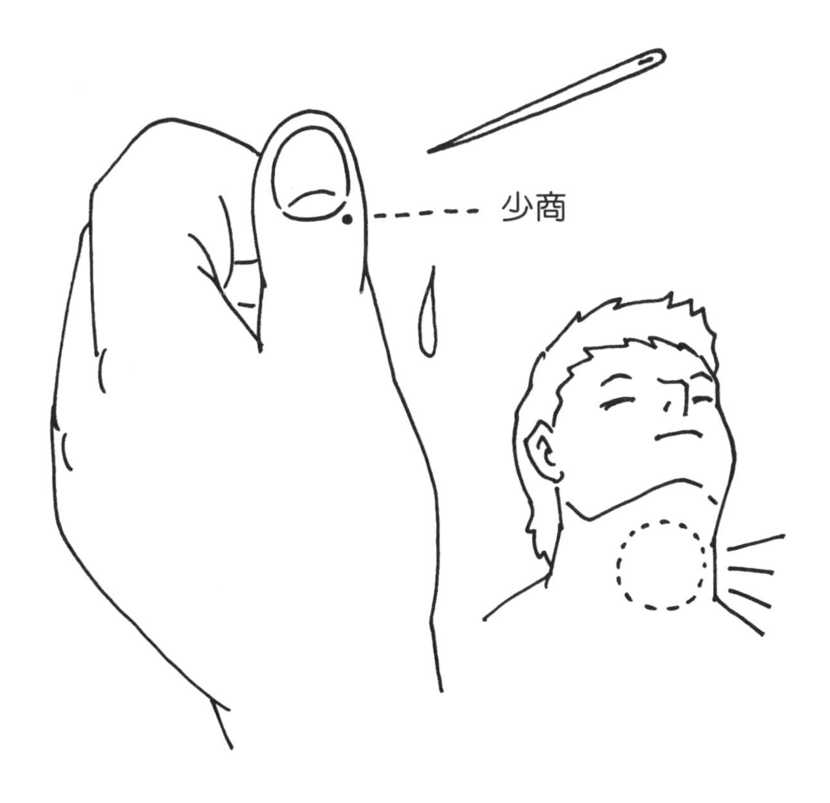

療。阿是，即阿是穴。阿是穴既無固定部位，又無具體名稱，而是痛腧的穴位。阿是穴首先見於唐代《千金方》，阿是穴源於《內經》中「以痛為腧」之立論，是以壓痛點或反應點作為針灸部位。阿是穴多位於病變局部，也可在與其距離較遠的部位。

例如，急性扭傷則有一壓痛點，以三稜針點刺痛點，並拔火罐，會收到很好的效果。又如網球肘，刺之壓痛點，效果亦佳，反應點作為阿是穴，多遠離病灶，如闌尾炎多在下肢有反應點，膽囊炎也在下肢有反應點，針刺其反應點也會收到良效。

坐骨神經痛按摩方：術者用拇指或掌根，墊消毒紗布，在封閉部位按摩，每穴 1 分鐘；沿痛點經患側臀部大腿後部、膕窩、至小腿及踝部，自上而下，由輕到重按摩 3～5 遍。點穴：阿是穴、環跳、秩邊、委中、承山、絕骨、崑崙，點、按、揉交替使用。最後用滾法、拍打法。每日 1 次，7 日為 1 療程，按摩 30 分鐘。具有通經活絡，舒筋止痛的功效。主治坐骨神經痛等。

7. 小便不通陰陵泉

小便不利或不通可用陰陵泉穴進行治療。陰陵泉是足太陰脾經要穴，位置在膝關節下方，脛骨內側踝下緣凹陷處。其主要功能就是通利小便。所以，臨床上不僅小便不通可以點按之，小便失禁亦可用之。其他如淋證之小便澀疼，淋瀝不通；因前列腺炎或前列腺肥大而致的排尿不暢；因腎虛而致的尿失禁等等，亦有療效。陰陵泉的這種功能在於其可以利水利濕，故臨床上水腫無溫不成瀉，泄瀉的病人也用之。中醫認為，無濕不成瀉，泄瀉者取陰陵泉利其濕，利小便而實大便也。

8. 大椎穴解全身毒

大椎穴，是人體主要穴位之一，主要功能就是清熱解毒，振奮人身陽氣。這是因大椎是督脈的穴位，又是所有陽經交會的地方，所以其通陽瀉熱的功能最強。

位置：在背上部，第七頸椎與第一胸椎棘突之間的正中處。

大椎穴可清一身之熱，感受風熱而引起的外感發燒，感受疾毒而引起的機體發燒，邪毒內攻而致營血熱盛，都可點按此穴。由於陰虛而致的濕熱也要以大椎治療。在臨床上可治療感冒發熱、流感、各種急慢性炎症有發熱者，因臟腑發熱而發痤瘡、瘡瘍等等。治療發熱性疾病，也可用三稜針刺大椎出血，可配合耳尖放血；治療痤瘡，可用三稜針點刺之，然後拔火罐，對胃腸蘊熱型效果亦佳。

現代研究證明，大椎對各種急慢性炎症都有較好作用，有明顯的消炎作用。大椎作為督脈的主要穴位，不僅僅用於熱病，還可用於治療頭項強痛、瘧疾、癲癇、咳嗽、癱瘓等，是臨床上很常用的穴位之一。

9. 風濕痺症取環跳

冷風濕痺症（如下肢冷痛）取環跳、陽陵泉來治療。環跳、陽陵泉是膽經穴位，均在下肢。環跳在臀部，股骨大轉子與骶管裂孔連線外 1/3 與內 2/3 交界處。陽陵泉在下肢，腓骨小頭前下方凹陷中。二穴均有祛風濕、強腰腿之功效，故可治療下肢冷痛。如因受寒而引起的下肢疼痛或是坐骨神經痛。曾有一男病人，患者痛苦呻吟，手扶病腿檢查，沿膽經循行一線疼痛，即點按環跳，使電麻感至足，當即止痛。環跳穴下乃是坐骨神經通過的地方，所以點按環跳刺激坐骨神經而治療坐骨神經痛效果很好，尤其是對因受寒濕而致的坐骨神經炎效果更佳。

10.頰車地倉治口歪

頰車、地倉、用於治療口歪不正有立竿見影的效果。臨床上主要見於顏面神經麻痺引起的面肌癱痪。頰車、地倉均是足陽明胃經穴位，均在面部。頰車在咬肌最高點，地倉在口角旁 0.4 寸處。二穴經常配用點按，治療面癱。因為面癱是由於足陽明經被外邪阻滯，導致經筋失養，筋肌縱緩不收。頰車、地倉均是足陽明經穴，可疏通經絡，祛除外邪，故可用來治療面癱。臨床上頰車和地倉是二個用來治療面癱的主穴，除此之外，點按地倉還可以治療口角流涎，頰車還可治療牙痛、牙關緊閉。

◆木梳療法治乳鬱

梳頭療法是用木梳梳頭，透過疏通人體頭部經絡氣血而達到防治疾病的一種外治療法。至少在唐代時，人們已經意識到梳頭不僅能使頭髮整齊美觀，而且還有按摩頭部、疏通血脈的作用，故孫思邈等古代養生家都提倡「髮宜常梳」。古代梳頭療法僅用木梳和手指施行，常使用象牙梳和木梳，頭部有瘡癬癰腫或破潰者禁用此法。

梳頭本是人們的一種生活習慣，後來逐漸用於防治疾病。宋代文學家蘇東坡常用手指梳頭二三百次，藉以醒腦提神，保健延年，清人亦有「梳髮，疏風散火也」之說，作為一種防病保健之法，目前在民間許多人都有在使用此法。

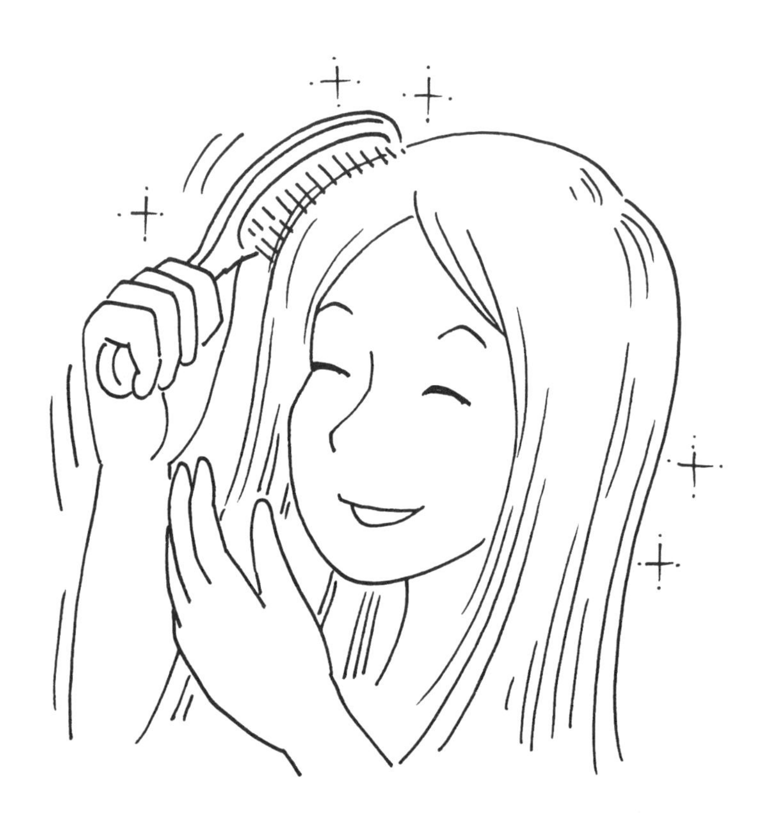

根據歷代古書記載，梳頭療法主要用於防治頭部疾患及神志異常。應選用木質梳子，如無木梳，可用手指代替梳子梳頭。一般每天在清晨起床後、午睡後和晚上睡覺前梳頭，從前額經頭頂到枕部，開始梳時，每分鐘梳 20～30 次，以後逐漸加快速度，如以保健強身為目的，每天梳頭 1 次，每次 3～5 分鐘即可，如用來治療疾病，則可每天梳頭 2～3 次，每次 5～10 分鐘，手法稍重一些。治療失眠症，可用木梳從前額經頭頂梳向枕部，先輕後重，早晚各 1 次，早晨每次 10 分鐘，晚上臨睡前梳 15～20 分鐘。

木梳在清代還用於治療婦女乳汁鬱積症。梳乳療法是以木梳或人手順乳管分泌方向梳理乳房，去除瘀阻，使乳汁分泌通暢以達到治療疾病的一種外治療法。梳乳療法的產生難以考據，但其在民間流傳已久。清代吳尚先在《理瀹駢文》中曾記有：「乳不通。麥芽煎洗，木梳梳乳千遍。」近代人們應用本療法治療乳汁鬱積症、急性乳腺炎早期、乳腺囊狀增生症，取得良好療效，是一種簡便易行，療效可靠的傳統外治療法。梳乳方法是，患者將木梳背在繃緊之棉布上快速摩擦 30～40 次，使其溫熱，趁熱將梳背沿著乳管走行方向，由乳根向乳頭方向快速梳理 50～100 次，木梳涼後，再次摩擦布生熱，再梳。每次梳乳 20～30 分鐘，每日 1～2 次。這種方法可對乳腺經絡產生疏導和排泄的作用。

◆揉腹養生治大病

你會揉腹嗎？這個問題問得奇怪。揉腹作為常見的養生方法，似乎已家喻戶曉，但真正懂得揉腹的效果和正確操作方法的善用者卻不多。

過去我的心臟常有間歇、早搏的現象，當時不太在意。有一陣子工作忙，我感到心臟早搏的次數逐漸頻繁起來，每天約有數十次。第二天我心裡就覺得悶得慌，頭上直冒虛汗。我到醫院看病，說是心律不整，可能是休息不好，叫我吃些鎮定劑。服了一段時間後，仍不見效，胸悶、早搏仍時常發生。我又先後到醫院診治，大夫仍然開藥治療，用普心寧、心得安、乳酸心得定等，但仍然沒有消除病症。那時期無論是工作中還是休息時，心臟總是出現連跳現象，最嚴重的時候一分鐘出現 3～4 次早搏。經過多次做心電圖，最後確定我是竇性心律不整、心肌缺血，大夫教我服用氯化鉀，還伴隨著腰痠腿痛，渾身上下都不好受，簡直是病魔纏身了。由於體弱多病，每天精神不振，情緒低落，耳聞目睹一些中老年人因心臟病導致死亡的事情，精神壓力很大。

由於還不甘心病倒，我開始注意有關心臟病方面的醫學資料，並到書店買一些心血管疾病方面的書籍。有朋友介紹了「仙人揉腹」的方法。我聽了喜出望外，急忙借來此書，照書中介紹的方法開始按揉。奇蹟發生了，其法為：以手摩其小腹，先由內向外盤旋摩 36 圈，再由外向內摩 24 圈。男先左轉而後右轉；女先從右向左轉，後從左向右轉。最後按在臍下三指關元穴部位稍停。此外，揉腹是在睡覺前、起床前進行，既不花錢，也不費什麼氣力，很容易堅持。

不到一個月時間，我感到胸不悶了；三個月後，早搏現象明顯減少、半年左右基本消失；而且我的胃痛、腰腿痛也隨之消除了，精神也越來越好。

由於揉腹養生法在民間廣泛被採用，因此各種揉腹之法皆有其特色，這裡再介紹另外一種揉腹養生法以供讀者參考：

一、仰臥，以一手置於胸骨柄下端，做好揉腹準備。

二、從劍突下起向下做圓形按揉，沿任脈線（即腹部正中線）直至恥骨上緣，再向上做相反方向按揉，各 20 次。

三、兩手分別置於腹兩側，自上往下，再由下往上做圓形按揉，下至恥骨，上至肋骨，各 20 次。

四、用一手手掌或兩手，以臍為中心，做圓形按揉，順時針 20 次，逆時針 20 次。

五、用手掌從劍突下至恥骨上，沿任脈線，自上而下輕輕推按20次。

六、用指腹從乳下向下直推至腹股溝，左右各20次。

按揉時用力要適度，呼吸要自然，動作要柔和，可根據各自時間安排選做其中幾步，循序漸近，若能每天堅持做2～3次，就能收到良好的保健效果。但揉腹前應排空小便，且不宜在飯後立即進行，也不應在過飽或過饑的情況下進行。腹部皮膚感染或腹部炎症不宜揉腹，孕婦不宜揉腹。腹腔內有癌腫的患者禁用。

揉腹不僅可以養生，而且對多種疾病均有較好治療作用。如高血壓、冠狀動脈心臟病、肺血管慢性病、糖尿病、腎炎及習慣性便祕等均可採用揉腹輔助治療。老年人活動少，胃腸蠕動減慢，腹肌鬆弛，胃腸功能減弱，若能堅持揉腹鍛鍊，則可產生調理脾胃、增強消化功能、增進食欲、增加腸蠕動、消除腹脹、防治便祕的作用，故對老年人保健也尤為適宜。但由於老年人腹壁薄弱，老年人自我按揉時動作常較僵硬，故用力不宜過大、過猛，不能急於求成，按揉時必須仰臥躺平，以免引起腸扭轉等不良後果。

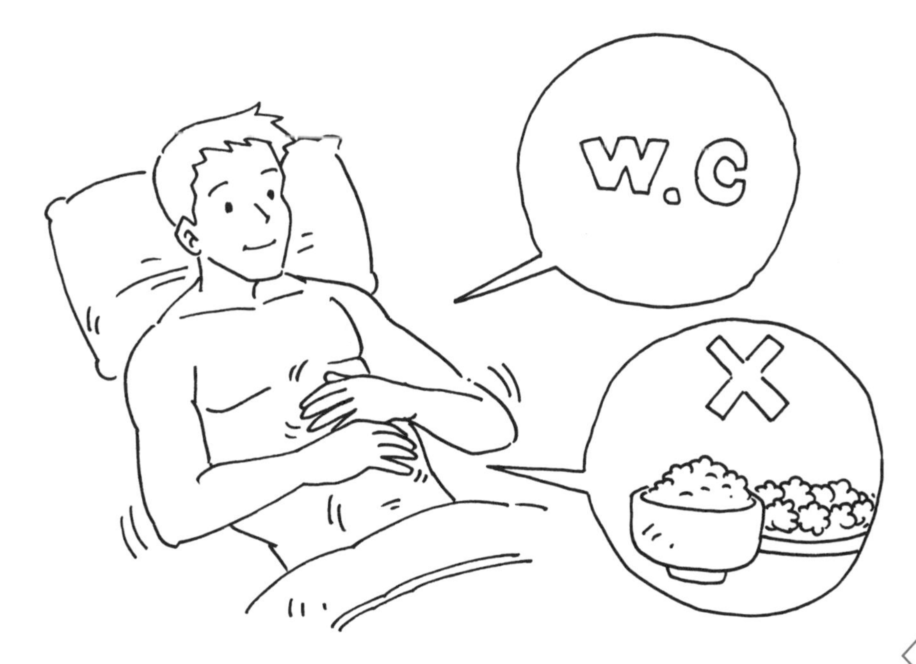

第七章　長生先要養氣

第一節：氣是一種精神

◆長生不老確有可能嗎？

千百年來，養生抗老、益壽延年，一直是人類夢寐以求的理想。生、長、壯、老，固然是生命活動過程中不可抗拒的自然規律，但是延緩衰老的過程，延長人類的壽命，則是應該辦到和可以辦到的。關於人類的天然年壽即生理自然壽命問題，早在《內經》中即有明確的記載，如《素問‧上古天真論》說：「上古之人，春秋皆度百歲，而動作不衰」，「其知道者，法於陰陽，和於術數，食飲有節，起居有常，不妄作勞，故能形與神俱，而盡終其天年，度百歲乃去。」所謂「天年」，即指超過百歲的自然壽命而言。唐代著名醫家王冰注釋說：「度百歲，謂至一百二十歲也。」《尚書‧洪範》便說：「一曰壽，百二十歲也。」《書經》亦有「百二十歲為壽」的記載。由此可見，古人透過實驗已經認識到人類的正常壽命應該在一百二十歲左右。這與現代生物學家推測人類的壽命係數應是其發育期的 5～7 倍，與 100～140 歲左右頗相近似。和美國老年學家海爾弗利克（史丹福大學醫學微生物教授、博士）根據細胞分裂次數所推算出的人類壽命應該是 120 年這一科學論斷基本相同。

中醫學從《內經》開始，即系統地論述了有關「養生」、「攝生」的理論和方法，又不斷地從民間和實驗中吸取和累積了豐富的延年益壽、抗衰老經驗，從而形成了我國具有的系統理論、多種流派及獨特方法的中醫養生學。

中醫學認為，衰老是一種生理現象，是人體成年以後隨著年齡的增長而出現的體質、形態、生理功能等方面的退行性變化。中醫學認為人的生長、發育、衰老與腎的功能狀態密切相關，並以為精血虧耗，腎氣虛衰是人體衰老的主要因素。同時，中醫學對於腎精中的「天癸」在人的生長、發育、衰老過程中所產生的作用十分重視，並把「天癸竭」作為衰老階段開始的標誌。

所以，中醫學認為凡先天稟賦不足、後天飲食起居失調、房事過度，或情志長期抑鬱，又及慢性疾患長期消耗等，皆能損耗精血，導致腎臟精氣虧虛，從而使衰老過程過早地開始。應當指出，人體精血的充盈，與腎、脾、肺、心等臟之功能密切相關。先天父母之精氣，為後天精血充盛的基礎，而且還依賴後天脾胃所吸收的水穀精微的滋養，並依賴肺、心所化生之氣血的補充。所以，一般來說，男子雖過六十四歲，女子雖過四十九歲，「天癸」雖竭，但只要脾胃強健，營養充足，心氣不衰，肺氣不虛，則仍可能保持氣血旺盛，筋骨猶健，從而可望長壽。

近代醫學研究也指出，人體隨著年齡的增加，機能活動亦逐漸衰退，體內臟器組織亦隨之逐漸老化而呈階段性。有文章報導，透過對235例人群進行腎虛調查，發現各年齡層的腎虛百分率隨年齡增加而有遞增現象。男女兩性從三十歲起即有一定的腎虛百分率，四十歲以上組的腎虛率達70%以上，說明《素問・陰陽應象大論》所謂「年四十，而陰氣自半也」的論斷是有一定根據的。所以防老宜以三十歲開始，抗老宜從四十歲開始，延齡宜從六十歲開始。

直到現在，不少人仍然堅持認為，長生不老確有可能。持這種觀點的大多都是那些對養生有著深刻了解的人，他們用自己的人生經驗和思考詮釋著他們內心中所想像的那種長生不老術，例如南懷謹先生曾在《靜坐修道與長生不老》一文中寫道：

在我的一生中，有不少人無數次問過這些問題。一個做了幾十年醫生的人，如果沒有宗教家的仁慈懷抱，有時候真會厭惡自己「當時何不學春耕」，懶得再講病理；同時更會討厭求診治病的人存有頑強的主見，不肯合作。我雖然不是醫生，但實在缺乏耐性詳細解答這些迷惑的心理病態，有時候碰到別人問起這些問題時，我劈頭說：「你幾時真正見到世界上有長生不死的人？除了聽別人說的：某地某人已經活了幾百歲，廣成子、徐庶，都還活在峨眉山和青城山上，絕對沒有一個人敢親自請出一位長生不死的神仙來見人。」

其次，我就要問：你認為靜坐便是修道嗎？道是什麼？怎樣去修？你為什麼要修道和靜坐？幾乎十個就有五雙的答覆都是為了「祛病延年」與「消災延壽」。講到靜坐與修道，大多數人都想知道靜坐的方法，以及如何打通任督二脈與奇經八脈，或者密宗三脈七輪等等問題。可是他們都忘記了為長生不死而修道，為打通任督等脈而靜坐的最高道理——哲學理論的依據。因為一個人為自己長生不死而修道，這只揭示人性自私心理極度的發揮。如果打通身上的氣脈便是道果，那麼，這個道，畢竟還是唯物的結晶。道，究竟是心是物？多數人卻不肯向這裡去深入研究了。

那麼，人類根本沒有長生不死的可能嗎？不然！不然！這個問題，首先必須認識兩個不同的內容：

1. 所謂長生，就是「祛病延年」的引申，一個人了解了許多養生必要的學識，使自己活著的時候，無病無痛，快快活活地活著，萬一到了死的時候，既不麻煩自己，也不拖累別人，痛痛快快地死去，這便是人生最難得的幸福。
2. 所謂不死，不是指肉體生命的常在，它是指精神生命的永恆。但這裡所謂的精神生命，究竟是什麼東西呢？它的本體，是超越於心、物以外而獨立存在的生命原始；它的作用和現象，便是現有的生理和心理的意識狀態。至於精神的究竟狀況是什麼

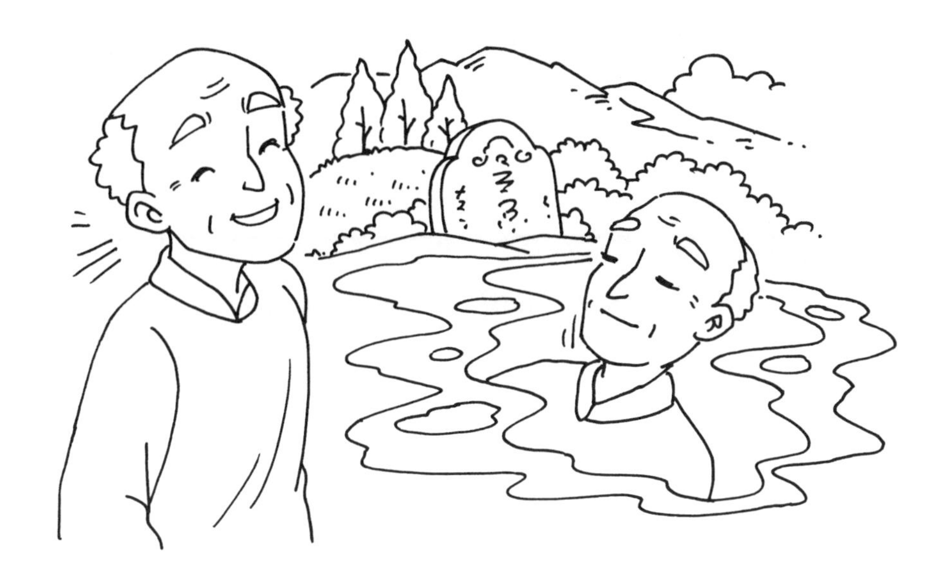

情形？那是另一個非常麻煩複雜的問題，留待以後慢慢地討論。

其實，自古以來所謂的修道，乃至任何宗教最高的要求，都是要找到這個東西，以返還到這個境界為目的，只是因文化系統、區域語言的不同，而使用各種不同的方法來表達它的意義而已。

那麼，道是可以修的嗎？「祛病延年」的「長生不老」之術，的確是有可能的嗎？就我的知識範圍所及，可以大膽地說：的確有道可修，「長生不老」是有可能的。但是必須了解，這畢竟是一件個人出世的事功，並非入世利人的事業。如果一面要求現實人生種種的滿足，同時又要「長生不老」而成神仙，那只有問之虛空，必無結果。

其實，除了男女關係以外，現實人生的欲望，有些還勝過男女之間的要求，更多更大。同時，更必須了解，想要求得「長生不老」，這便是人生最大的欲望，當然也便是阻礙修道最大的原因了。一個人在世界上，要想學成某一門的專長，必須捨棄其他多方面的發展，何況要想達到一個超越常人的境界呢？道家的《陰符經》說：「絕利一源，用師十倍。」如果不絕世間多欲之心，又想

達到超世逍遙之道，這是絕對不可能的事，至少，我的認識是如此，過此以外，就非我所知了。

◆自古名醫多高壽

自古就有名醫多高壽的說法，在《中國醫學名人志》上記有年齡者149人，其中80歲以下者42人，80歲以上者70人， 90歲以上者27人，100歲以上者10人，平均壽命超過了80歲。 該書未收載的秦代的崔文子活了三百歲；後漢的葛越活了二百八十歲。從歷史上看，我國古代醫藥學家中七、八十歲以上的人並不少見。有人統計，從隋唐到清末，有21位著名醫家的壽命都在60歲以上。其中11位享年70～100多歲。唐代有一位名醫叫藺道人，活了一百四十五歲，他是我國歷代名醫中最長壽的一位了。其次是經歷隋唐兩代的大醫學家孫思邈，活了一百二十歲。唐代醫家甄權約活了一百零三歲（西元541～643年），撰有《脈經》一卷，《脈訣賦》一卷，《針經鈔》三卷，《針方》一卷，《明堂人形圖》一卷。其祖籍許州扶溝（今河南扶溝）人，因為母親有病，故與弟弟甄立言發奮學醫，攻讀醫方，成為唐代名醫，尤其擅長於針灸術。魯州刺史庫狄欽患有風疾，手不能引弓，諸醫不能治。甄權為他針肩髃一穴，迅即而癒。643年，在他103歲時，唐太宗親臨其家訪視長壽的飲食藥性，不僅慰問，還親自授予朝散大夫之銜，並賜壽杖衣服。

從以上的記載來看，古代醫學家確實是壽命最長的族群之一。為什麼醫學家多易長壽呢？來輝武認為：

一、這些名醫多精於中醫養生之道，注重養生保健鍛鍊。中醫養生學歷史悠久，源遠流長，包括飲食、精神、食衣住行等日常生活調理、氣功、按摩體療等自我保健鍛鍊，以及藥物滋補等許多方面。由於歷代名醫身體力行中醫養身，故多登仁壽之域。

二、由於歷代名醫精於醫術，能夠及時預防疾病的發生，既患病也能得到及時有效的治療，從而使身體能夠保持最佳狀態。

三、熱愛自己的職業，注重醫德修養。歷代名醫都有終生獻於岐黃之術的宏願，古今中外調查資料表明，具有熱愛職業心理的人，可防老長壽。

四、勤於學習，善於學習，善於思考。古今中外大量資料證實，終生勤於學習，善於思索的勞動者多獲長壽。

◆家族長壽有密碼

越來越多的統計資料表明，長壽者往往有一個長壽譜系。在中國廣西馬縣 51 名長壽老人中，有 31 人的親屬都是長壽者。來輝武經過調查認為，自然壽命是種族的特性，主要是遺傳因素決定的。人類的種族特性、遺傳密碼可決定人類的衰老，從而和壽命密切相關。

家族長壽的歷史很悠久，早在傳說時期就有家族古代長壽的記

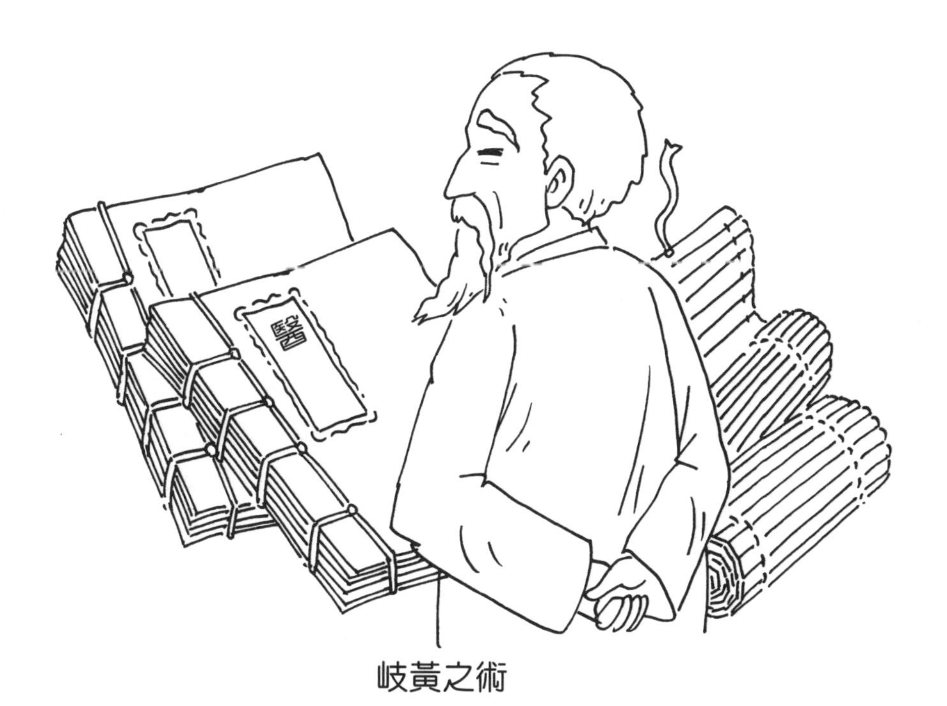

岐黃之術

載。周朝開國者就是一個長壽之家。周文王的祖父享年 120 歲，父親壽至百年，文王本人也活了 97 歲。當然因年代過於久遠，還沒有可靠史書，這是難以準確考證的。

長壽家族之所以長壽的原因，除遺傳因素外，還與家族長期共同的飲食習慣、共同的生活規律、共同的生存環境有密切關係。來輝武透過多年統計還發現，在長壽家族中第一、二胎出生者的壽命最長，例如對 200 名長壽老人的調查中， 能清晰記憶自己出生排行的 174 人中，一或二胎生者為 96 人，佔 55.2%。在另一份調查中，則為 60%以上。其後，透過配對調查，把年齡組序按 60～69、70～79、80～89、90～99、100 歲以上排列，再把出生排行按第一、二胎和第三胎以後的分成兩組，繪出兩條曲線。其結果，第一、二胎出生者隨年齡組序而增加，從 60～69 歲的 43.5%上升到 100 歲以上組為 63.2%，第三胎以後出生者隨年齡組序上升而減少，兩條曲線恰好相反，各年齡組間差異顯著，因而以上規律是可信的。大多知名的百歲老人多屬第一、二胎生，如長沙市 112 歲的佘金燕、廣西壯族自治區的 109 歲的人瑞代表冉大姑，均為第一胎出生者，這可能與第一、二胎優生率較高有關。

長壽家族之所以長壽，少私寡欲、知足，少私心、去欲望、知足常樂，也是共同的祕訣。

著名文學家冰心在描述自己之所以長壽的情況時，這樣寫道：

「說到童年，我常常感謝我的好父母，他們養成我一種恬淡、『返乎自然』的好習慣，他們給我一個快樂清潔的環境。因此在任何環境裡都能自足、知足。我尊敬生命，熱愛生命，我對於人類沒有怨恨，我覺得許多缺憾是可以改進的，只要人們有決心，肯努力。」

這應是冰心健康長壽的極為重要的原因，它深刻、生動、真切

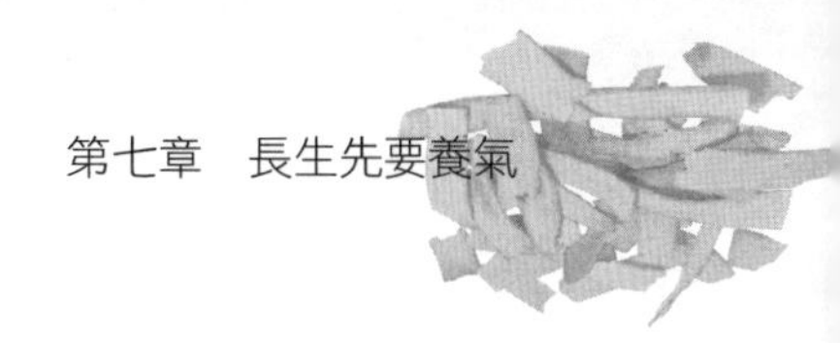

地啟示人們：養生當重人自然』。

第二節：氣是一種境界

◆半山腰處人長壽

《黃帝內經》說，炎熱的氣候環境會縮短人的壽命，而寒冷的氣候環境則可延長人的壽命。地處高寒山區的新疆、西藏、青海，無論是人群中百歲老人的比例，還是老年人口的長壽水準，都要高於國內其他地區。這是因為地勢的高低影響著人的壽夭，地勢高則陰氣所治，地勢低則陽氣所治，陰氣所治的地方萬物晚成晚衰，故人的壽命較長；相反，陽氣所治的地方萬物早成早衰，故人的壽命較短。

現代研究證明，疾病、壽命與居處地有很大關係。低矮潮濕、疏漏當風、長期無人居住和陰暗清涼之地都不利於健康，不宜居住；而應該選擇山丘（非指高寒山區）或築樓台等地勢高之處生活。現在調查證明生活在半山腰的人，的確比生活在平原或高寒地區的人長壽。如中國著名長壽地區廣西都安、巴馬的調查表明，51位百歲老人大部分住在山腰地區。

大部分是海拔五百公尺至一千五百公尺的山區，雨量充沛，溫度適宜。這就形成了青山綠水、空氣清新、水源潔淨的良好環境，有益於人民健康長壽。這以《黃帝內經》中所論「其地高其人壽」的觀點十分一致。

從保健理論來看其地勢高者，陰精奉於上，故其人長壽。這是因為陰寒地區海拔高，地勢峻，人體陰精不易耗散，易於固守；而地勢低處，熱勢高，易傷津耗氣，陰精耗散，最終導致陰陽俱損，壽命降低，這是有科學理論的。

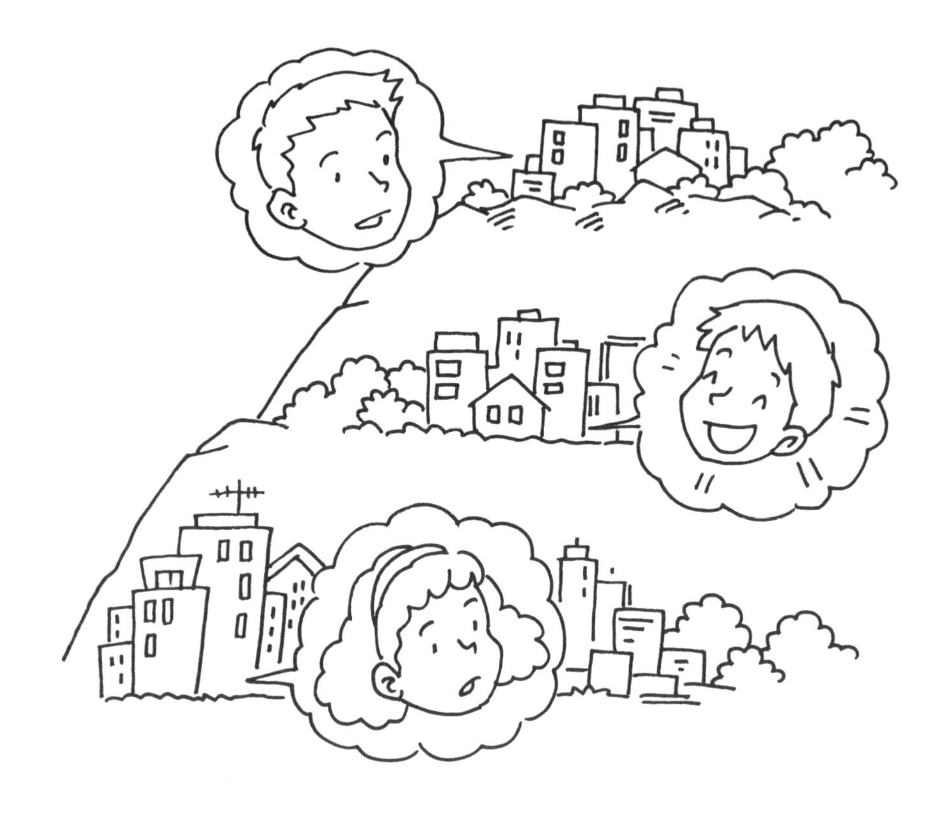

◆**我以中和養我心**

中庸，不但是孔子的倫理學說，更是古人對整個世界的一種看法，是解決人生問題（包括養生問題）的基本原則和方法論。正是古人堅持「以中和養我心」的原則，對衣食住行的注意非常周全，只追求中和平衡，而不追求豪華安逸，從而能夠健康長壽。

以孔子為例，他堅持以中和養其身，也和常人一樣，離不開衣食住行。生活瑣碎，雖多小節，但他認為這些與健康長壽有密切關係。在衣著上：暑天炎熱季節，他穿的是粗或細的葛布單衣，既透氣，又涼爽，睡時一定穿睡衣，洗澡時「必有明衣」。坐的是「狐絡」做成的墊子，冬保暖，夏防潮。在飲食上，非常注重衛生，他有八個不吃：霉糧餿飯、爛魚敗肉不食；顏色壞的不食；發臭的不食；夾生飯或其他烹調不當的不食；調料不當的不食；不合時令的不食；胡亂砍割的不食；在鬧市上買的酒或熟肉不食。足可見其注意至微。飯後吃點薑，幫助消化，但不多吃。孔子飲食秉持原則是「食無求飽」、「食不厭精，膾不厭細」、「齋必變食」。經常改變飯菜的花樣品種，以保證無傷脾胃，易於消化，營養豐富，這些都是相當科學的。孔子不反對飲酒，但以不醉為限。他也不隨便服藥，應該承認，孔子以中和養其身，時時注意，「勿因事小而不為」，才能防病於未然，這裡的強身中庸思想對於對立統一的兩方面的互相依存和聯結，有著不容忽視的價值。它並非簡單地排列對立雙方，而是要依照一定的原則或濟或泄，達到一種中和的境界。仁者既有中庸之德，中和恆常，對那寧靜不動、不偏不倚的山，自然就有一種心相呼應、心嚮往之的偏愛，產生心理上的「共振」現象，愛山、好靜也就在所難免。這樣的人，心無愧怍，永持平衡，用董仲舒的話講，就是「能以中和養其身者，其壽極命」。所以，「仁者壽」。

漢代大儒董仲舒也是以中和養其身的代表。他論養生，養心重於養身，義大於利，主張遵循自然氣候的變化規律進行養身，「循天之道，以養其身」，能以中和養生，則壽。所謂和者，天之正也，陰陽之平也。中和，即不太過，也非不及。因為太過、不及均不利健康。養中和，宜調情志，修行為，為仁者。故仁人之多壽者，外無貪，而內清靜，心平和而不失中正，取天地之美以養其身。是養生的最高原則。

應該看到，孔子講中庸，是為了整個社會秩序和社會體制的諧和穩定，為了人與人之間、仁者自我身心的修養達到融合諧調的至境。所以孔子力倡中庸，以仁為其極致，以中為其核心，構建成一個完整的思想體系。而今天，中醫講中庸，是為了生命有機體的統一和生存，兩者異曲同工，對我們都有所啟發。

◆古人養生三原則

古人養生思想的核心是全性保真，不可傷生害性。莊子在《天運》篇中說：「喪失本性有五個方面：一是五色亂目，使目不明；二是五聲亂耳，使耳不聰；三是五臭熏鼻，刺激鼻腔；四是五味濁口，使口病傷；五是好惡迷亂心竅，使情浮動，這五方面都是生命的禍害。」所以古人主張養生三原則，即「慎藥」，「貴生」「節欲」方能全性保真，養生長壽。

一、慎藥

《論語》記載，季康子曾饋贈名貴藥材給孔子，孔子拜謝其好意，收下了藥物卻沒有服藥。問其緣故，孔子說，我對藥理尚不精通，不敢貿然服藥。此典故說明了上古人們對服用藥物採取的慎重態度。在孔子看來，無病服藥絕不是一件好事情。

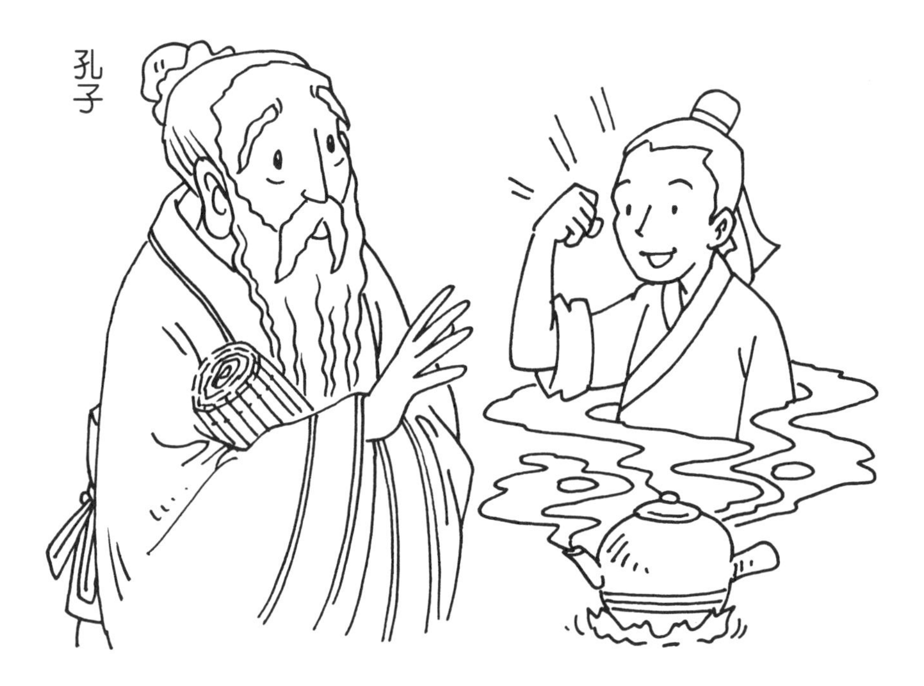

嘗藥養生是古代的傳統，首先是由於藥性的程度很難掌握。因為古代人們對藥的了解是逐漸展開的。許多藥常誤服致病、致死，因此，少量嘗藥以試其反應是完全必要的。其二是由於療案方面的需要。古人講究孝悌觀念，父母及長輩或君王生病，都需由晚輩或臣下調藥自試，如果沒有副作用才服，以免傷害老人及帝王。其三是由於藥性發展的需要。因為古代缺少化學手段，只能憑舌口來辨別藥物的性味，並以此來形容，概括中藥的功效及性質，如酸、苦、甘、辛、鹹等。從以上三個方面來看，嘗藥養生確實是十分必要的。

二、貴生

人死於病，人的一生中生、長、壯、老、亡是客觀規律，要使人長壽必須重視人的養生規律，提高生存的品質，在這一點上道家的「道生」、「修真」與儒家的「攝生」、「養性」是不謀而合的，在此基礎上，只有「貴生」、「尊生」才能達到長壽的目的，它包括下列內容：

《太平經合校‧不用書言命不全訣》中說：「是曹之事，要當重生，生為第一」，認為人之生命最為重要，需用各種方法來延長壽命。，中醫藥是延長壽命的重要手段。除了醫藥養生，人們自己的養生意識和知識的普及也十分重要，在這一點上中國古代有許多寶貴的學說和經驗。其中儒家的「克己」、「養性」之說，道家的「自然無為」、「恬淡寡欲」、「全性保真」學說都具有較為廣泛的影響。民間的養生經驗更是人類保養長壽的珍寶，需要人們廣泛去挖掘、整理。

《太平經合校‧樂天得天心法》中說：「人最善者，莫若常欲樂生，汲汲若渴，乃後可也」。生命是寶貴的，人只有一次生命，對於這一生命應該珍惜，所以道家提出積極的「樂生」的思想，這種樂生是指要愉快地生活，要使自己的人生富有意義的生活。反對

那種醉生夢死，只求享樂的消極人生態度，強調要珍惜生命的每分每秒，意即健康而愉快的生活，甩掉一切思想包袱。

三、節欲

節欲學派以莊子、老子思想作為原始依據，兩者都強調節欲或絕欲，在這一點上，老子比莊子要開放一點，莊子比老子更徹底一點。莊子繼承並發揚了老子的學說，自魏晉後老莊並稱，共為道家學派的創始人。但二者又略有區別：老子主張少私寡欲，莊子則主張無欲；老子主張無為，其目的是無不為，莊子則主張純然無為。這是因為莊子認為世俗的紛亂是由於統治者喪失了本性，所以必須無欲無我，清靜無為，居於無何有之鄉，處於廣大之野，全性保真，修身養德，來恢復其本性，這樣天下才能太平。

◆欲望少，活到老

在我國東漢末年，有三個異人，分別是皇甫隆、封君達、蒯京，他們都活了百多歲至二百歲，養生各有絕招。其中「封君達，隴西人，初服黃連五十餘年，入鳥峰山，服水銀百餘年，還鄉里，如二十者。……二百餘歲乃入玄丘山去」。而皇甫隆還曾向曹操介紹道家養生家蒯京活到一百七十八歲的「叩齒咽津」術。曹操曾親自訪問過當時號稱「青牛道士」的封君達，封君達，東漢時醫生兼養生家，隴西（今陝西隴西）人，以常乘青牛，故號「青牛道士」或「青牛師」。封氏對養生之術有深刻造詣，故「年百歲，視之如三十許人」。封君達向曹操傳授了養生訣：「體欲常勞，食欲常少，勞勿過極，少勿過虛，去肥濃，節酸鹹，減思慮，捐喜怒，除馳逐欲，慎房事。春夏施瀉，秋冬閉藏。」

研究封氏的養生經驗，主要有如下幾點：

1. 體欲常勞。

封氏指出：「體欲常勞」，「勞苦勝於逸樂也，能以朝至暮，常有所為，使之不息乃快。」認為勞動「與導引無異」，即適當地參加體力勞動，在一定的條件下可以產生「導引」的強身效果。強調要經常參加體力勞動，透過勞動來鍛鍊身體，增強體質，促進健康，延長壽命。封氏還指出：「人不欲使樂，樂人不壽。」所謂「樂」，非樂觀之樂，乃安逸之意，即謂不要過於安逸，導致氣血瘀滯，筋傷肉萎，從而縮短壽命。其目的仍在於強調「體欲常勞」。勞動之所以能增強體質，封氏認為其道理在於「夫流水不腐，戶樞不蠹者，以其勞動數故也。」

2. 食欲常少。

封氏關於「食欲常少」的主張對於老年人來說尤為重要，因為老年人脾胃消化機能較差，若暴飲暴食，必然要增加脾胃的負擔，從而損傷脾胃，導致後天虧損。

對於食物種類的選擇，封氏提出要「去肥濃」，即主張少吃葷，多吃素。封氏還主張「節酸鹹」，即要適當控制進食過於酸鹹

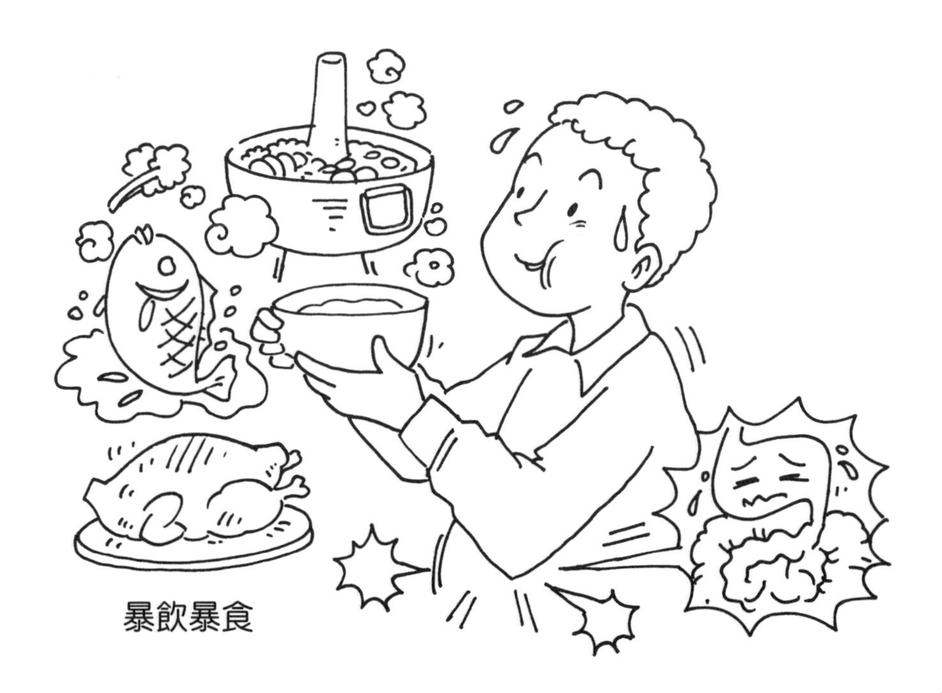

暴飲暴食

的食品。

封氏還指出「飽食不得坐與臥，欲得行走，務作以散之。」因飽即坐或臥，就會使食停胃脘，不得消化。所以飽食之後，不得即坐或臥，而當緩緩散步，以促進胃腸蠕動，幫助消化為宜。

3. 調和情志。

封氏所言的「減思慮，捐喜怒，除弛逐」，意思是說思慮不可過度，喜怒不可無節，欲望不可放縱。一言以蔽之，就是首先要知足，其次要知天時，調和情志，勿使過激。這是因為情志變化與健康、長壽有很大的關係。

4. 節制房事。

封氏指出的「慎房事」，就是要節制性生活。他認為，精氣為生命之本，不可妄泄。「上士別床，中士異被。服藥百裹，不如獨臥。」

《後漢書・方術列傳》還記載說：封氏善於「愛嗇精氣」。可見，節房事，愛精氣，也是封氏得以長壽的因素之一。

◆無雜念，身心寬

「無雜念，身心寬」這是古代止觀養生法的精髓，它見於《修習止觀坐禪法要》之中。

具體來說，包括如下內容：

一、調飲食：不得過饑過飽，忌食不乾淨、不宜食的食物。「食若過飽，則氣急身滿，百脈不通，令心閉塞，坐念不安。食若過少，則身羸心懸，意慮不固。」

二、調睡眠：以不放縱貪睡為要，睡多則令人昏沉，難以入定。初學坐禪者亦應保證必要的睡眠時間。

三、調身：以「不寬不急」為要，平時不宜做過於劇烈的運動，慎防勞累傷身。「若在定外，行住進止，動靜運為，悉需詳審，若所作粗獷，則氣息隨粗，以氣粗故，則心散難錄。」練功時，姿勢須按規定擺好，不可過分緊張，亦不可過分鬆弛隨便。

四、調息：以「不澀不滑」為要。呼吸分風、喘、氣、息四相：鼻中氣息出入有聲為風相，息雖無聲而出入結滯不能暢為喘相；雖無聲無結滯，但呼吸不細為氣相；「不聲不語不粗，出入綿綿，若存若亡，姿神安穩，情抱悅愉，此是息相也，」調息以息為佳。

五、調心：以「不沉不浮」為要。

沉：指坐禪時心中昏暗無知，頭好低垂；

浮，指坐禪時意念飄逸浮動，身亦不安。初修定時，必須調心合度，不沉不浮。若已能入定，則有寬、急二病。急病由攝心太猛所致，表現為頭重、胸痛，此時應寬放其心，想身中氣流向下身；寬病由任心過度所致，表現為心志散溫，身好傾倚曲㾫，口中流涎，或心暗晦不明，此時應斂身提念，令心住一緣。修禪過程中，不但一開始便需善調身、息、心，而且不論何時出現三不調，均應隨時糾正。

可見，修習止觀法要求人們能在安靜的環境和正常生活中放下一切不必要的攀緣和雜念，以便集中精神，用調身、調息、調心的方法，進行不斷地鍛鍊和提高，值得我們研究學習。

第八章　養氣先要養心

第一節：養氣先要養心

◆小心人生那一絲寒意

人們常說：「要想安，少受寒」，寒乃自然之氣，是冬季的主氣。在氣溫較低的冬天，或由於氣溫驟降，人體注意防寒保暖不夠，則常易感受寒邪，這時的寒氣就成了致病因素。中醫則叫作「邪氣」。此外，淋雨涉水，或汗出當風，也常為感受寒邪的重要原因。

寒氣變成了寒邪，就會誘發人體染病。寒邪的致病特點為：1.寒為陰邪，易傷陽氣；2.寒主凝滯；3.寒主收引。所以寒邪傷人，多表現為怕冷，四肢關節疼痛，這是由於寒凝氣滯，氣滯血瘀阻於經脈，造成氣血經脈不通，而產生疼痛。這就是為什麼在寒冷的山林裡和北方，關節疼痛病人較多的緣故。

診斷虛寒疾病也往往從四肢肘膝關節的溫暖程度加以判斷，肘膝陰寒可以服用中藥加以治療，如當歸四逆湯就適用於治療冬季四肢不暖的病人。「冷過肘膝，便為陰寒」對於老年人來說更為明顯，因而老年人一定要注意肘膝關節以下在冬天的保暖。

寒證在過去被認為是一種老人病，但現在則大多發生於年輕女性身上。在夏季連毛襪、毛毯都不離手的情形，也時有所聞。很多女性都有寒證的煩惱，冬天的時候當然不用說，即使在夏季，抱怨因手腳冰冷而關節疼痛、頭痛及嘔吐等症狀的案例，聽說也不在少數。此外，由寒證而導致月經不調的人也不少。夏季辦公室內的冷氣，造成一種稱之為「冷氣病」的現代新病，成為寒證女性增加的

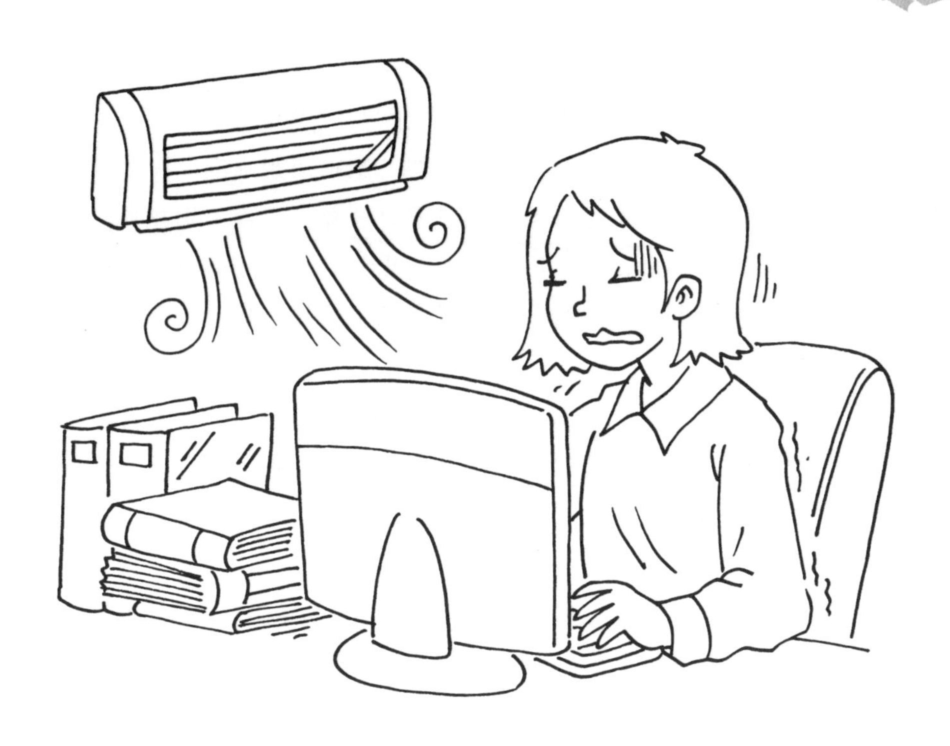

一大原因。

中醫養生學認為，人體胸中之肺為嬌臟，最畏寒氣侵襲，胸背部受寒後極易染上感冒、咳嗽、哮喘。而胸中之心為主血行之臟，血液遇寒則凝，故胸背受寒又易誘發心絞痛、心肌梗塞的發生。由此可見，時常小心人生那一絲寒意，注意胸背部的保暖是十分重要的。《養生四要‧慎動》說：「背欲常暖，暖則肺臟不傷。」《老老恆言‧衣》中也說：「夏雖極熱時，必著葛布短半臂以護其胸」。又說「肺俞穴在背，……不可失寒暖之節。」都指出了應重視胸背的保暖。中醫常說，背當常暖。因為背為足太陽膀胱經、督脈所過之處，五臟的俞穴都會聚於背，背的寒暖與臟腑的功能直接相關，故應當注意保護。保護背部的基本原則是保暖，暖則臟腑不傷，寒即傷肺，令鼻塞咳嗽。故平時穿衣需注意背部保暖，隨時加減。在寒天。更應注意胸背部能充分保暖。年老體弱者可穿皮背心或厚棉

背心。同時又必須避免胸前部受風寒。太陽之光壯人陽氣，老年人陽氣衰退，若每天日出熹微時，於避風處背向陽光曬背，可暖背通陽，增強活力。護背在注意保暖的同時，還應慎避風寒，尤其是天熱汗出腠理開洩時，若受冷風，則風寒之邪易入內臟，引起疾病。尤其是在天熱汗出之時，不可貪涼而使胸背被風寒所侵襲，至少應穿背心。另外，夏天不可背向電扇或空調，讓其直吹，以免引發疾患。

當然，一年四季，寒氣各有不同，對於保暖的要求也有所不同。春天萬物生發，毛孔開洩，此時應該多穿衣服，以避免風邪侵襲；而秋天萬物肅殺，人體處於收斂狀態，此時應少著衣物，以避免邪氣內留。

從中醫養生學的觀點來看，因為春秋季恰是陰陽交替的季節，春季人體肌表腠理逐漸舒展疏鬆，對寒邪的抵抗能力減弱，而春天極易出現乍暖還寒的情況，所以不宜猛然減脫冬裝；秋季氣溫開始逐漸降低，人體陽氣開始收斂，肌表腠理亦由疏泄漸趨緻密，為冬時藏精創造條件，此時若能適當地接受一些冷空氣的刺激，不但有利於肌表之緻密和陽氣的潛藏，也有利於人體的應激能力和耐寒能力的增強，所以秋宜多凍，即常說的「春捂秋凍，不生雜病」。

秋日氣候涼爽，陽氣漸弱。此時凍足凍腦有利於人體陰氣的播散，並為冬日陽氣的蟄伏做好準備，因為頭為諸陽之首，足為陽氣之末，凍足凍腦有利陽氣在體內的蓄養。而冬日陽氣進一步衰落，外寒往往由下向上侵襲人體，因此要溫足散寒。「秋日宜凍足凍腦，冬日宜溫足凍腦」，此句諺語精闢地概括了秋冬養生的總原則。被行家稱為「養生家不可不知」的要訣。

如果是小兒，情況又有所不同，俗話說：「若要小兒安，忍三分寒，吃七分飽」。這是因為小兒是純陽之體，本身陽氣較盛，故不宜過熱。掌握「忍三分寒」，有利於小兒防病。「吃七分飽」則是因為小兒臟腑嬌嫩，脾胃易傷。小兒之體承於父母之精，離開母體後全賴自身脾胃供養，多食易傷脾胃，故「吃七分飽」可少得病。

總之，人體對於四季的變化要積極地適應，但卻不可以太過。比如說，冬天欲溫暖，但不可以太熱，夏天欲寒又不可以太涼。所以，正常的養生方法是夏季萬物生長茂盛，人們應晚睡早起，不要對夏日晝長有所厭倦，不能發怒，應保持旺盛的精力，使腠理保持宣通。到了冬天，是萬物收藏的季節，此時天寒地凍，人們要注意不能騷擾陽氣，做到早睡晚起，到日出後才起床，保證充分的睡眠，使精神藏於內而不外泄，同時要防止受寒，注意保持溫暖，但又不可過於溫熱，以致皮膚出汗易耗洩陽氣。所以明代《遵生八箋》說：「冬不欲極溫，夏不欲窮涼」。

◆人老先從腿上老

生、長，壯、老，已是自然界一切萬物消長的自然規律。表現在人體則為生長、發育、成長、衰老、死亡幾個過程，可見人的衰老是無法抗拒的。人們常常以步態作為衰老與否的首選標準，步履矯健稱其為不老，而以蹣跚步態稱其為衰老。因此，便提出「人老先從腿上老」的規律。

腿是人體中主要承受重量的肢體。腿部有人體最大、最長而且最結實的關節和骨頭。它們必須能一次連續幾個小時承受比人的體重大幾倍的力量。長時間超負荷的運作，使腿部需氧量相對增加。人到中年後，由於心臟供血能力可能衰退，因而供應給腿部肌肉的氧會減少，使鈣的供應減少，腿骨軟化、萎縮、堅韌性和力量逐漸降低，使腿部活動不靈便。

腿的老化主要表現為腿部肌肉、筋骨、關節發生痠痛、麻木、屈伸不利，甚或關節腫大灼熱等症狀，屬古代醫學「痺症」之範疇。目前，對腿部的老化，治療上除了口服一些鈣片，以及滋腎養肝、祛風除濕、活血化瘀、通經活絡等藥整體調節之外，多以局部中藥熱洗或熱敷法為主。然而，此類治療多有不便，近年來，簡、

便、驗、廉、「內病外治」、「外病外治」的保健治療方法已逐漸被人們所共賞。

中醫學認為，人衰老的主要原因之一是腎氣虛衰。腎藏精。腎精可化為腎氣，即原氣。原氣乃五臟六腑之本，十二經脈之根，是生命活動的原動力。所以古人認為：「腎氣盛則耆延，腎氣衰則壽滅。」故腎為先天之本也。近代有學者提出「腎氣－壽命」說，它實際包含「腎氣－免疫－壽命」，「腎氣－內分泌－壽命」，「腎氣－遺傳－壽命」三層意思。在我國，封建社會的婦女受壓迫最深，理應壽短，但由於被迫裹足成所謂「三寸金蓮」，正是由於這一特殊現象，腎經穴常受到強刺激，得到鍛鍊，故原氣足，病自無，因而延壽。如今，婦女雖不再裹腳，但仍可借鑒用腳後跟走路之法健身延壽。具體練習如下：

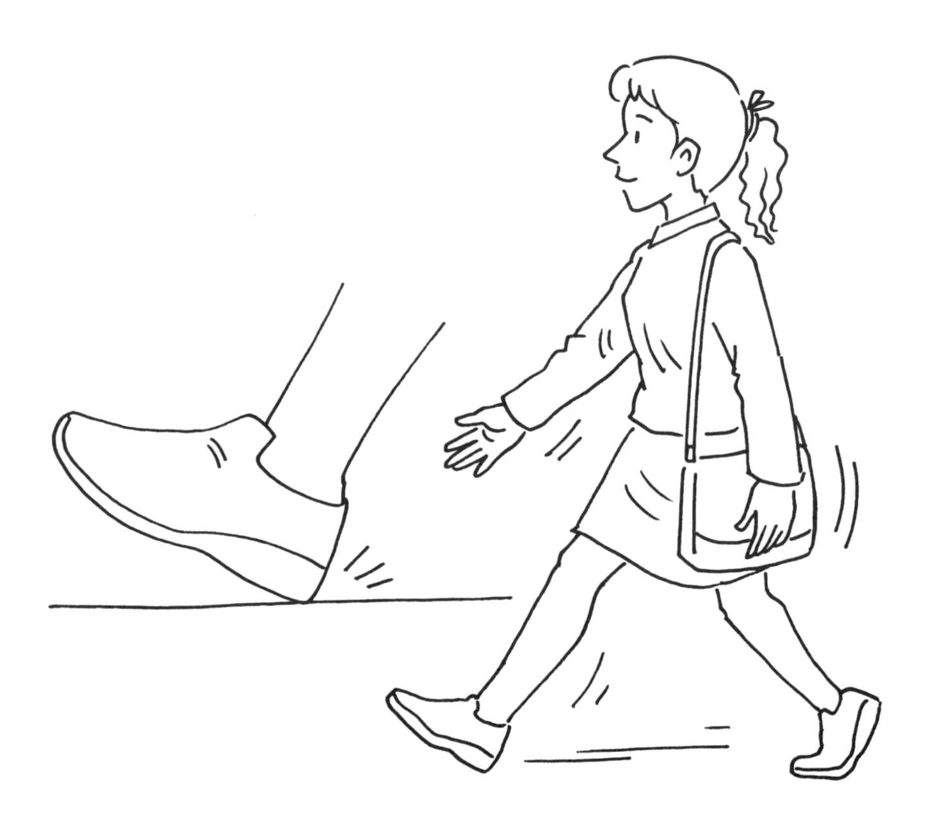

1. 前進和倒走法

身體自然直立，頭端正，下頦內收，目平視，上體稍前傾，臀部微翹，兩腳成平夾角 90 度外展，兩腳腳尖翹起，直膝，依次左右腳向前邁進，或依次左右腳向後倒走，兩臂自由隨之擺動，呼吸自然。

2. 前進後退法

即進三退二。動作要求和要點與前相同，向前走三步，後退二步，也可左右走，或前後左右走。此法在室內外均可進行。

3. 下樓梯鍛鍊

身體自然直立，頭端正，下頦內收，上體稍前傾，臀部微翹，兩腳成平夾角 90 度外展，兩腳腳尖翹起，直膝，精神集中，目視梯台階，依次左右腳向下邁步。如此練習力道大，適於青壯年人。

4. 腳跟走路與散步相結合鍛鍊法

腳跟走路與散步交替進行，更能調節情趣，提高鍛鍊效果。腳跟走路，不僅可以單獨行動，隨興漫遊，觀看四周景色，而且可與家人或朋友結伴而行，談笑風生。時間以早晨和傍晚為佳，地點應選在公園、田野、河邊等樹木較多、空氣新鮮的地方，道路宜平坦，若下坡可改成一般行走，以避免跌倒或扭傷。在冬天應注意保暖，所穿鞋襪以舒適、合腳為宜。

無論採用哪種方法，都要注意動作要領，若在室內鍛鍊，一定要空氣清新，通風良好。鍛鍊時，不能急行或感到氣急，不可進行競爭，運動量也不宜過大。

◆導引養生十二招

一、髮宜常梳

髮宜常梳，古人稱為「櫛髮」，現代人叫作梳髮。梳髮的方法可用髮梳或以雙手十指代替髮梳，從額前輕輕地抓梳到枕後骨，共

一百次，但動作要輕柔，且不可用篦子。

頭髮為血液末梢，輕柔地爬梳搓揉，可以刺激頭皮和毛根，使血液流通旺盛，活躍其機能，供給毛髮足夠的營養，並且可使毛髮伸展舒順，不易脫落；甚至使落髮重生、髮白變黑。同時，經常地輕柔爬梳，既能疏散過多的充血、明目去風、有助於防止腦溢血，又能緩慢引血上升，克服貧血。

二、面宜多擦

擦面，古人稱為「浴面」，現代人叫作臉部按摩。摩擦臉面的方法是，先將兩手摩擦生熱，隨即用手掌覆面，並以左右手兩中指沿著鼻子的兩側自下而上，帶動其他手指摩擦前額後再向兩側分開，經過兩頰而下，輕柔地上下左右摩擦，共做三十次。

摩擦臉面的功用，最主要的是使臉部肌肉活動，血液流暢，並將血液徹底流進每個毛細孔，供給充分的氧氣，同時把面部排泄的廢物帶走，經常能控制新陳代謝的運作，因此，它可以醒腦、降血壓、減少臉上的皺紋，並使容光煥發、綻放青春的氣息。

三、舌宜舔顎

舌宜舔顎，古人稱為「舌抵天庭」。其作用在使任督二脈交流。古代養生術認為任脈乃陰海，督脈乃陽海，舌抵上顎即可溝通陰陽二海交流。行此功有兩種作法：一用舌尖輕抵上顎；一用舌尖輕輕地攪動上顎，此時舌下部位的津液（唾液）會慢慢地增多，接著做津宜數嚥。上列兩種方法，任選一種均可。「舌宜舔顎」的功效與「津宜數嚥」相同。

四、津宜數嚥

津宜數嚥，古人稱為「嚥津」、「胎食」。做舌宜舔顎時，舌下部位可產生大量津液，待津液增至滿口時，鼓漱三十六次，分一口或是數口嚥下；嚥下時喉部汩汩有聲，並以意念送至下丹田。初練時可能津液不多，久練則自會增加。

「舌宜舔顎」與「津宜數嚥」的作用，就是用舌尖刺激唾液腺，增加唾液中的荷爾蒙。古人對口中唾液非常重視，稱之為「金漿」、「玉醴」，認為是人身之寶。現代醫學也早已證明，吞嚥唾液時，嚥下的唾液，可灌溉五臟六腑、滋潤肢節毛髮、強化脾胃、增長丹田元氣的效益，對增進健康極有助益。

五、目宜常運

目宜常運，古人稱為「運睛」，即現代人的眼部按摩運動。首先，用摩擦產生熱的手掌心輕輕地捂按眼睛五次，每捂按一次，需先將兩掌心搓熱，並將雙眼閉起；接著，手心離開雙眼，張開雙眼，眼睛由左向右運轉八次；最後，雙眼向上再向下各閉一下，再忽然將眼睛張大睜開。另再用大拇指及食指捏壓鼻梁與眼睛內角之

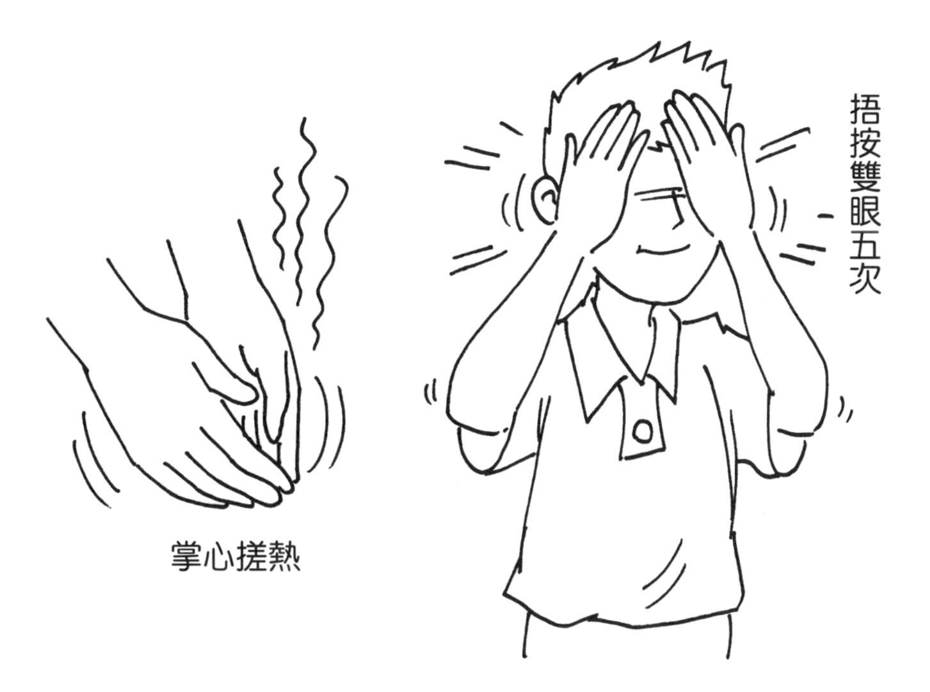

間的「睛明穴」五十次。

運睛可刺激視神經、眼肌以及與臉部有關的經穴。因此，經常運睛及捏壓「睛明穴」，可以防治眼睛疲勞、迎風流淚、夜盲症、視神經炎、視神經萎縮及白內障等眼疾，兼能矯正近視和亂視，對眼睛有良好的保健作用。

六、耳宜常彈

耳宜常彈，古人稱為「鳴天鼓」。是用兩手掌心緊按著兩耳孔，然後以雙手食指壓在中指上，再用食指在後腦的枕骨左右各彈三十六次，共七十二次，聽到「咚！」「咚！」的響聲，才算正確。最後如能用雙掌手心前後摩擦兩耳八次，則效果更好。只是必須注意，雙手往後順擦兩耳時使力可以稍強，但往前反摩時則使力要輕。

最近中外醫學界研究針灸其經穴，都認定在我們的耳殼就有一百二十個經穴。只要用手摩擦耳殼的經穴，並做「鳴天鼓」法，就能夠對內臟和手足有集中的刺激作用。因此，「鳴天鼓」及搓摩兩耳鼓，其功效都能防治頭暈、耳鳴、中耳炎、重聽等耳症，並有醒腦、增強記憶力及補益下丹田、延緩聽覺老化的作用。

七、胸宜常護

胸宜常護，即胸部按摩。其行功方法，先用右手掌從右胸經過肚臍，一直按摩到左腰；接著再用左手從左胸經過肚臍，一直按摩到右腰，左右交互按摩三十六次，而且要使勁用力。

心臟、肺、胃等內臟都在胸腔。胸部按摩，對強化心臟、肺臟和胃腸的效果甚大，能防治肺結核、氣喘、心律不整、胃痛以及肋間神經痛等病症。

八、腹宜常摩

摩腹，古人稱為「摩臍輪」或「摩生門」。摩腹的漢方，乃將兩手心搓熱，先用右手掌以肚臍為中心，貼著腹部肌膚，由右向左順時針的方向，分為小圈、中圈、大圈，轉摩一百下；再由左向右逆時針的方向，分為小圈、中圈、大圈轉摩一百次。

經常做腹部按摩，可促使胃腸蠕動、氣血順暢、強化肝臟及增進消化機能，對防治肝炎、胃腸障礙及便祕等疾病，有一定的效益。

九、肢節宜常搖

肢節宜常搖，古人稱為「舒展四肢」，即四肢的關節要常常搖動運轉。先用雙手帶動兩肩，像風車一樣輪番地轉動，左右各二十四次。然後平坐，提起左腳向前緩緩地伸直，腳尖向上；當要伸直時，腳跟稍稍用力向前下方蹬出，共計五次，再換右腳以同樣方法做五次。另外，兩手放在兩膝蓋上，左右來回地旋轉揉搓三十次。

舒展四肢可使血液循環無阻，經脈貫通滑潤，對防止關節發炎、僵硬，治療神經痛、關節炎、風濕症及增加臂力和腳力，強化內臟，延緩老化，頗具效益。

十、穀道宜常提

穀道即肛門。穀道宜常提，古人稱為「提肛」。提肛的方法很簡單，無論是站、立、坐、臥都可以做，就是把肛門以輕微的力量往上提，如同排便完了時收縮肛門一樣。每次做三十下。這種使肛門收縮、放鬆的功夫，要想發揮強而有力的效果，則必須和呼吸配合。收縮時，把舌頭抵住上顎，由鼻吸氣，肛門就會同時收縮；放鬆時，將舌貼在下顎，肛門就會向下放鬆。這項「提肛」功夫是少林派練功的至寶。

提肛法是一種極大的深呼吸。深呼吸有把氧氣循環到全身各個角落的功能，因此就大大地促進了新陳代謝的作用。同時提肛法具有強化輸精管及泌尿系統局部肌肉的效果，所以，穀道常提有防治痔瘡、脫肛，並有強固輸精管、膀胱及和緩攝護腺肥大的功效。另外，由於提肛呼吸法能提升元陽之氣，的確可增強老年人的體力，祛病延年。

十一、大小便宜噤口勿言

人體中有兩種經脈運行；在後背運行的經脈名為「督脈」，稱為陽脈之海；在前胸運行的經脈名為「任脈」，稱為陰脈之海。這兩條經脈的運行，關係精氣的盛衰。大小便時緊閉口齒，而目上視，則可使精氣不隨大小便而外洩。

「精」是人體能與生命的根源，「氣」是人與萬物生化之本，「神」是人生命活動的主宰，三者相互調節，道家稱之為「人身三寶」。大小便噤口勿言，其作用在能聚精、調氣、養神。精滿則氣旺，氣旺則神足；精滿、氣旺、神足，則生命力充沛，強身益壽。

十二、背後脊椎顛七顛

八段錦的健康操有 8 種動作，其中一種叫作「背後七顛」，這種運動不僅能消除疲勞，還可以祛除百病，也能防止脊椎骨老化僵硬。其具體操作方法是：

首先雙腳距離約 2～3 公分站立，腳掌平貼地面，雙手自然垂下，身體往前彎，直到手掌碰地為止。一邊呼氣，提起腳跟以腳尖站立，然後肛門緊縮。提起腳跟時，暫時停止呼吸，過一會兒再慢慢吐氣，試著將全身放鬆，然後放下腳跟，最後重複 7 次這個動作就可以了。

◆最省時的放鬆呼吸操

呼吸操是一種古老的、瑜伽傳統的呼吸法，我自己每天至少做兩回，並推薦給向我求診的大部分病人。它的具體內容如下。

將舌尖抵在上門齒內側，然後沿牙齒向上滑動，停留在齒槽頂部，即牙齒與上頜之間的軟組織上，在整個練習過程中都保持這個位置不變。現在完全用嘴呼氣，發出「呼呼」的響聲。接著用鼻無聲地吸氣，默數4下，然後屏住呼吸默數7下，最後用嘴帶響聲地呼氣，默數8下。這樣就完成了一個呼吸循環。重複做4個呼吸循環後恢復正常呼吸。如果你呼氣時難以保持舌頭的位置，你可以噘起嘴唇，這樣你很快就能掌握要領。要知道，呼吸的快慢並不重要，重要的是保持吸氣、屏息和呼氣之間的時間比例為4、7、8。這將決定於你能舒適地屏息多長時間，然後相應地調整你的計數。隨著不斷地練習，呼吸速度會減慢，這是鍛鍊的目的。每天做這項練習至少兩次。

這種鬆弛呼吸操在任何地方都可以做，但如果坐著做，則要保持背部平直。亦可安排在早晨默念前做和晚上躺在床上即將入睡前做。如果在夜裡醒來，這種呼吸操還能幫助你重新入眠。這種方法還能排除人的雜念，鎮靜人的情緒波動。我把這種呼吸操不當作物質的補劑，而當作一種精神的補劑，它能對不隨意神經系統產生奇妙的作用。具體說來，它能增加副交感神經系統活動的比例而減小交感神經系統活動的比例，減輕內心的焦慮，使消化、循環和別的系統的功能更協調。它還是高血壓、手冷症、過敏性腸炎綜合症、良性心律不整、焦慮症、恐懼症及其它許多常見病的特效療法。首先，它是我所找到的一種最有效、最省時的放鬆方法。希望你能認真地去做。

下面介紹一種新的呼吸操，那也是來自傳統的瑜伽功。這種呼吸操的主要作用是提神而不是放鬆，因此當你感到昏昏沉沉或精神不振時可用此法保持清醒。

1. 舒適地坐著，背部平直，眼閉合，舌尖抵在瑜珈功的位置上，在整個呼吸過程中始終保持這種姿勢。

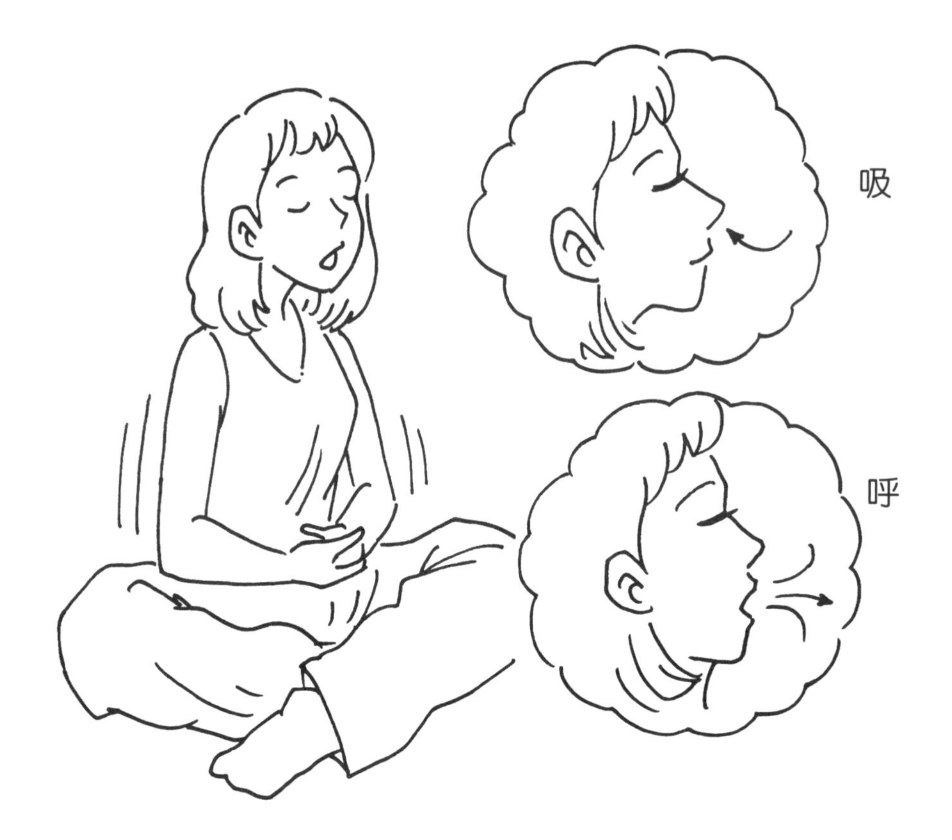

2. 嘴微閉，用鼻子迅速吸氣和呼氣。吸氣和呼氣應該均勻而短促，你應該感覺到鎖骨正上方的頸根部和橫膈膜處的肌肉在用力。你可以把手放在這些部位去感覺這種運動。胸部應像風箱一樣迅速而機械地運動著。實際上，這種呼吸法的梵文意思就是「風箱呼吸法」。吸氣和呼氣時都應該發出聲音，呼吸的頻率可達每秒鐘三次，以你感到舒適為度。

在做這種呼吸操的開始階段，你只要做 15 秒鐘，然後就恢復正常呼吸。每次做時把時間延 5 秒鐘，直到做滿一分鐘。這是一項真正的鍛鍊，你會感覺到參與呼吸運動的那部分肌肉的疲勞。當然那部分肌肉也會由於這種鍛鍊而變得更有力。此外你還會開始有別的感覺，即當恢復正常呼吸時你會感到有能量貫穿全身的一種奧妙而確定的運動。我的感覺是全身在振動，在刺痛，特別是雙臂，而且頭腦清醒，疲勞感消失。這不是換氣過度（由於呼出過量二氧化碳而導致生理變化），而是激勵中樞神經系統的一種方法。一旦你能把風箱呼吸的時間堅持到一分鐘，下午你就可用它代替咖啡因來提神。當我在開車中想睡時，我覺得這種呼吸法最有用。當你怕冷時，你也可以用此法來暖身。你用它的機會越多，你就越會體驗到它所產生的能量。

每天做 15 分鐘，但你可以隨自己的意願延長時間。不過我發現，如果我在早晨未投入當天的工作前沒有做，我就不想再做，就寢前通常由於太累，我也不想補做。因此我建議你在早晨做 5 分鐘呼吸。在整個計畫結束時，如果你想增加這項鍛鍊的時間，你可設法將其納入你的活動日程中。

◆勤奮工作身心健康。

人到老年，雖然累積了豐富的知識和經驗，但記憶力卻普遍下降，並且會越來越嚴重，有的甚至會喪失記憶力，形成老年健忘症或癡呆症。老年人記憶力減退的主要表現是：對近期發生的事極易遺忘，並常常誤事，大事也不例外。

日本科學家探索人腦微觀世界時發現：人在出生後，腦神經細胞就開始減少，每天要死掉幾萬到十幾萬個。而人在一生中實際使用的還不到腦神經細胞的三分之一。他們指出：過了中年的人如果每天糊裡糊塗地過日子，很快就會變老的。而如果天天用腦，不僅能防止頭腦老化，而且會使頭腦變年輕。為此，他們提出：能用腦就儘管用，並擴大與同年人的交往，這也是防止老化的最好的辦法。

誰都知道，積極參加工作，會延緩身體各器官功能的衰退。因而積極鍛鍊腦、多用腦，會延緩大腦的衰退。這樣不僅會使老年人保持大腦靈敏、耳聰目明、思想靈活，而且對預防老年癡呆症也大有裨益。

1. 避免沉默不語

老年人不能整天沉默不語，應廣交朋友，多談心，多說話，在空閒時不妨給孫輩們講講故事，或複述電影內容。這種動用語言功能的「大腦體操」，能使大腦思考靈活。性格過於內向的老年人要努力改變經常沉默不語的習慣，否則，其記憶力的衰退往往比性格外向的老年人要快。

2. 常讀書看報

多讀書，多看報，不僅能使老年人了解更多的國家大事和獲得更豐富的知識，而且能陶冶情操，使老年人也活得更加充實。同時，讀書看報能活躍大腦的思維，使大腦有更多的血液供應，神經細胞之間有更多的聯繫，由此就會延緩腦力的衰退。

3. 多做手指運動

人的一雙手最為靈活，也是用得最多的器官之一。在大腦皮層

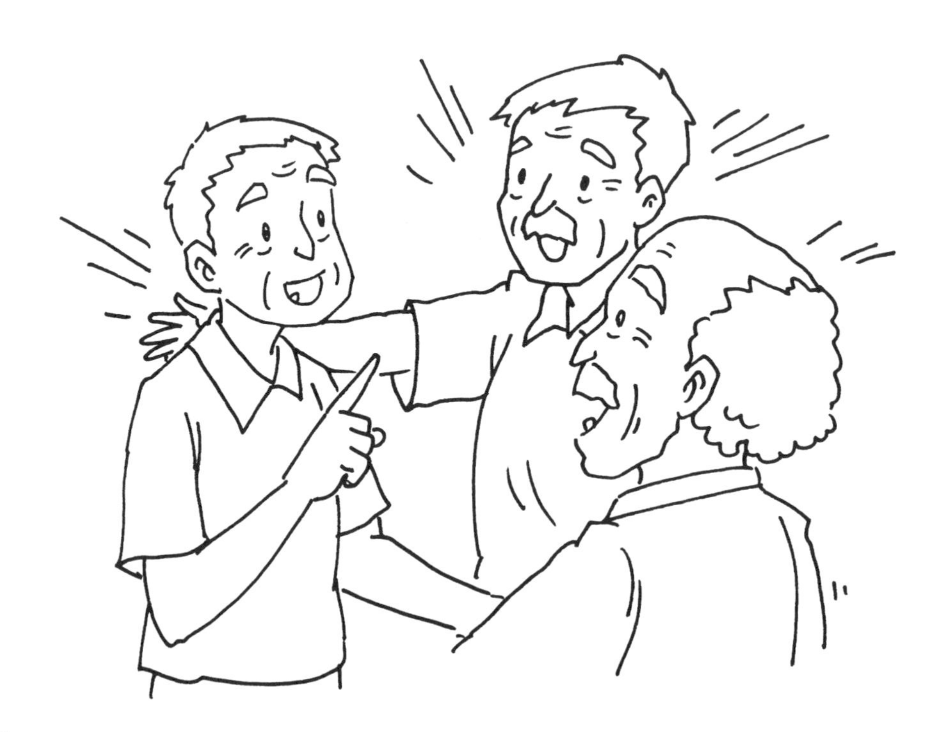

的運動區，管手指運動的區域遠遠大於其他器官運動的區域。因此，多做手指運動如彈琴、織毛衣、做手指活動操等，不僅雙手會更靈活，而且對大腦的正常活動有直接的促進作用，會使大腦反應更加迅速靈敏，可謂手巧心靈，心靈手更巧。

4. 勤作書寫紀錄

作書寫紀錄，如記日常生活中的事、寫日記等，不僅可防止健忘，還可由此增強對自己記憶力的自信，在一定程度上可延緩記憶的衰退。而你如果能練書法、學畫、寫作等，更是鍛鍊腦力、陶冶情操的妙法，像許多作家、畫家到高齡時仍能寫作和作畫，思維清晰，均得益於勤用腦，因而延緩了大腦的衰退。

5. 積極參加鍛鍊

要使大腦靈敏，經常參加體能鍛鍊也很重要。如散步、慢跑、打太極拳、做健身操、跳交際舞等文康活動，不僅能改善血液循

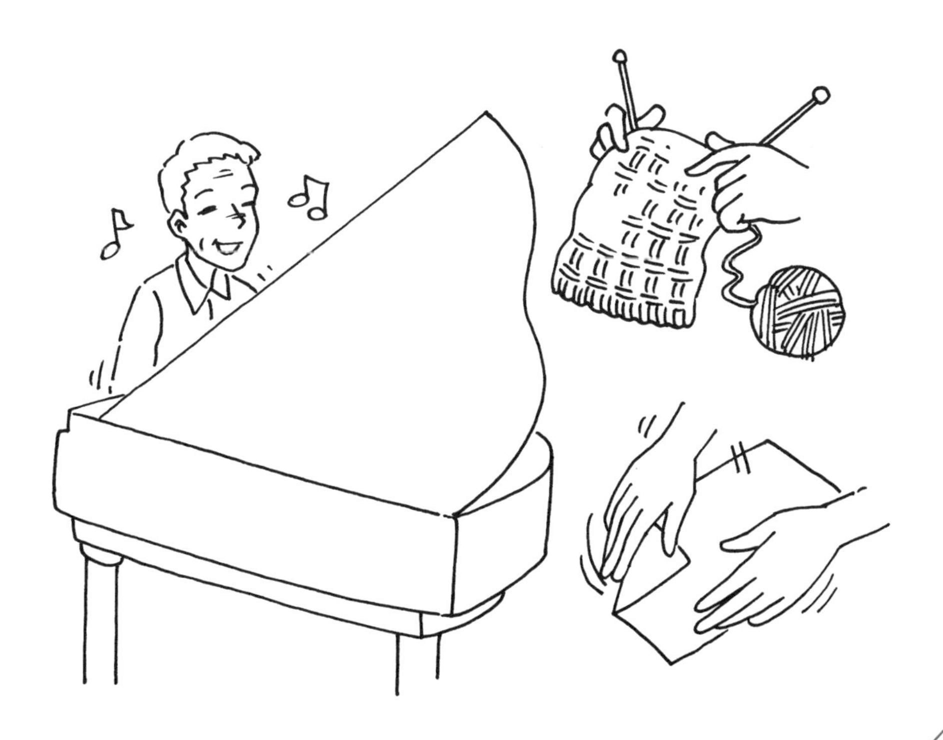

環，使人精神愉悅，而且會使大腦得到更充足的供血，促進大腦的正常思維活動和記憶功能，對於防止腦力衰退很有益處。

如何改善老年人的記憶功能？科學家們做了大量的研究，發現食物療法既切實可行，又簡單有效。

除此而外，最好每天吃少量的維持大腦的五種微量元素，例如維生素B_1、B_2、胡蘿蔔素和鐵。根據彭蘭德博士的研究，在老年人中這些物質的微量缺乏也可導致思維遲鈍、記憶力下降。他及其同事對28個60歲以上的健康人的營養狀況與其大腦功能進行研究發現：

⑴ 低量的維生素B_1與大腦活動的某些損害有關。維生素B_1，也稱神經維生素，主要集中於麥芽和麥麩、堅果、肉類及穀類加工食品中。

⑵ 攝取足量維生素B_2的個體在記憶測試實驗中表現較好。維生素B_2主要來源於動物肝臟、牛奶、杏仁及穀類加工食品。

⑶ 攝取足量胡蘿蔔素的個體，在思維測驗中表現較好。胡蘿蔔素來源於綠色有葉類蔬菜和深橘紅色水果及蔬菜。

⑷ 尤其引人注意的是，平時攝取足夠的鐵的老年人表現出與年輕人相同類型的腦電圖和腦電波活動。鐵來源於綠色植物、動物肝臟、有殼水生動物、紅肉和大豆。

⑸ 研究中發現恢復最高精神功能的維生素所需量，恰好等於推薦飲食攝取量（RDA），以至於不需額外補充維生素。只需透過食物，我們就可得到足夠的維生素來保護大腦。

特別值得一提的是，科學家經過深入的研究，還證實情緒好壞會產生不同的化學與生物過程。心情愉快，血液中便會增加一種有利於健康的化學物質；憂鬱便會產生對神經組織和心血管組織具有負作用的另一種物質。

美國有個記者，突然得了器官結締組織嚴重損傷，醫生告訴他是不治之症。他是個樂觀的人，每天拿來一些喜劇片，讓護士放給他看，看到好笑處不禁放聲大笑，經過這樣的「治療」，他病情大為好轉，十年後，已是一個完全健康的人。

惰性產生的不良心理會影響內分泌功能，而內分泌功能的改變又會反過來增加人的緊張與憂鬱的心理，這樣形成惡性循環，對身心疾病的發生和發展都發揮推波助瀾的作用。因此，在某種意義上可以說：勤奮工作本身就意味著身心健康。

從事衰老過程中大腦反應研究的法國老年學專家透過對一千名六十歲以上的老年人進行感覺、記憶等識別功能研究後發現，他們的大腦根本沒有器質性疾病，只不過部分老年人大腦功能有不同程度降低。其原因是老年人生活興趣淡薄，導致感覺、記憶等大腦功能衰退。由此，專家提出預防大腦功能衰退的原則是：盡量保持好奇心，積極接受新資訊，讓大腦總有得到鍛鍊的機會。所以，勤奮用腦與合理護腦就成了使大腦常勝不衰的祕訣。

◆百物養生，莫先口齒

牙齒的健康對一個人的健康和長壽有著重要的作用。我國古代養生家早就提出了「百物養生，莫先口齒」。由於中醫學認為「齒為骨之餘」而「腎主骨」，所以齒的健康狀況與腎氣直接相關。據報導。老人牙齒較全而保留了咀嚼功能，可以減少老年性癡呆的發生。大多數長壽老人，其脫牙較少、較遲，有些老人又長新牙，多屬長壽者。而牙齒之健康除了有一定先天稟賦條件外，主要在於保健，特別從幼兒時代要養成良好的口腔衛生習慣。

早晨刷牙時，牙齦會莫名其妙的出血，但沒有牙痛、口腔潰瘍等，這是腎氣弱化的表現。治病之法，古人稱為「叩齒」。這是一種有益的物理刺激。叩齒的方法很簡單，早晨起床或臨睡時，自然地盤坐床上，心靜神凝，將口輕閉、使上下牙齒相互輕緩地叩三十

六次，但不可過重過急。如果日常能吃些粗糙的高纖維食物，並養成細嚼慢嚥的習慣，則更有效益。

牙齒不僅是骨的末梢。和筋骨有直接的關係，而且與胃、腸、腎、肝等內臟活動也有密切聯繫。因此，經常做叩齒功夫，鍛鍊牙床，即可使牙齒堅固，不蛀、不動搖，並能預防牙齦炎、牙周病等牙疾及促進消化系統的機能。

古之「叩齒」之法，雖有堅齒之功，但有震齒之弊，故不利於固齒。因此提出了「咬齒」之法，即輕輕咬牙，漸咬漸實，每日行一至二次，或二至三次。此法既無震齒之弊，又有固齒之功。古人指出：「晨漱不如夜漱」，認為「凡一日飲食之毒，積於齒縫，當於夜晚刷洗，則垢穢盡去，齒自不壞。」此外，中醫還主張在小解之時，應先咬定牙根而解，認為如此則能固腎攝精堅齒。

另外，人們以往總認為人的牙齒是隨著年齡增長而自然脫落的，其實不然。據有關專家研究證明，牙齒的壽命與人的壽命一致，一個人要想年老仍有滿口好牙，關鍵是做好口腔保健，注意口腔衛生，做到每天飯後漱口，睡前、晨起刷牙。若能堅持每次飯後刷牙，效果特佳。一般進食後，牙面及牙縫間隙留下的食物殘渣有利於細菌繁殖產生酸性物質，從而破壞牙齒、牙齦及口腔黏膜。刷牙不僅能清除牙縫中的食物殘渣以及牙菌斑，減少牙結石的形成，而且還可除掉口臭，對牙齦起一定的按摩和保健作用，能預防牙痛。

但刷牙方法也應講究，一是忌橫刷，橫刷會損害牙齒，若牙頸部楔狀處缺損，久而久之，會出現穿孔，細菌進入牙髓腔，引起牙髓炎；二是用力不要過重，以免損及牙齦，導致牙齦萎縮，牙根外露。正確的刷牙方法是上牙順牙縫自上向下直刷，下牙自下往上刷，齒內齒外都要刷到。使用的牙刷應整齊柔軟，使用後應放在通風處晾乾，最好是一月更換一次，才能保持牙刷清潔和刷牙效果。

刷牙時還應選擇好適合自己口腔特點的牙膏，對於牙齒比較健康的人來說，應選用營養潔齒型牙膏。不僅可使口腔涼爽，留香持

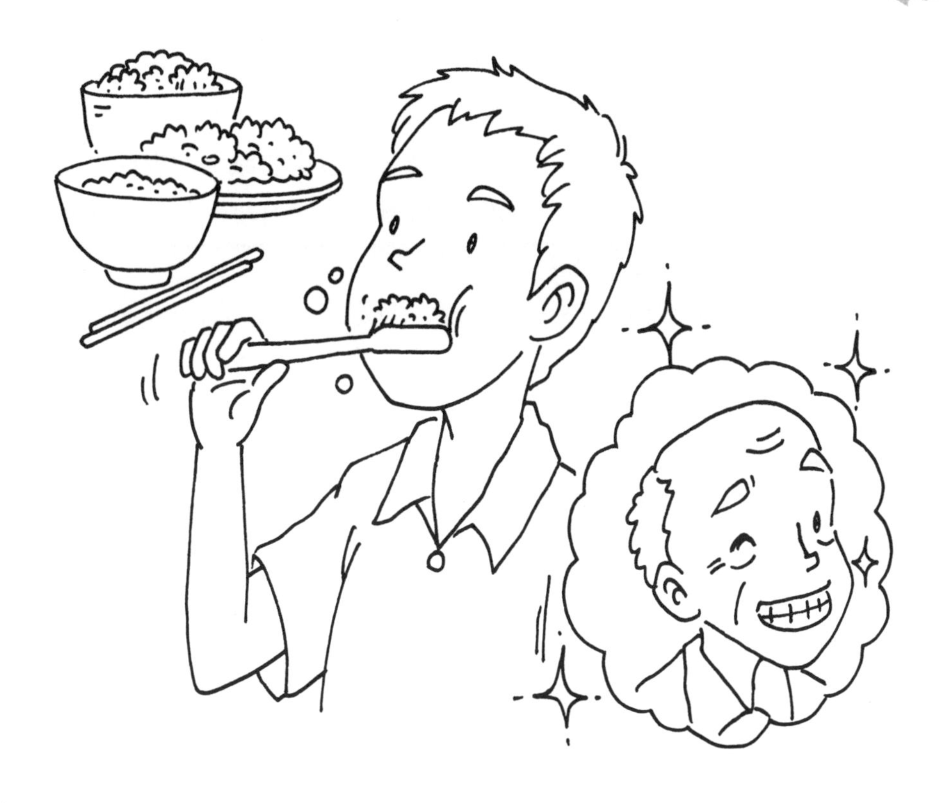

久，而且還能增強人體的免疫能力，有益於人的牙齒健康和長壽。患有口腔疾病的人可選用藥物牙膏，它們具有消炎止痛、消腫止血之功，因此，對口腔潰瘍、牙周炎、牙齦出血、牙過敏等症有預防和治療作用。此外，應慎用含氟牙膏。總之，口腔的保健主要以自我保護為主，方能有益於健康。

◆禹步導引「六字訣」

從傳說的角度來說，古代吐納養生似乎來自於上古帝王大禹。

傳說大禹治水時常遇到許多巨石堵住河道，人力很難將其移動，為此他十分苦惱，一天，他在海灘上漫步時，忽然看見一隻大鳥以一種奇怪步態向前走動，並唸動咒語，將一塊堵住去路的大岩石從容地翻到大海之中，禹深受啟發，於是他模仿大鳥的步伐、唸

動咒語，果然也獲得了同樣的威力，從而治理了河道。這種步法很快被後世沿用下來，為了紀念它的發明者大禹，人們又稱之為禹步。

禹步的具體作法是：祈禱前先閉氣，然後模仿跛腿的步伐向前行走（因為傳說禹為跛腿），步數一般為三步、五步、七步、九步等數種，其後面向北方而立，祈禱並唸動咒語。

禹步在上古醫學活動中運用很多，特別是在祝由治病中更為常見，如在馬王堆出土的漢代帛書《五十二病方》中，治療疣及瘡瘍等疾病時都提到「禹步三」、「禹步七」等方法，這在研究早期醫學史方面有重要的意義。

禹步的閉氣屏息和其特殊的導引步伐，後來已發展成為一種保存人體精氣、抵禦外來傷害的基本方法，並由此而被吸收到後世吐納導引學著作中，在客觀上豐富了體育療法的內容，並據此形成了閉息為主的運功方法，這在《千金要方》中都有詳盡的記載。

傳說和神話當然有虛構的成分，但吐納導引之法被民間廣泛地用來防病健身這卻是一個不爭的事實。1973 年從長沙馬王堆出土的西漢早期導引圖，是中國現存最早的圖文並茂的古代健身導引資料。漢代張仲景也在他的《金匱要略》中提出應用導引吐納、針灸膏摩以通利九竅。之後，陶弘景在他的《養性延命錄》中提出的「吹、呼、唏、呵、噓、呬」六字吐氣法，被後人稱為「六字訣」。孫思邈的《千金翼方》中有「雞鳴時起，就臥中導引，導引訖櫛，漱即中，巾後正坐，量時候寒溫。」還有，巢元方的《諸病源候論》、王燾的《外台祕要》等著作中，都有關於古代運用氣功的記載，說明當時氣功已被廣泛用於醫療上。

從醫學角度來說，最早的導引法屬靜功存想類。指透過「存想」和「迎氣」以「攝目收心」的鍛鍊方法。《備急千金要方・養性》載「當常習黃帝內視法；存想思存，令見五臟如懸磬（空空如也），五色了了分明」，堅持不懈，並在每旦初起，面向中午（南），兩手於膝上，心眼觀氣，上入頂，下達湧泉。旦旦如此，名曰迎氣。」同時「以鼻引氣，口吐氣，小微吐之，不得開口。復欲得出氣少、入氣多，每欲食，送氣入腹」至下丹田。有養性益神之效。黃帝，歷史傳說人物，後被方士、道士尊為神。託名黃帝，以示其功法珍貴和源遠流長。

最典型的導引養生法是彭祖導引法，其後，流傳較廣的有李奉時服氣法，這是一種以閉氣為主的調息方法。《雲笈七籤》卷 59 載：「先需活動四肢，令四肢舒緩，再仰臥，不用枕，閉目專意，握固，安神定氣，然後做服氣功。每欲服氣，如嬰兒吮乳，氣息似閉，即嚥之依前，吮嚥大悶，即放。令口出甚需微細，每嚥使心送之臍下，有病亦使心送至病處。如病重氣甚悶，頻戚，上至極，仍便握固，一氣氣行聲，從耳中出即得深矣。無問早晚，晴明陰晦，須服即服。大都以晴明日為佳。每日五更、午時服。服了需攝煉，兼以手按之。勿令心服下硬。十年服氣，即有蓋。可健身袪病。」李奉時，唐代嵩山練功家，餘不詳。

後世又有王說山人服氣法，這是一種用意念導引來鍛鍊的「食氣」方法。《雲笈七籤》卷 59 載其法：「不拘時節，但覺饑時，即行嚥氣納新，不用閉氣，不求飽滿；新氣上來，則舊氣（濁氣）下泄，當任其自出，不得抑祕；飯後如覺脹悶，可一嚥二嚥壓之以助消化；若於嚥氣後，覺腹中稍有不適，可行氣作「小導引」，或臥於床，東轉西翻，並以意驅逐之使下；若有疾在上，用意驅逐之向下；若有疾在四肢及左右側，並以意驅逐使之外出。大都不得閉氣，若閉氣，即疾生。」本功法「上食新氣，下泄舊氣，使推陳而納新也。」對肝陽上亢、積氣橫逆、消化不良、大便祕結等疾病有一定作用。

第二節：養心帶動養身

◆養生就像治國一樣

抱朴子，本名葛洪，是我國晉代著名養生家。他不僅具有一套「養生就像治國一樣」的理論，而且躬行實踐，煉丹製藥，健步雲遊，壽八十餘歲而終。其精粹短篇《養生論》可以說是我國古代養生史上一篇名作。

以國喻身，治身如治國，這是葛氏《養生論》得立的根基。其作《抱朴子》將治身之微觀之事展現於宏觀空間，以胸腹喻宮室，肢體喻郊境，骨節喻百官，腠理喻四衢通道；神喻國主，血喻大臣，氣喻百姓。如何調度官民，折衷平衡，全看你自己了。那麼，怎樣才能治好這個「國」呢？《抱朴子》講了基本的一條，那就是

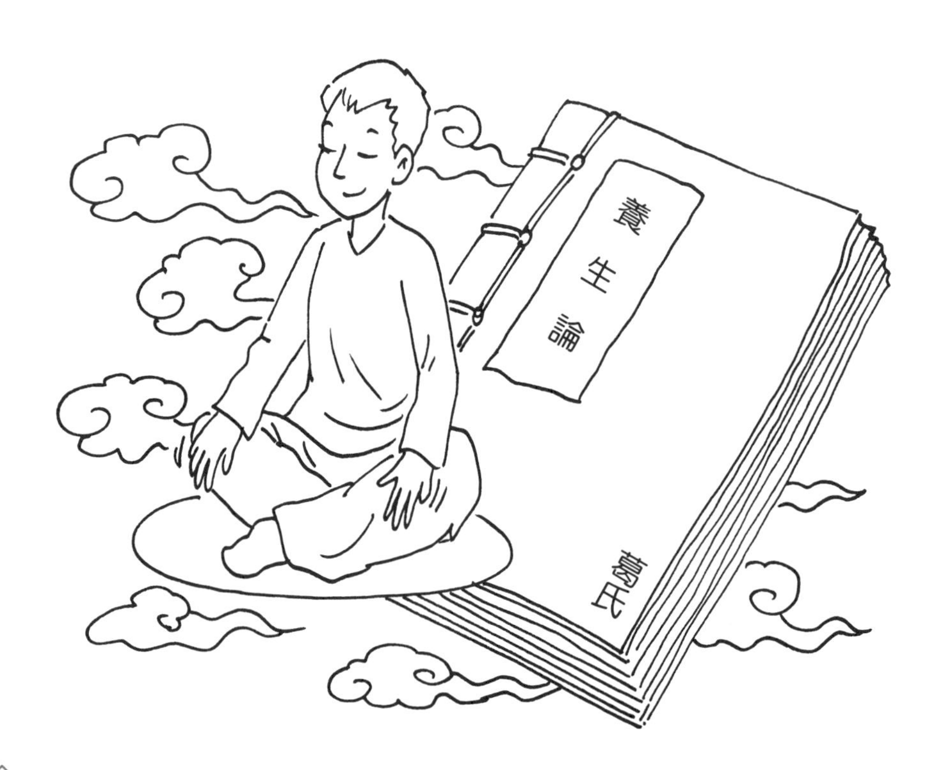

愛其民，所以安其國；愛其氣，所以全其身。安國必先愛民，全身必先愛氣這種密切的內在因果關係，是明眼人應當了解的。如果要治國而忘掉了民，要治身而忘掉了氣，勢必處於一片混亂。一般人即使道理明白，如何治國、治身仍然需要匠心獨運，費神耗力。治國要審時度勢，治身也要學會認識自己，及時分析自己，採取正確對策。因為自始至終保持一身清氣，實在是一件很難很難的事，誰讓你生在世俗社會，為了維持溫飽，要做多少俗務，接受多少世俗的心理習慣啊！

那麼具體地講，如何才能「善治己身」呢？《抱朴子》在不過幾百字的短文中講到了三個方面：

一是掃除六害。何為除六害呢？一薄名利，二禁聲色，三廉貨財，四損滋味，五除佞妄，六去沮嫉。這六條不僅在當時社會很難完全做到，今天也是如此。但這並不能證明抱朴子先生的六條沒有價值、沒有道理。這六條的基本精神在當時是針對中上層人士而講的，有積極意義；今天對各階層人士來講，仍有值得思考、玩味之處。其一，在名利、聲色、貨財、滋味上不妨淡泊一些，特別是從個人的角度來講，不能看得太重，過於追求。事業要靠真才實績爭取，不能僥倖，不能愛慕虛名，更不能沽名釣譽。隨著電器化普及，聲色給家庭帶來歡樂，要適當享受，以調解精神，愉悅情性，但不可過分，更不能做那種「聲色犬馬」的紈絝子弟，走向邪路，用「黃色」的東西麻醉神經，貨財要靠正當途徑換取，努力得多些，家裡富裕些，無可厚非。但也不能被「孔方兄」控制了頭腦，變成錢串子腦袋，銅臭熏天，令人厭惡。滋味是可以講究的，可以出現美食家，色香味俱全的飯菜人人愛吃，但對大多數人來講，只能是業餘的生活調劑，主要精力不能放在此處。其二，除佞妄，去沮嫉兩條是無論何時都需要的。佞言妄語，害己害人，不可不除；沮嫉之心，渙散隊伍，不可不去。

只要認真做到以上六條，即抓住了養生精髓，從而延壽有望。

◆**終日不唾，精氣常留**

中醫認為唾液是金津玉液，舌抵上齶。使唾液頻生。吞嚥於下丹田，延年益壽。這便是養生家講究的「鼓嗽生津」、「嚥津延年」。中醫還認為：唾液有和脾健胃、濡潤孔竅、潤澤四肢五臟、強腎補元、滑利關節、補益腦髓的作用。現代醫學也認為：唾液具有快速止血、軟化收縮血管、溶解細菌、滅殺微生物、健齒強腎、抗病毒、助消化等功能。日本食品綜合研究所最新發現，唾液可以消除從氧氣和食物中產生的對人體十分有害的自由基。最為可貴的是，唾液還有很強的防癌效果。美國喬治亞州立醫學院專家認為，致癌作用很強的黃麴黴、亞硝酸鹽等，與唾液接觸 30 秒後就會消失；並建議「每口飯最好咀嚼 30 次」。正因為如此，聽從「日嚥唾液三百口，您可活到九十九」的忠告是很明智的。唾液中含免疫球蛋白、黏蛋白、氨基酸、唾液澱粉酶、激素以及鉀、鈉、鈣等多種成分，它能幫助食物消化，緩和胃液酸度，保護牙齒健康。唾液中的激素能促進細胞的生長和分裂，加速細胞內蛋白質的合成，對青少年的眼睛、肌肉和關節的發育，有良好的作用。唾液還有助於保持青春活力，延緩器官的衰老。唾液對人體確有不可忽視的作用。因此，習武者在運動中「頻生津液」是促進健康的方法之一。而運動中或運動後大量飲水和吐唾沫是不良的習慣。

老年人由於其自身的特點，在日常生活中如果注意「嘴勤」，這樣做將有利於健康長壽。

李時珍《本草綱目》說：「人能終日不唾，則精氣常留，顏色不槁；若久唾則損精氣成肺病，皮膚枯槁。」說明隨意吐唾液不僅有礙衛生，殊不雅觀，而且對身體健康不利，每個人應珍惜自己的唾液。唾液中包含了血液中的各類成分，含有 10 多種酶，還有各種維生素、礦物質、有機酸和多種激素，對於人體的新陳代謝和免疫功能有直接作用。

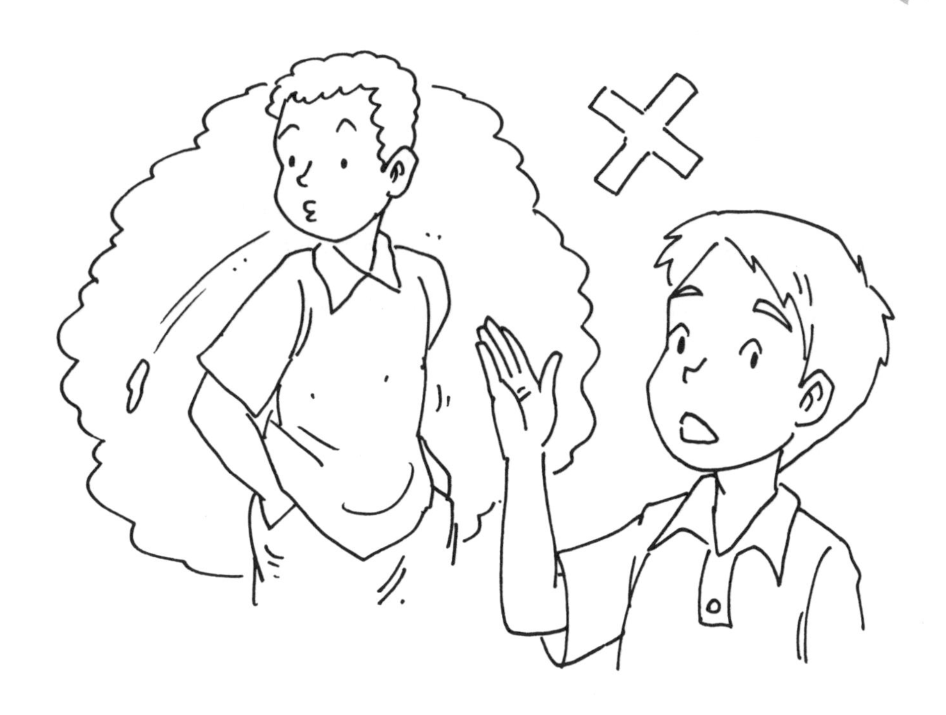

中醫有「嚥津益壽」之說，老年人可在早、中、晚嚥數下唾液，長期堅持，必有益處。其方法是：

1. **勤於叩齒**

上下齒較為有力地叩齒，每次 40 下，同時以手掌小指輕揉頸脖，這樣可強化牙齒，防止牙齒的脫落和損傷，從而可延緩衰老，並能預防多種疾病。

2. **勤於咀嚼**

老年人牙齒鬆動或脫落，不易將食物咀嚼得很碎，唯有細嚼慢嚥，才有利於營養成分的充分吸收。

3. **勤餐少食**

老年人一次較大量進食比少食多餐容易發胖，並且不易消化吸收，加重心臟的負擔，尤其患有心臟病的人，應勤餐少食，每日4～5 餐為宜。

◆**莫多言，多言則氣乏**

孫思邈在談到養生時，曾經這樣說道：「眾人大言而我小語，眾人多繁而我少記，眾人悖暴而我不怒，不以人事累意，不臨時俗之儀，淡然無為，神氣自滿，以此為不死之藥，天下莫我知也。」它的意思是說，別人說話用大聲，既耗氣又傷津，而我反其道而行之，用小聲細語來養足精氣神。

記得三十年前上中醫學院時，有一位教中藥學的老教授每次都很早來教室，未上課前總是端坐閉目養神，不發一語。後來有好事的學生詢問，教授便在黑板上寫下「莫多言，多言則氣乏」幾個字，以後我在唐代孫思邈的《千金翼方》中再次看見此語，才體會到這句話意思是說，說話太多就會耗氣傷神，因而不符合養生的基本原則。

二十年過去了，我對這句話的意思有了更深的了解。

所謂養生需「從四正」，四正者，言行坐立，言為四正之首。俗話說：「言為心聲」，言語是思想的反映，心正才能言正。所以孫思邈強調「言最不得浮思妄想。」要像孔子說的那樣「思無邪」，只有心無邪念，言語才能得其「正」。譬如，一日之計在於晨，每日清晨起床後，籌畫一日安排，「欲專言善事，不欲先計較錢財。」言談話語都應當有利於他人，而不是斤斤計較個人的名利地位，或在錢財虛譽上斤斤計較。可見言語是一個人思想境界的剖露，慎言語就要從端正心念做起。

慎言語的另一個方面就是要注意防止多語傷氣。人的說話發聲，雖說出於喉，卻是元氣之運用，故元氣充沛的人說話聲音洪亮，能長時間誦讀而不覺疲勞，而元氣不足的人不但說話的語音低微，而且說話的時間也不能持久。可見，言語誦讀總是會消耗元氣的。孫氏要求人們「莫多言，多言則氣乏」，宜「少語」，少語則氣得以充養，不致無謂地耗散。再者，要注意不得邊行路，邊說話，否則「令人失氣」，欲言語時，先停下腳步，然後開口說話。

這裡的道理也很簡單，因為人的言和行都是以「氣」為動力的，既言且行，就會加重「氣」的消耗，不利養生，況且在快步行進中高聲說話，還會給外邪以可乘之機。孫思邈的這種慎言語的觀點和方法是把養生貫徹到了日常生活中的細微方面，極有道理，而又易被忽視，對於今天的養生保健很有指導意義。

凡言語發聲於喉間，而根源於氣海。根據這個理論，孫思邈提出了一種言語養氣方法，即「凡言語讀誦，宜常想聲在氣海中。」氣海在人臍下，道家名曰丹田，是元氣會聚之處。言語本能傷氣，若能於言語時，著意於氣海，想像聲音自氣海中發出，則能產生意守丹田的作用，無異於把言談誦讀變成了一種氣功鍛鍊，真是一種絕妙的養生法。

在眾多的養生方法中，慎言語可以說是別開生面的一法。足見孫思邈的養生是於平常處見奇妙，所謂「不違情性之歡而俯仰可從，不棄耳目之好而顧盼可行。」融養生於日常言行之中，斯為孫氏養生之妙。

如果不得已需要多言語，導致耗氣傷神，精神困頓怎麼辦呢？這裡介紹一個養生祕方。

治困頓方：方中用人參、甘草、茯苓、當歸各30克，大棗20枚，地骨皮、川芎、芍藥、黃耆、乾地黃各90克。上10味藥切細，以水1公升煮取300毫升。分3次服。能補益氣血，強壯精神。主治氣血不足、讀誦勞極、疲乏困頓等疾。

這個養生祕方同樣見於孫思邈的著作《備急千金要方》中。孫思邈對養生確實有其獨到見解。

◆長生需伏氣

我國古代養生學認為，氣是人體的組成物質，是生命之本，透過練氣功可以增強人體的正氣，提高抗病養生的能力，同樣地，練氣功可以使人入靜，慮有所止，神有所守，從而排除外界各種刺激給人體帶來的不良影響，這不能不說氣功養生是另一個排除憂患，得以長壽的祕訣。

「服氣不長生，長生須伏氣」。此語是出於氣功名著《道鄉集》。人要長壽，必須練功，練功必須服氣，將內在之氣與天地自然之氣融為一體，但僅僅服氣仍然不行，因為練功時的服氣，僅僅完成人氣與天地自然之氣的結合之交換，還沒有將這種氣修練成人體的真氣。人體的神、形、氣、精還沒有融合在一起，更沒有推動這一真氣在人體內的運行，因而，服氣走「氣」，但「氣」仍然是「死」氣，只有按照氣功的原則進行練形、守意、化精、出神的過程，達到能夠自由隨意控制真氣的「伏氣」階段，才能真正達到長生的目的。

我國宋代詩人陸游一生東西奔波，「樓船雪夜瓜洲渡，鐵馬秋風大散關」，且與主降派陳詞鬥智，與主戰派相謀備戰，他屢遭主降派打擊，心情鬱悶，「一生能得幾安寧？」為了保持良好的身體以實現報國宏願，他悟出了「學道」當於萬事輕的道理，因此他還很重視氣功鍛鍊，在《夏日》詩中寫道：「新辟虛堂痛掃除，蕭然終日屏僮奴。此間恐是維摩室，除卻藜床一物無。」他為了練氣功特地打掃了一間空房子，室內陳設簡單，只有練功用的木床，他練功的方法是：「默觀鼻端白，正氣徐自還」；即意守鼻尖，將氣貫入大腦之中，以補腦強神。經過長時間的氣功鍛鍊，他確實返老還童了，耳聰目明，白髮轉黑，終致「兩目神光穿夜戶，一頭胎髮入晨梳」。

靜默養神應在安靜舒適的環境中進行，重要的是要做到靜默，

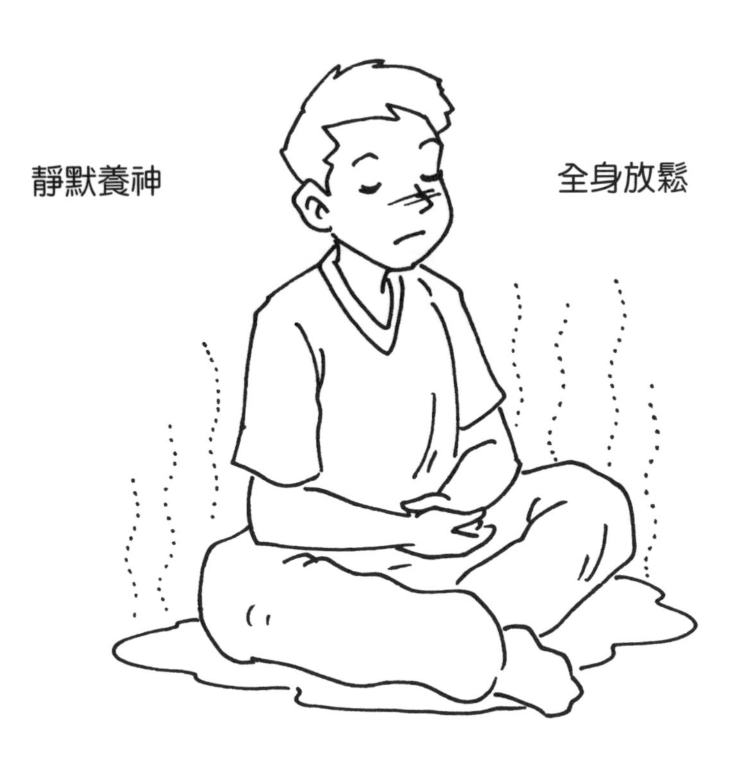

雙目微閉，全身肌肉極度放鬆，熟練後就可達到一種忘我入化、天人合一的境界，還應注意防寒、避風、防暑，時間每次以 15～30 分鐘為宜，一天進行 2～4 次。如能長期堅持下去，必有防病益壽之功效。

◆像神龜一樣呼吸

眾所周知，烏龜終生和人類胎兒在母胎時的呼吸狀態一樣，以腹部丹田氣息來進行呼吸，由於這種特殊天賦本能，烏龜可以在長期沒有空氣、水分和食物的環境中（這是一般生物所必需的生存條件），仍能保持生命幾十年，或更長久而不死。真正的中國長生不老術，也可以說是烏龜生活方式的衍化，當然這是指養生達到某種階段的時候，才能有龜息，也即胎息出現。

那麼胎息的涵義是什麼？怎樣修練呢？進入胎息功能有什麼感

覺呢？這是養生者常常碰到的問題，又是發掘、研究和弘揚中華民族寶貴遺產的重要內容。

一、什麼是胎息

所謂「胎息」是要透過一系列的修練過程，把一個已經成長的人，（以老年為例）將時光倒流，再逐漸恢復，從任督相通的小周天，再過而到十四經絡貫通的大周天。亦即是從老年——中年——壯年——青少年——童年——至嬰兒再歸復為胎兒的先天生態。將頭部的「性」和腹部的「命」重新合而為一、性命再會合為一體，而集於臍部，再變為太極「胎息」，綿綿不斷，周流全身，恢復人類母胎時的呼吸方式（即所謂陰陽相合，嬰兒姹女結合而成丹）。所謂返本還源，亦叫作得道，亦即是抱朴子所說的「得胎息者，能不以鼻口呼吸如在胞胎之中，則道成矣」，概括地說，胎息具有以下特點：

1. 「胎息」系指習練氣功過程中，進入高級階段（層次）而出現的功能狀態的「概括」。
2. 「胎息」的涵義有廣義和狹義之分。廣義是指「天地者太虛之真胎也；日月者太虛之真息也；人能與太虛同體，則天地即我之胎，日月即我之息」，這是「天人合一」的功理。而狹義則指「自呼自吸，吐為細細，納為綿綿，非口非鼻，如百蟲蟄，無去無來，無出無入」的吐納之法。
3. 「胎息」是養生練習者堅持長期修練，功力不斷進展，進入高級氣功狀態時的反應。這種反應，是經過調意、調息、調形全面鍛鍊，自然而然出現的氣功功能態。絕非執著追求所能獲得的。
4. 「胎息」並不是養生氣功的最高層次或境界。凡息已斷，真息始見，真息既泯，胎息方顯。因此，胎息是養生習練時的一種「氣若嬰兒，心同赤子，出息微微，入息綿綿，久則竅中動息兀然自往，內氣不出，外氣反進，二氣（炁）相接，循環不已，即息息歸根之內呼吸，古人視為重返先天呼吸。

二、如何練習胎息

練胎息的方法很多，如數息法、踵蒂息法、吐納法、凝神入氣穴法、孔門心法、內視法等，但都要像一般氣功修練一樣，經過由「動」到「靜」，由「外呼吸」到「內呼吸」的過程。現介紹兩種。

凝神入氣穴法：氣穴即內竅。蟄神於中，藏氣於內，以如來空空之心，合真人深深之息，則心息相依，息調心淨，蘊一點真心放炁中。久視於上丹田則神長生，久視於中丹田則氣長生；久視於下丹田則形長生。

孔門心法：身目之竅吾身之門也。方寸之地吾身之堂也。立命之竅吾身之室也。故人心處於方寸之地；猶人之處堂也，則聲色得以從門而搖其中。至人心藏於立命之竅，猶人之處於室也，則聲色無所從之而窺其際，故善事心者，潛室以頤晦而耳目為虛。

習練胎息：

1. 必須循序循進，從「耳靜」、「目靜」到「心靜」。
2. 開閉玄膺穴，使口腔內不斷生津生液，並有規律地把「金漿玉液」順氣送下。
3. 逐步由外呼吸轉到內呼吸。以口鼻之氣往來者是呼吸，而以乾坤之氣出入者則是內呼吸。只有內呼吸才能息息歸根，進入胎息狀態。
4. 站、坐、臥都可以進入胎息狀態，但形體、意念，氣息都要放「鬆」，把經絡，穴（竅）關鬆開。
5. 進入胎息狀態的體驗因人、因時、因地而異，萬萬不要執著追求其「景象」。

三、胎息的徵兆

古人對胎息徵兆的描述多種多樣：「耳無聞、目無見、口無言，心無累，鼻息無喘，四肢無動，一點元神真氣，相依相戀」。又如「自呼自吸，似春沼魚，如百蟲蟄，灝氣融融，靈風習習，不濁不清，非口非鼻，無去無來，無出無入，返本還原才是真胎息。」這是直接形容呼吸狀態的。還有以自然風光進行比擬：「冥冥兮如煙嵐之罩山，濛濛兮如霧氣之籠水，霏霏兮如冬雪之漸凝漸聚，沉沉兮如漿之漸碇漸清。」「如清淵之卯月，如止水之無波，內不覺其一身，外不知其宇宙。」這實際上是養生的一種境界，是養生者的自我體驗。

四、注意些什麼

儘管對胎息認識可以不一致，但必須實際去練，邊練邊悟。凡有志者均可進入胎息狀態。故練胎息貴專精而勤，大忌朝令夕改，前緊後鬆，好奇者不會練得此功。俗話說：「好事多磨」，有時甚至會出現「反覆」，只要刻苦鍛鍊，精勤持久，那就會「山窮水盡疑無路，柳暗花明又一村」。身、形、意不能分而為三，精、氣、神由我合成一家，全方位下苦工夫，而重在心意忘我。心通則萬法皆通，心靜則萬法皆明，絕不能以偏概全，為胎息而調息。要「循序漸進」，牢記功到自然成，一步一個腳印，幾步一層樓梯，不能「跳級」、「插班」，切不可聽信邪說，學什麼「絕招」，去追求立地成佛。還須注意養練結合，牢固「築基」，以德為本；不可有一絲邪念。

◆恬淡虛無，清淨無為

恬淡虛無，清淨無為，這句話是中國古代老莊養生學說的精髓所在。養生之學源於老莊。老莊之學主張恬淡虛無，清淨無為，與

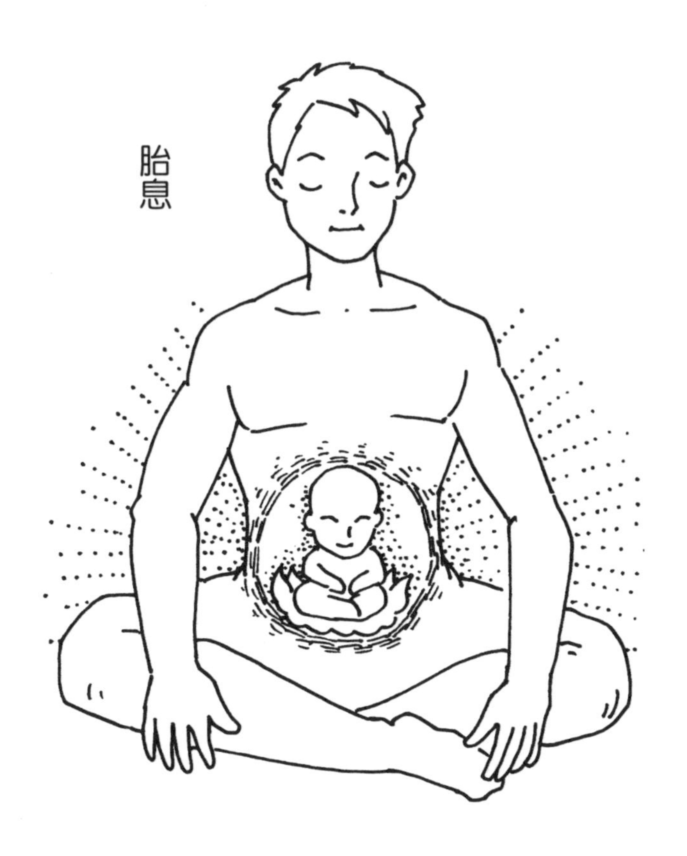

世不爭而能心安體泰。東坡少讀《莊子》，深得其心。據宋史本傳載：「既而讀莊子，歎曰：吾昔有見，口未能言，今見是書，得吾心矣」。後又讀釋氏著作，頗受影響。所以蘇軾是個儒釋道思想雜糅的人，這些思想也就成為他在險惡環境中排憂解愁，不計得失，樂觀自達，泰然而處，頑強地生活下去的精神支柱。他亦從中悟出了修身養性之道。他在《問養生》中說，他曾閱讀古代養生家吳子的著作，懂得了兩個字：和、安。

什麼叫「和」呢？

他說，天地之間有寒暑冷熱的變化，冷到極點，會使堅硬的東西折斷；熱到極點，會使金屬熔化流淌，可是人和萬物能不因寒暑冷熱的變化而得病受害，這是因為人和萬物能適應這種變化，這就

是「和」。

什麼叫「安」呢？

他舉例說，有一次東坡從山東牢山浮海往淮，海上遇到大風，同船的人都驚慌起來，有的抓住桅杆，有的抓住船沿，身子就像浮在打水的吊桶上，一上一下地與風浪搏鬥，雙腿失去自控，就像踩著車輪一樣亂蹬不停，一派嘔吐的慘相！而其中有一人飲食起居如常，這就是東坡。事後人們問他緣故，他回答：「我沒有什麼特殊的法術，只有一點，那就是不跟風浪鬥，而是任其所為，安之若素」。這是從動的方面來看，意即任憑外界怎麼動亂，而我心裡絲毫不亂，這就叫「安」。從靜的方面來看，譬如食物中有蛆，見者無不嘔，而不知者則不嘔，可見病變是由於內心想到蛆的噁心才感到噁心的，若不去想它就不會感到噁心，這也叫「安」，具備了和與安，也就具備了生命的理論了。

在現實生活中，我們有的人，因遭受「逆境」挫折時，頓生心理「積澱」，引發胸布疑雲的「陰影」，而抑鬱嗔怒。出現頭昏腦脹、心悸健忘等症狀。雖來求醫，服藥治療，但非能濟之。見病家愁眉苦臉，垂頭默言；或是東遊西盪，得過且過……內心空乏的消愁解悶，卻是人為的自我放逐，漸漸病篤日深，一蹶不振，也有失去生活勇氣的。

由於憂愁、惱怒、悲哀、焦急，導致疾病的沉深、精神的失常，從中醫的養生學上來講，就有深邃的哲理可循，古代醫家認為：養生在於「神」，「得神者昌，失神者亡」，「妄思焦慮則傷神，憂悲沮喪最傷心」。人一旦受到不稱心的事情打擊時，首先受到刺激的是「神」，惑亂神明，心神恍惚，無形的耗散了精、神、氣、血，內傷心脾，正氣虧損，抵抗力削弱。《黃帝內經》說道：「思則氣結」，而「百病皆生於氣」，情緒失落的悲不欲生，迷惘困惑的胡思亂想，易致氣血鬱結不解，臟腑功能失調，由此疾病便生。特別是青年人，血氣方剛，會不顧一切，發生駭人聽聞的慘劇。可見，情志致病。現代醫學也認為：言行過激的惱怒忿恨，引起惡劣的煩躁心情，對人極為有害，體內會產生一種有毒的物質，唾液中也有毒素，是癌症、潰瘍、冠狀動脈心臟病的「活化劑」，最能使人短命夭折。因此，備受精神痛苦的纏身不解，正是作繭自縛的「慢性自殺」！

欲擺脫精神的痛苦，走出自身戕害的陷阱，應開其所鬱，息其所怒，諺有曰：「心病還需心藥醫」。前人提倡的「修心相性」，開導心身健康，是何等貼切。於是，遇到「逆境」困束，煩悶痛楚，不能意志消沉，自卑苦思，而要胸襟寬容，開朗灑脫。懷著美滿的精神寄託，精神思想的充實，會激起人的一股積極向上的力量，潛心傾注於事業之中，衝破黯然苦惱的羈絆，以情勝情的矯正，好比是疏肝解鬱的「逍遙散」、行氣開鬱的「越鞠丸」，解開幽怨，惆悵頓消，氣和志達，泰然自若，尤在取得成就的時候，湧

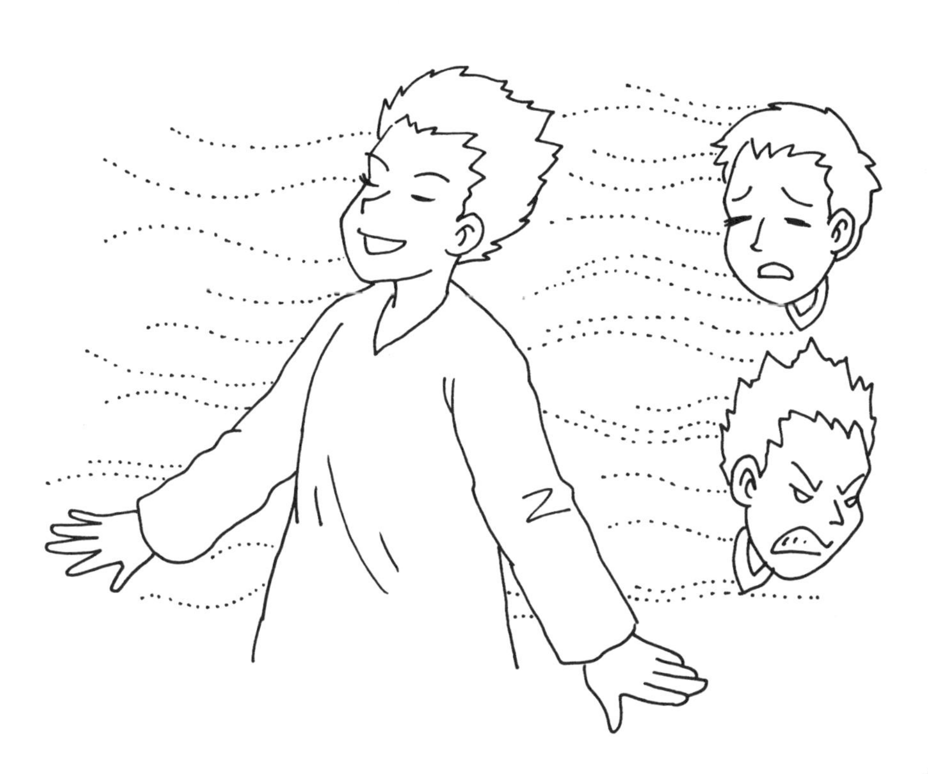

出「甘泉」，沁透心脾，品嚐「甜蜜」，快意慰藉。油然喚起了人內心心曠神怡的輕鬆、博大自如的清新。由此可見，充滿理想和事業的精神寄託，得到「精神營養」的進補，「修真養性」的強化，使人永保「童心」，青春常在，勝過延緩衰老的靈丹妙藥。

第九章　喜怒哀樂淡定

第一節：惡習不是一日養成

◆先講治身後談養生。

不少養生家，多重視養生之道，忽視了治身之道。因此，以葛洪為代表的中醫學家提出了「先講治身，後談養生」。這種提法，顯示了他的創新見解。他用生動的比喻論述說：「要想養生，先需治身」。

葛洪發現，當時不少愛好養生者，一方面追求聲色名利，一方面又想延年益壽。這樣不僅練功毫無效果，甚至會發生異常反應而患醫藥難治之症。為此葛洪特別提出，善於養生的人，應必須懂得先除「六害」，然後方能延年駐顏。六害不除，修養之道等於空想，即使天天咀嚼英華，呼吸吐納，導引運氣，也不能補救其萬一，因為這是捨本逐末，應深深引以為誡。上面講的名利等有損於養生者，葛洪把它們列為「六害」向人們提出警告，是有一定道理的。

葛洪繼承秦漢諸家的養生學思想，強調精氣對養生防衰的重要作用，提出「身勞則神散，氣竭則命終。」生活衛生，屬於養生範圍，如果只會靜坐養生，卻不懂生活衛生，終無成就。因為養生內容十分廣泛，像生活中的飲食、起居、穿著、睡眠等，無不需要衛生，如果漠然視之，對本人飲食衛生要求不嚴或管理不當，不但會使疾病纏身，還可使多年功夫成就者前功盡棄。所以葛洪發現生活中的飲食和工作衛生十分重要，乃告誡說：「不飲勿強食，不渴勿強飲。不飲強食則脾勞，不渴強飲則胃脹。體欲常勞，勞而勿過

極，少而勿至極。冬朝勿空心（空腹），夏夜勿飽食。早起不在雞鳴前，晚起不在日出後。」

從文獻來看，不少養生專著，多偏重於靜功，但是葛洪主張動靜雙修的全面鍛鍊，則更有益於延生。《抱朴子》一書中所介紹的全身鍛鍊方法，是繼長沙馬王堆出土的西漢彩繪《導引圖》以後的又一次體能養生的總結。值得注意的是，這裡介紹的鍛鍊次數，比中國民間流行的「八段錦」、「二十四段綿」的次數多出上百倍。特別在五官保健方面做出了重大貢獻。例如在牙齒保健方面，葛洪指出，能經常用像泉水一樣清澈的口水，洗涮灌溉，則牙齒將得到保養，如能每晨叩齒三百下，自然牙齒日漸堅固。在耳朵保健方面，葛洪認為根據體能的效果，如能做內龍導、虎引、熊頸、龜嚥（嚥津）、燕飛、蛇屈、鳥伸、天俯、地仰、猿踞、兔驚，每天分別鍛鍊一千二百下，則能使聽覺逐漸恢復正常。在眼睛保健方面，葛洪說，如能引導三焦升騰之陽火，引火歸元於丹田，再堅持用「石決明」水洗眼，兩手心對搓生熱以熨雙目，不難恢復視力，古人曾使用此法鍛鍊，深夜無燈亦可讀書寫字。結合自己的認識和實驗，對傳統養生學的發展做出了貢獻。

◆養吾浩然之氣

《孟子‧公孫丑上》說：「我善養吾浩然之氣」。浩然之氣即指天地萬物自然的清新之氣，又指心地天和，光明磊落的道德範疇之氣，更是指人體內賴以抵抗外來各種致病因素的「正氣」。

正氣是一個人，一個社會，一個國家不可缺少的，它具有凜然不可侵犯的威嚴，所謂「養吾浩然之氣」指的就是這種正氣。從社會講，正氣存內，則社會風氣好轉，如孟子所說：「老吾老以及人之老」的現象才能存在，人們不僅尊敬自己的老人，愛護自己的孩子，對他人的老者和小孩也應如此，尊老愛幼的風尚才能發揚光大，長壽者才能多；從古學講，正氣存內則國力強大，人民富足，人人講愛心，長壽者自然會更多；從人體講，正氣存內，抵抗力才能強，致病邪氣才不能使人犯病，健康才能長久，長壽才能成為現實。所以《黃帝內經》中有一句名言：「正氣存內，邪不可侵」。培補人體正氣， 提高人體免疫力，防治疾病不僅是一種積極思想，更是一種積極行動。

自古以來中國人一直堅持使用一個「氣」字來自勉。男子漢成就大業，關鍵在於一個「氣」字。軍隊中不可沒有士氣和勇氣。與敵軍對陣的時候如果我軍氣勢強盛，就能使敵軍聞風喪膽，在戰鬥中如果士兵有勇氣，那麼衝鋒陷陣就無所畏懼，這些都是勝利之本。

那麼，如何養吾浩然之氣呢？古代人提出了行氣服氣的妙法。服氣又稱食氣，即取呼吸鍛鍊為主的氣功攝養方法。我國隋代大醫學家巢元方非常注重養生長壽，他曾任太醫博士。他在《諸病源候論》中闡述了養生長壽法與延長壽命的導引術，其方法為：

心平靜氣，仰臥床上，兩手輕握拳，四指按壓拇指。兩臂舒展，平放床上，離身五寸遠。兩腳趾豎起，腳間相距五寸，閉目養神，排除雜念，專心致意練氣。首先以舌舐牙齒，刺激口腔唾液分泌，待唾液滿口後，將唾液慢慢吞下去，同時慢慢吸氣。意念以氣送唾液入全身各臟器到達心內，至腳趾。然後慢慢用口吐氣，吐氣要細柔深長，使耳聽不到出氣之聲。如此一吞，一吸，一吐，稱為息。連續 15 至 100 息。長期下去， 能夠吐盡濁氣，吸進氧，對於養生長壽必有好處。

巢元方還每天於早晨天剛破曉、人聲寂靜之時，堅持起床運動，練吞吐呼吸。他認為這種長壽術能治百病，延年益壽，是一種方法又簡單，又省時間，效果又好的練功術。也值得今人推廣應用。

另外，陶氏所輯的《服氣療病篇》，總結了前人「服氣療病的」方法和經驗，指出了「凡行氣，以鼻納氣，以口吐氣，微而引之，名曰長息。納氣有一，吐氣有久。納氣一者，謂吸氣也；吐氣六者，謂吹、呼、唏、呵、噓、泗，皆出氣也」等呼吸鍛鍊的具體方法，認為此法是「癒病長生要術」，並完整指出了治療不同疾病的呼吸方法，即根據所感之邪和所病之臟的不同，分別施以吹、呼、唏、呵、噓、呬之法，這種以練呼為主的吹、呼、唏、呵、噓、呬之法，是陶氏首次總結出來的，後世稱之為「六字訣」，至今仍為一些氣功學者所慣用。

◆想好事，好事降臨

心理學家發現，患心神不安症的人，時時刻刻都感覺到恐慌害怕，精神十分緊張，一天到晚陷於去甲腎上腺素和腎上腺素的世界裡。

樂觀主義者就能沉浸在β內啡肽的世界裡。

美國流行一句希望人生獲得成功的祕訣：「想好事，好事降臨；想壞事，壞事敲門。」

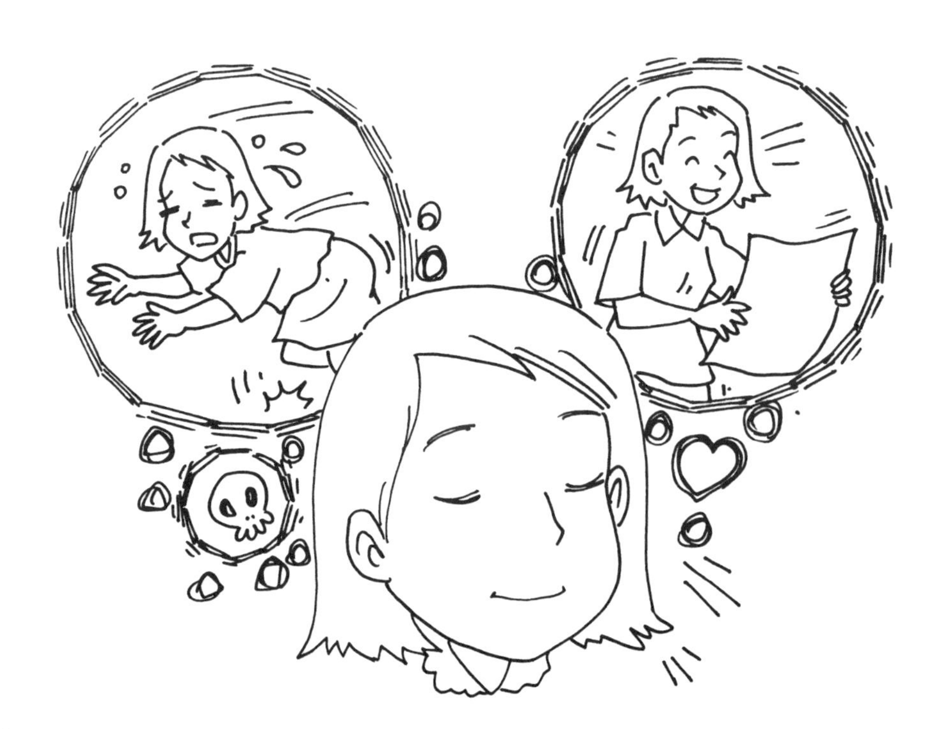

當你覺得煩惱時，好，打開你的記事本，看一看你有哪些事情需要去做，趕快動手，不要停下來。中國古語說：「流水不腐，戶樞不蠹。」意思是說，流動的水不會腐臭，轉動的門軸不會被蟲蛀。煩惱就像生命中的小蟲子，在你沒事做的時候，它就會把你蛀掉。假如你事先沒有記下你明天、後天要做的事，不要緊，現在就想也不遲。當把你接下來要做的事一條條羅列出來，再按順序排列好的時候，你就會發現，一切都不像你在煩惱中感到的那樣混亂而無意義。接著，把你現在就能夠做的事情找出來，立刻動手。這不僅是一種非常有效的驅除煩惱的辦法，而且經由這樣做，你會發現，你辦事的效率及各種能力都在不斷地提高。這是個一舉多得的辦法。

讓我們看一下比爾・漢德的故事吧。這是他給一位心理學家說的：

「去年」，他說，「我因為常常煩惱，得了胃潰瘍。有一天，胃出血，我被送到芝加哥西比大學醫學院附屬醫院裡。我的體重從175磅降到90磅。醫生警告我，連頭也不許抬。有一位非常有名的胃潰瘍專家說我的病『已經無藥可救了。』我只能吃蘇打粉，每小時吃一大匙半流質的東西，每天早上和晚上護士用一條內視鏡管經由鼻子插入我的胃裡，把裡面的東西洗出來。」

「這種情況一直持續了好幾個月……最後，我對自己說，你睡吧，漢德，如果你除了死之外沒有別的指望了，不如好好利用你剩下的這一點時間。你一直想在死之前環遊世界，如果你還想這樣做的話，只有現在去做了。」

「於是，我說服我的醫生，踏上了我的旅程，心裡想著一首詩：

啊，在我們零落為泥之前，

豈能姑負，不拚作一生歡。

物化為泥，永寢黃泉下，

沒酒、沒弦、沒歌妓，而且沒有明天。」

「我從洛杉磯乘船向東方航行時，就感覺好多了，漸漸地不用服藥，也不再洗胃。不久，我的食物已經可以加入少量有刺激性的調味品了。幾個星期之後，我甚至可以抽幾枝雪茄菸，喝幾杯酒。我幾年來從沒有這樣享受過。」

「在船上，我和一些新朋友玩遊戲、唱歌、聊天到深夜。沿途我見到一些貧窮與饑餓的慘景，和我的生活相比，我簡直就是生活在天堂裡。這時，我停止了所有的煩惱，甚至忘記了自己曾患過胃潰瘍。等回到美國之後，我的胃潰瘍早已不知在什麼時候痊癒了。」

如果你被疾病所煩惱的時候，不妨先鎮靜地接受它，然後再想辦法適應它。告訴自己：沒有比這更糟的了，只要努力，事情都會向好的方面轉化。

◆消除心中的毒藥

誰都知道不良的心理是體內的毒藥，但是，怎樣防止和消除這種不良心理狀態呢？這裡介紹一種非常簡單的心理調整的方法。這種方法叫心理調整訓練，或稱放鬆訓練，它以一定的表示套語使人的肌肉得到充分的放鬆，心律、呼吸得到調整，將人的注意力集中於體會身心放鬆與寧靜的感受，降低大腦的興奮度。這種放鬆訓練對於克服失眠、消除身心疲勞、增強自信心，發揮人的潛在能力有顯著的效果。心理放鬆訓練的步驟與要求是：

一、練習環境

開始練習時環境要安靜，光線要幽暗，要沒有干擾，這樣可以便利於創造一種良好意境，使人能迅速進入「自我恢復」狀態。

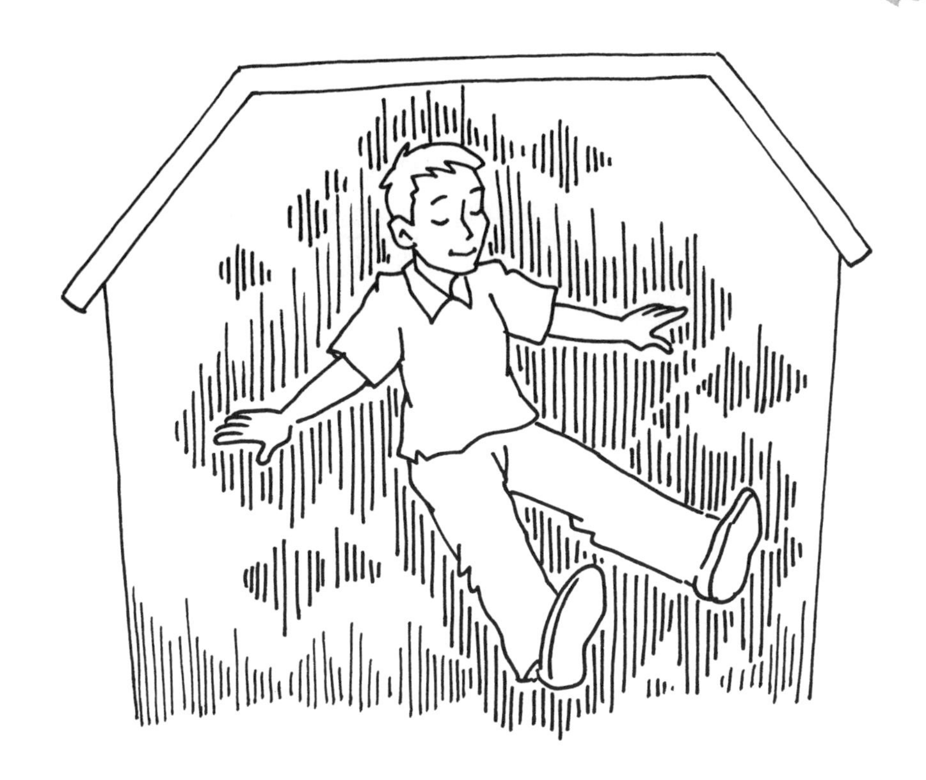

二、姿勢

一般採用坐姿，衣帶要寬鬆，座椅不能過高或過低，兩腳抓地，雙手放在膝蓋上；身體不要靠在椅背上；頭部平直略低，輕輕閉上眼睛，舌頭抵住上牙床，嘴唇輕閉，眼球經由眼皮向前看。

如果採用臥姿，則枕頭不可過高，不要蓋被子（但要注意保暖），放鬆過程中不能睡著。側臥、平臥均可。

三、呼吸練習

最好採用腹式呼吸，吸氣時要求慢、勻、細、深，吸氣時身體慢慢升起，使人有一種輕飄感，吸氣的同時對自己說：「我很安靜，現在只有我一個人。」心情便逐漸可寧靜下來；呼氣時身體漸漸下沉，節奏要徐緩、綿長，如釋重負，使人感到全身肌肉非常放

鬆、愜意，似乎緊張、焦慮、膽怯、懊喪等不愉快情緒都已煙消雲散。

呼吸練習有助於人體獲得足夠的氧氣，有助於建立體能鍛鍊所需要的呼吸方式和控制身體鍛鍊過程中突發性的興奮，呼吸練習還有助於集中人的注意力和降低身體鍛鍊的疲勞。呼吸練習以每分鐘呼吸 5 次左右最為理想。

四、肌肉放鬆練習

肌肉放鬆練習能消除緊張、恐懼、焦慮所帶來的諸如心律、呼吸加快、毛細孔擴張、血壓升高、血糖變化等生理反應，以恢復體力與心理平穩。肌肉放鬆也是人與自身潛意識建立聯繫的必要步驟。在放鬆時，大腦處於「睡眠」狀態，進入體內的刺激大大減少，大腦發出的指令也隨之減少，這個時候，他人的語言暗示可以幫助放鬆者解除心理障礙，或者使人回到愉快的場景。這樣身心就可同時放鬆。

放鬆應當是逐漸的，坐姿由上而下放鬆；臥姿由下而上放鬆。也可以先使肢體肌肉緊張、下沉再使之放鬆。

五、溫熱感

這是由語言表示引起植物神經系統活動，使外周血管擴張而產生的一種溫暖感，因為它可以改善血液循環，加快身體內營養的輸送，所以有利於消除疲勞、恢復體力與精力。反覆按照下面的句子進行傳達，就可以產生這種溫暖感。「我的背部漸漸發熱了，好像有溫暖的陽光灑落在我身上……右臂正變得下沉、發熱了，舒服極了，好像在淋浴，溫暖籠罩著我，我感覺鬆弛、平靜極了。」這種練習可以使人的體溫升高 2～4 度。因此，夏天不宜採用。

六、自我恢復

語言是人類才擁有的自然溝通方式，同樣語言也是一種有效的交流和表達手段。語言表達養生法是用含蓄、間接的方法對人的心理狀態施加良性影響的重要保健方法。我們知道，行為表示與語言的表達是影響人的心理與行為的主要方法。體能鍛鍊的信心與勇氣需要積極的他人語言、表示和自我語言表達的支援。放鬆訓練是由他人語言表達過渡到自我語言表達而產生作用的。最好把語言編成系列套語，錄製成CD按時收聽、練習。語言表達應當是正面積極的，簡練而親切的；消極、直接式的語言只會挫傷人的自尊、自信，甚至產生逆反心理。

為了加強語言表達的養生效果，患者可以配上輕柔、優美動聽的音樂，增加放鬆訓練的效果。並根據心理調整的要求和調整者的文化素養、音樂欣賞能力選擇音樂，過於高雅的「陽春白雪」不合適，它會引起人的遐想而分散注意力，如果是為了動員人的內在潛

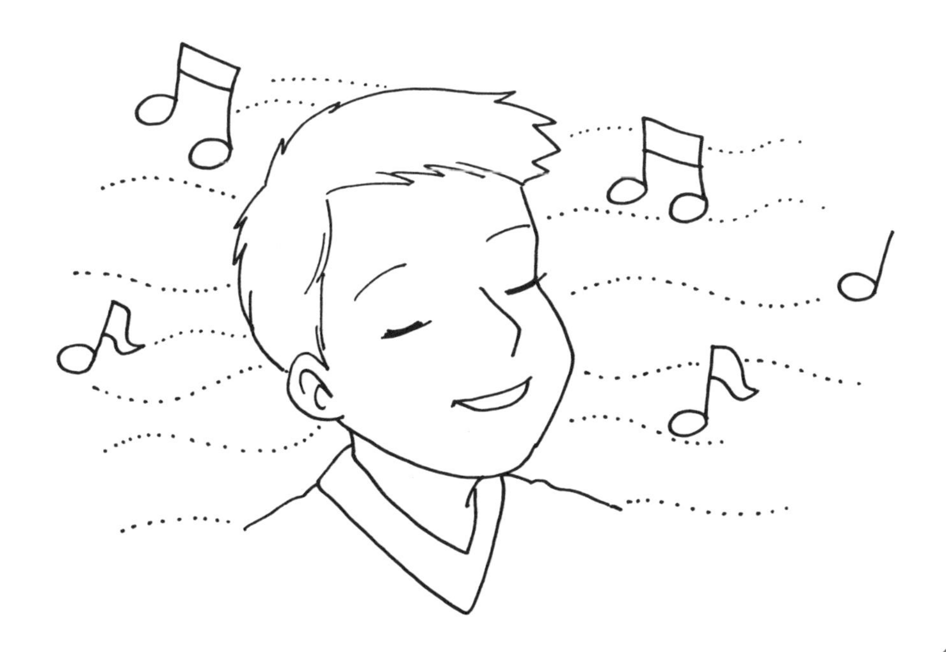

力、提高人的戰鬥情緒，就應該選擇激昂、明快、節奏感強的音樂。

下面是進行自我恢復、消除消極心理狀態的暗示語系列，讀者在使用時請配上適當的音樂。自我恢復表達練習每天可做二、三次，每次 15～20 分鐘，練習確有效果後，可逐漸減少練習的次數和時間。

「現在周圍非常安靜，只有你（我）一個人靜靜地漫步在沙灘上，微風輕拂著你的面頰，海浪輕拍著海岸，和煦的陽光灑滿了全身，藍天白雲使你（我）心曠神怡；現在，呼吸變得輕柔、緩慢而深沉了，輕輕的吸氣，慢慢的呼氣，疲勞、煩惱、緊張都漸漸消除了。吸氣是那麼平緩、均勻、深沉，好像要把力量傳遍全身；呼出廢氣，全身變得輕飄、愜意極了（這裡要多重複幾遍）。

「展開眉頭，面部肌肉放鬆了，臉上表情淡漠了，眼球透過眼皮向前看，看到遙遠遙遠的天邊，輕拍著海岸的海濤聲讓人感到睏倦。

「放鬆頸部肌肉，肩部肌肉也隨著呼吸的節奏慢慢放鬆了，深沉，一點勁兒也沒有了。……肘關節放鬆了……前臂也放鬆了、深沉了，手放在膝蓋上，放鬆的、深沉的，手心暖洋洋的，好像有一股暖流徐徐向下傳，膝蓋、雙腿、踝關節都變得暖和、放鬆了，驅散了煩惱、緊張……心中更加恬靜、安定了。……呼吸平穩了、更深沉了……全身的肌肉、關節都鬆弛了，一點力氣也沒有了，全身都沉浸在溫暖的情境之中，舒服極了，馬上就要進入夢鄉了……明天，你（我）會以更充沛的精力，更清醒的頭腦做好新的工作……」

伴奏的音樂必須是寧靜的、平和的，必要時，可以加錄一些海濤、鳥語聲以增強表示的心理效果。

與此同時，養生者還可以透過下列自我表達的語言施加影響：

「你（我）的身體都得到了休息，放鬆了，體力漸漸恢復了，呼吸比剛才深沉有力了，節奏快了，心跳更平穩、有力了……肌肉也變得更有力、有彈性了……你（我）的頭腦更清醒了，光明和信心又回到了你（我）身上，你（我）更有力了……你（我）的四肢有勁了，雙腿變得輕快了……精神更振作了，情緒不錯，新鮮空氣充滿了全身……慢慢睜開眼睛，這世界是多麼美好！你（我）將以全部聰明才智去完成自己的任務。」

這種語言誘導可以和美好的回憶和憧憬結合起來。這部分音樂要節奏歡樂、充滿活力，它將使你重新煥發生命活力。

第二節：養生是一種人生態度

◆該放鬆一下了

壓力是導致疾病和提前老化的元凶禍首。在當今社會中，某種程度的壓力是難免的，而且假如有足夠的休息和放鬆來消除的話，也未嘗不是好事。今天的醫學界公認，心理和感情的壓力是大多數衰退性疾病的主因。心理和感情的壓力、恐慌，還有憂慮等，不僅會引起任何載於書的疾病，也會使你提前進入老年期。焦慮、憂慮、緊張、恨、羨慕、嫉妒——不僅是不受歡迎的情緒狀態，它們真會要你的命！

如何對待生活中的壓力呢？應該採用鬆弛養生的方法。高度的精神集中，常使人感到極度疲憊，這時人們會說：「該放鬆一下了」；當你去參加演出、或去就職應聘、甚至即將進行手術時，你會常常感到緊張，不能使心情平靜，人們也會對你說：「該放鬆一下了」。

這裡說的放鬆，一向被認為是一種無可爭議的良好狀態。它可達到精神放鬆、肌肉鬆弛的效果。精神放鬆、肌肉鬆弛所產生的生

理效應包括：脈搏減慢、血壓降低、呼吸減少、代謝率減慢、瞳孔縮小、周圍血管擴張、末梢溫度升高等。而產生這些效應的方法，就是鬆弛療法。

一、鬆弛療法可作為多種疾病的輔治療。當你面對醫生將要進行的器官檢查時，當哮喘者預感哮喘將要發作時，可用任何一種鬆弛方法來減輕焦慮程度。鬆弛療法可降低疼痛部位的肌肉緊張度，因此可減輕急性或慢性疼痛；孕婦如果掌握鬆弛療法，臨產時可不用鎮靜劑或止痛劑；初產婦如果在給嬰兒哺乳前使精神放鬆可增加奶量；手術前如果應用鬆弛療法，不僅可減少對即將施行手術的顧慮、恐懼，術後，鬆弛還能減輕疼痛；在疾病的康復或恢復過程中，鬆弛法能直接發揮增強人心的作用，與減少藥物的用量，事半而功倍，所以我們應該學點鬆弛療法。

首先，你一定要真正地認識到，為了讓你的青春不要走得太快，休息和放鬆心情是絕對必要的因素。有了這樣的認識，你才會逐步地重新安排日常生活的步調。最好養成睡午覺的習慣。偶爾也讓自己陶醉在一本好書或一首悅耳的歌曲裡頭。把別人都拋開，自行走一段自自在在的路。有機會就度個短時間的假期。別把生活的節奏弄亂了。不要把自己弄得精疲力盡。利用間歇性的停頓和休息，重整你的旗鼓。

其次，你要放鬆心情及驅除心頭的焦慮、緊張和憂慮，其法寶就是讓自己投入於嗜好或遊戲中：下棋、打球、書畫、音樂等等。

其三，千萬要牢記於心。休息和放鬆心情是留住青春非常重要的因素。160 歲的希拉利・米斯利摩夫是蘇俄最老的人，當被問及長壽的祕訣時，他說：「我在一生中從未匆匆忙忙過。長壽的人都能夠享受生活，並且對他人毫無妒意；他的心裡沒有任何惡毒及怨怒之意，他時常歡喜，卻極少吼叫；他日出而作，日落而息；他喜歡工作，而且也知道如何休息。」

要真正實現身心的鬆弛，除了前述的一些方法之外，還有一些

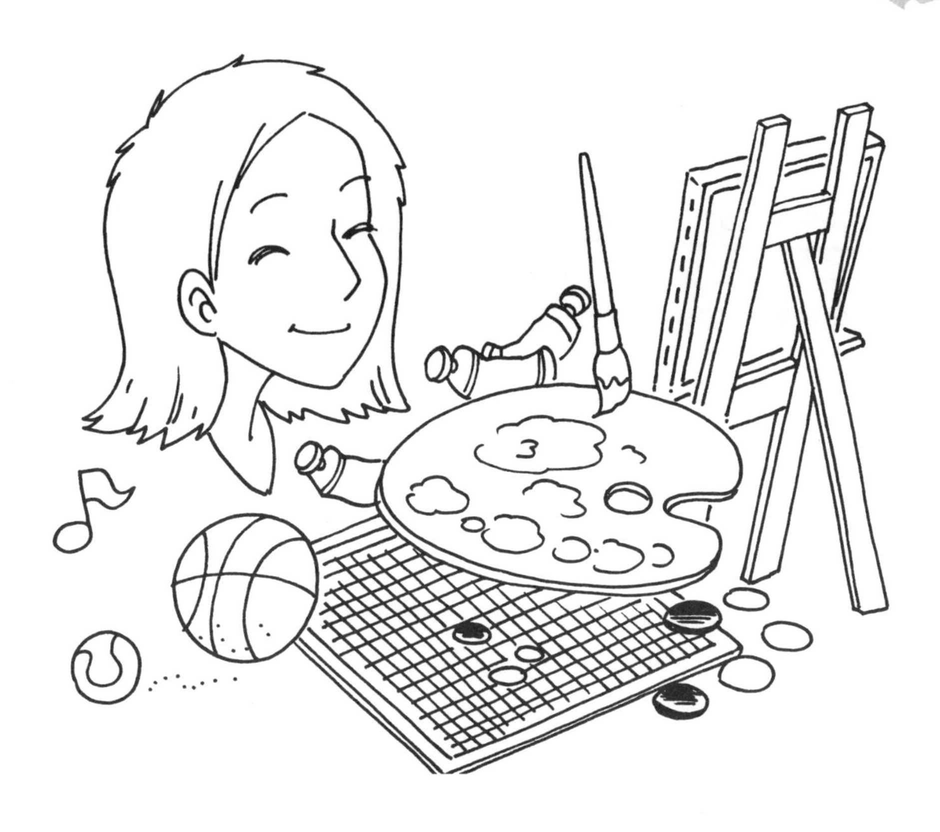

比較容易、較快見效的方法，

下面是在日常鍛鍊中經常使用的幾種鬆弛養生法，可供大家選用：

1. **深而慢的呼吸**：要求用腹式呼吸方法，有節律地呼吸氣，這種適宜的呼吸是鬆弛療法的關鍵。
2. **降低肌肉張力**：學會了有節律地呼氣吸氣之後，就要進行降低肌肉張力的訓練。頭頸部是許多神經和肌肉活動的關鍵部位，此處的鬆弛使得身體其他部位也容易鬆弛。降低頭頸部的張力的方法有：
   (1) 微張口，舌放於口底，透過吞嚥動作使喉部肌肉鬆弛。
   (2) 保持上身挺直，使頭部是後及環形活動，反覆多次，頭頸部活動的同時進行有規律的呼吸。

⑶ 檢查頸部、下頷及體內其他部位是否還有緊張的肌肉，把它們看成一個個繩結，想像著解結，就能逐個放鬆這些部位的肌肉張力。

3. **集中注意力**：這是鬆弛的第三個基本要素，它可使人的感覺更加正確和均衡，能更好地控制自己的思想和行為。促使注意力集中的方法有：⑴眼睛凝視一個物體，心裡想著它的大小、形狀、顏色、材料等；⑵默數自己的呼吸次數；⑶建立聯想，如想像一隻小鳥在天空中飛翔的畫面。
4. **舞蹈放鬆法**：跟隨音樂做一些輕鬆的小舞步，以此來調整情緒，達到放鬆身心的作用。
5. **拉長韌帶和抖動放鬆法**：主要用於放鬆身體的四肢肌肉和關節韌帶。方法是將運動中用力的肌肉拉長，或採用上下肢抖動（可自己抖動，也可兩人互相幫助抖動）以及全身抖動，使全身感覺鬆弛，達到整理放鬆的目的。
6. **安靜放鬆法**：站立，眼睛和嘴微閉，身體自然放鬆，排除雜念，呼吸要深、長、緩慢，這樣能使大腦中樞得到調節，逐漸使身體從運動狀態移轉到相對安靜狀態，達到身體放鬆之目的。
7. **按摩放鬆法**：手法主要有按、摩、揉、捏、推、敲、打等。改善肌肉的血液循環，從而消除身體疲勞。身體的許多部位，讀者可以自己按摩放鬆，自己按摩不到的部位可請人互相按摩。

在工作忙沒有時間學習的情況下，可以利用短暫時間在任何地方、用任何方法開始這種訓練，如每天利用 10 分鐘時間進行靜默練習，可以助你心情平靜，促進全身放鬆；上班路上等車時或遇紅燈時可做呼吸訓練；在進入辦公室前，做幾次緩慢的腹式呼吸。當你感覺全身輕鬆時，你便可以進入工作狀態了，這有助於提高工作效率。人們不妨學學如何做到放鬆。

◆用慢字醫心病

人們要做成一番大事業，首先要有堅定的毅力，關鍵在於要有一個「慢」字來把握自己的心境，把做事速度放慢就是克服浮躁，使內心歸結到平靜這種境界的法寶。

心理學家指出，把做事速度放慢治療焦慮症，是我們戰勝恐懼焦慮的重要方法。

從心理角度來看，恐懼是我們對外在威脅的正常反應，它也是幫助我們辨認、避免危險的安全閥。我們感覺害怕時，我們的身體會發生一系列變化，以便採取即時行動以規避危險，比如搏鬥或逃跑。像恐懼一樣，焦慮也能引發一系列的生理變化，包括心跳加快、血壓升高、出汗、肌肉疼痛，但一旦影響了正常的生活工作與情感，那就成為一種病態了。一般來說，百分之二十的疾病是與焦慮症有關的。

當然，焦慮本身也有不同的表現形式：

1. 一般焦慮

一般焦慮是指對未來的事情、過去的行為、生活環境以及工作學習的勝任問題懷著過分的不現實的憂慮。焦慮者感覺身體痠痛、心緒不寧、四肢抽搐、精神疲憊、神情緊張。他們還會出現氣短、心跳加速、出汗、雙手黏糊、口舌發乾、頭暈目眩、噁心腹瀉、咽喉梗塞、發寒、尿頻等現象。他們容易氣惱、鬱悶、緊張、難以集中注意力、容易失眠。二十多歲至三十多歲的男女最容易產生這一症狀。

2. 恐慌突襲症

恐慌突襲是一種強烈的恐懼體驗，有這種病症的人覺得有一個懸在頭上的厄運，隨時都會降臨到自己身上。恐慌突襲症跟一個人對威脅生命的東西所做出的正常反應，並沒有什麼兩樣。只是恐慌突襲是突然而來，沒有癥兆，也沒有原因。據調查大約有三分之一

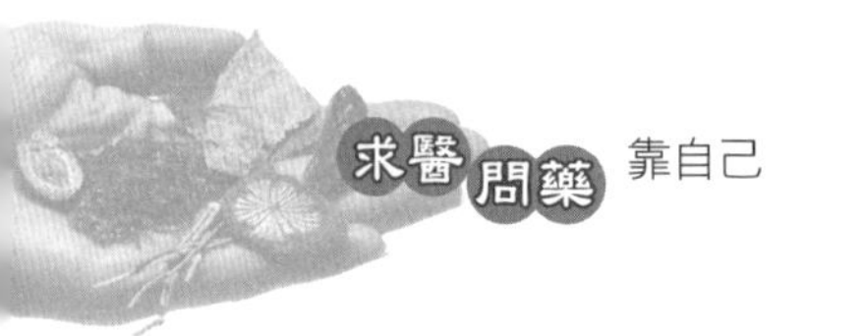

的成年人至少經歷過一次恐慌突襲。大部分患者都至少經歷過下列症狀中的三種：

⑴ 氣短
⑵ 心跳加速
⑶ 胸疼或胸悶
⑷ 窒息、哽噎的感覺
⑸ 頭暈目眩、站立不穩的感覺
⑹ 手腳發抖
⑺ 冷顫抖或熱顫抖
⑻ 出汗
⑼ 虛幻感
⑽ 頭昏、顫抖
⑾ 害怕自己發瘋或死亡

心理學家指出，減壓的主要方式是沉思加上心理輔導。主要應

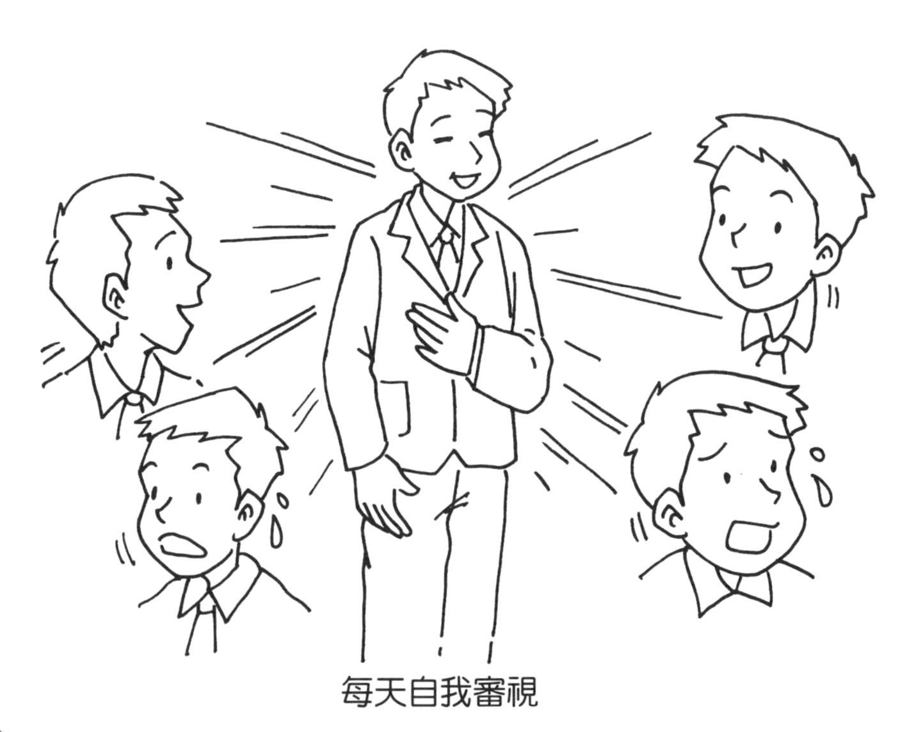

每天自我審視

做的是從病人本人著手，除了每天審視一下自己的生活，做幾分鐘沉思靜坐外，還可以學著把做事速度放慢，如慢走，同時將做任何事情的速度放慢等。這些方法都收到了較好的效果。

一位女病人對她把做事速度放慢後所產生的效果感到驚訝，她說：「學著把做事速度放慢的方法真的幫助了我。我原來總是消化不好，總感覺不舒服。自從做事情放慢速度以後，我這些感覺沒有了。你讓我審視一下我自己的生活，我按照你的意思審視了百餘遍，才意識到我的生活中有很多荒唐的事情，我看到了問題出在哪兒。現在我正常了，我感覺很好。」

除了讓一些性急的人把速度放慢下來外，還有其他的減壓方法。如有學著慢慢地吃花生，慢慢地咀嚼，慢慢地吃。這裡只強調慢。如果在吃花生時再加上體會那一「瞬間」的深思或是讓病人搖擺，極慢地搖擺，好像要搖擺 10 年才能搖擺完的樣子。這種搖擺可以像玩呼拉圈的動作般，但極慢並放鬆；也可以是收住內勁慢慢移動，這就跟太極拳的做法差不多了。搖擺完後，練習沉思，進入呼吸中去。就好像足球賽的慢動作重播一般。這些對某些焦慮症病人有奇異的治療效果。

我們知道看問題態度的改變，一般是人的觀念改變了，才可能出現的。比如這人過去比較挑剔，現在變得寬容了；或者他過去對某人有偏見，現在經由接觸兩人成了好朋友；這都是因為他思想上發生了變化。比如，我們做人的思想工作，給他講道理，或用行動感化他，使他思想有了轉變。人的觀念改變了，看問題的態度才會改變，觀點才會不同，同樣一件事，過去看是毛病，現在看可能是優點了。但是，把做事速度放慢，甚至搖擺和吃花生也能讓人在思想上產生這種變化，這不是也很有意思嗎？我們從中可以發現兩者有異曲同工之妙。

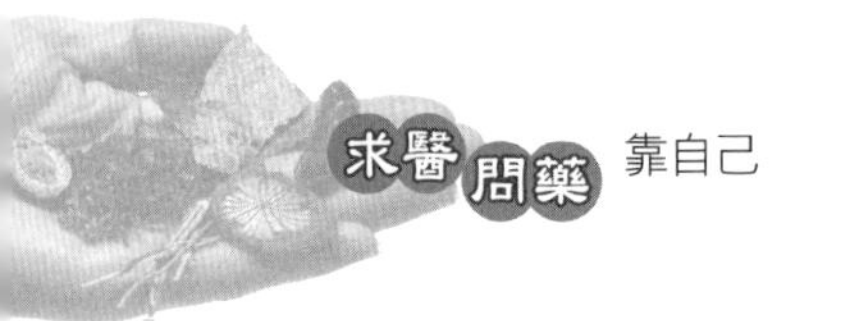

慢字是一種恆心，不能因為急於求成、揠苗助長的意念而損害了它。試想，萬事懶惰、意志薄弱的人怎麼能夠勝任大事業呢？所以，人們必須用剛強、勇猛、浴血奮戰的功夫去做到耐心、恆心，斷不可以因為軟弱的而失去它們。

所以，不能「慢」的人就不能靜，那麼他就會永遠在患得患失中過日子，根本無法樹立什麼宏遠的志向。只有耐心之人，才有可能將萬般雜事都付於空虛靜寂之中，使心情轉為鎮定，進而踏踏實實地做一番大事業。

於自己的耐心、恆心有多少，或者說要考驗自己的意志力如何。這時，你就會發現，如果你是在為自己而讀書，有耐心和恆心，那麼你一定會有對於此書的心得和見解，批評、反省、蘊涵、吸收，會使你心中回味無窮。如果你是在為別人而讀書，只為做做樣子，而沒有耐心與恆心，那麼你縱使有一些心得和體會，也不可能深刻，它會伴隨著時間的推移而消失，不會感化到你的心靈，更不會表現在你的行動之中。

◆比天空更寬闊的是心胸

如果一棟房子沒有窗戶，溫暖的陽光就無法照進來，新鮮的空氣也不能飄進來。人也是一樣，「心窗」沒有打開的時候，就會感到氣悶；「心窗」打開了，心才能夠通達，心靈的視覺才更清晰。

如果看得到內心空間的好處，就要趕緊騰出空來……

人，總是為了追求名、利、權勢而勞碌終生；對於情愛，貪求無厭；對於私欲，糾纏不休，萬般痛苦不能解脫！

有位太太的先生是知名的企業家，對她百依百順，以世俗人的眼光看起來，她是很幸福的，可以說是幸福中的幸福人。但她仍覺得很苦，朋友問她：「你有什麼不滿意呢？」

她說：「你不知道啊！他對我感情不專，使我痛苦、不滿。」

朋友勸她說：「到底你要追求多少感情才滿意呢？不要太強求，感情如同一顆球，愈硬碰，它跳得愈高愈遠。」

她問：「那要如何解決呢？」

朋友回答道：「放寬尺度，你愛的範圍太狹窄了，猶如把感情當成一條繩子，縛（管）得他對你產生敬而遠之的心理，才使你那麼痛苦。你應該以柔和的感情來寬容他的一切，不要以佔有欲、威力來加在感情上面，否則你先生表面又順又愛，但內心卻又煩又畏，也就難怪他會對你有欺騙的行為。你若能把愛擴大到去愛他所愛的人，他一定會感謝你，同時也更珍惜這份感情中的恩情，因為你所給予他的愛是那麼的自在。人的感情就像是熔爐，只要你多給他寬大的愛，滿足他的感情，再冷再硬的心也會被它融化……」

這位為情所苦的太太，後來果真做到去愛他所愛的那些人。夫妻的感情如此，父母子女的感情也是如此。

「問世間情是何物，直教人生死相許。」婚姻是一種「緣」，若能因緣聚而相知相惜，實在是幸福。在共同生活交融中，彼此能互相包容對方的缺點，欣賞對方的優點，方能圓融一生。在人生旅途上，彼此互相扶持、互相勉勵，勇於承擔與付出而不逃避。

古人曾說：「不如人意常八九，如人之意一二分。」一般來說，人的一生中處於逆境的時間遠多於順境的時間。即使是歷史上的帝王將相，生活中的富豪、名人等，各人都有各自的煩惱和憂傷。

現代研究證實，持久的不良情緒，特別是表現為煩惱、憂鬱悲傷的消極情緒，還可透過神經、內分泌系統影響機體的免疫功能，使人體對細菌、病毒及腫瘤細胞的抵抗力下降。正如一位英國哲學家說過的：「生命的潮汐因快樂而升，因痛苦而降。」驅除心病，你就能擺脫不良心境的影響，讓自己的生活變得快樂幸福。

有一些人為一些小事而突發其火，亂說話、亂摔東西，這就是「情緒短路」的一種表現。用電短路會損壞電器，甚至釀成火災；

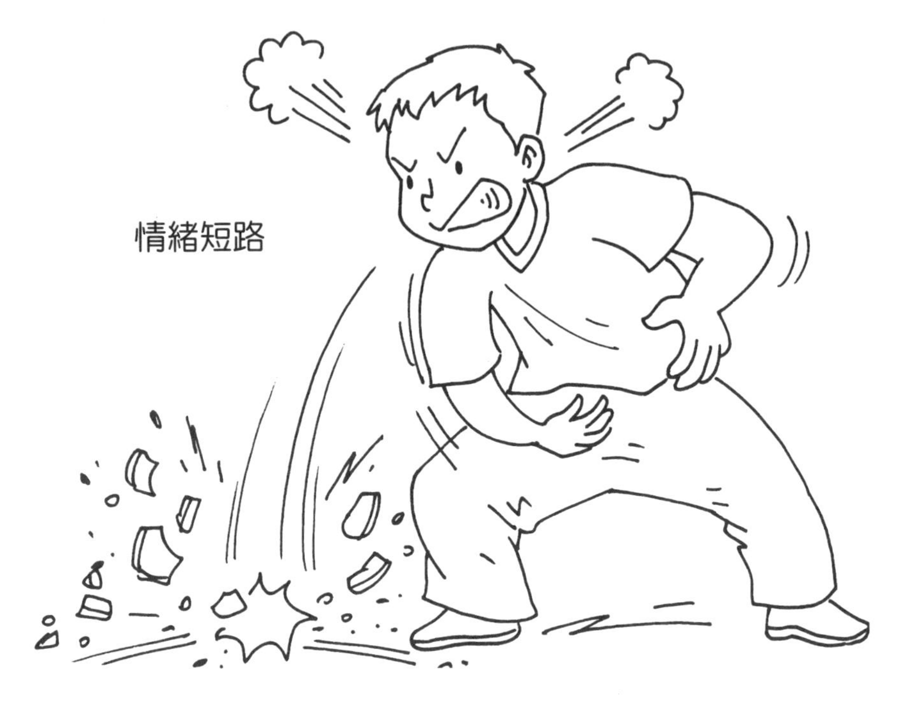

情緒不穩，既傷害別人，也傷害自己。其主要原因是自控與轉移情緒的能力不強。

在交往中，常見到一些人的心情有如春、夏的氣候，大起大落，變化無常。比如在公園玩的人其感情在受外界刺激的影響下，具有多重性和兩極性。每一種情感具有不同的境界，還有著與之相對立的情感狀態，如愛與恨、歡樂與憂愁等。感情的境界越高，「心理斜坡」就越大，也就容易向相反的情緒狀態轉化。「心理斜坡」不但使人情緒不穩，而且會間接、直接地影響健康。

要克服「情緒短路」和「心理斜坡」的不良反應，首先要重視自己的心理保健。正如古語所說：「心病還需心藥醫。」首先要自覺地消除思想上的偏差，人生不可能總是高潮，更不可能事事如意，在平凡日子中生活，就少不了要碰到麻煩事。關鍵是懂得放鬆自己，以平常心面對生活。只有這樣，才能在不順心時不致陷入煩惱的泥淖而不能自拔。只有善於保持良好的心理狀態，才能為自己營造出良好的生理狀態，從而贏得「健康人生」。

其次，應該勇於面對新生活，主動體驗生活中的不同樂趣——既能在激盪人心的活動中體驗激情的熱烈奔放，又能在平淡如水的日常生活中享受悠然自得的生活情趣。既能在群體活動中感受快樂，又能在獨自生活時創造充實。只有這樣，才能在碰到不順心的事或發生較大轉換時，避免產生心理上的反差而誘發情緒短路。

再次，適當地「糊塗」是醫治情緒病的良方。對人對事，只要不是原則問題，就大可「糊塗」待之。「糊塗」者，指不必事事計較誰是誰非；不去時時考慮個人得失；不去每每分析誰佔了我便宜；不去常常思量自己有沒有吃虧。老年人由於有「長者尊嚴關」、「老年面子關」和不自覺而產生的「我總是正確的」想法等等，如能再有「海納百川」的器量，就更顯得難能可貴了。具有大器量，人才可能輕鬆地生活。寬容，是老年人心理基礎最重要的一條。

◆管住自己，天下無敵

人們通常遇到的常見養生的問題中只有至多40%是醫學問題，而其他60%以上是人生問題，所以養生說到底就是做人，是如何做一個身心健康的人的問題。事實證明，抱有積極心態的人養生的效果比之抱有消極心態的人要好得多。有些人之所以失去健康，是因為他們在很大程度上抱著一種有害的人生觀，在人生中太缺少心性磨礪的緣故。

莊子曾經說過「窮亦樂，通亦樂」。他認為，凡事順應命運、隨遇而安的生活方式是最符合自然法則的。人生在世，無論順境或者逆境，都應該保持一種樂觀的生活態度，貧窮時能知足常樂、安貧樂道。尤其是如今人們生活不太富裕的時候，更要達觀一些，不羨慕那些有錢的人，不抱怨自己命運不濟。一個能夠按時代潮流生活，順應自然法則的人，悲哀和歡樂就不會佔據他的內心。這是一

種自然的生活方式。有些人為了出人頭地，達到自己的目標，往往不顧一切拚命去爭取。而一旦遭到挫折或打擊，往往會意志消沉、一蹶不振。實際上，在生活中的確需要認真的工作，可是，如果過猶不及地違背了自然規律，豈不是得不償失嗎？

莊子曾講過一個寓言故事，古時有一位賢者叫許由，堯仰慕其名，想將天下讓給他。許由對堯說：「鷦鷯巢於深林不過一枝。」說完便離去隱居了。而許由那句話的意思是說，凡事不必求多，只要一個或者夠維持正常生活就行了。《莊子》中又講：「偃鼠飲河，不過滿腹。」意思是說偃鼠這種小小的動物，牠的欲望很大，想要飲盡整條河，但牠的飲水量不過是小小的肚子罷了。即使撐死，也不過滿腹，所以人的欲望是無窮無盡的。人要安分，不應貪心縱欲。人只要不貪心，就能平靜對待世間的一切。

俗話說：「十年磨一劍。」人生短促，如果做事不能堅持到底，那麼也許一生中也做不成一件事。所以《莊子・養生主》說：「不要變更命令，不要強求成功，過度成功就是人為的增益。變更命令，強求成功都是危險的，一件好事的成就需要很長的時間，而成就一件壞事就來不及改正了，這可以不慎重嗎？」古代成就大事業的人，都具有堅忍耐心、周密細緻這兩個特點，二者缺一不可。

那麼，人應該如何控制自我的欲望呢？莊子又說了一個「東野稷趕馬」的故事，來告訴人們要能夠節制自我，不要貪求太過。故事中說：

東野稷因為善於駕馭而得見莊公，他駕著車，前進後退筆直得像沿著繩子走似的，左右旋轉圓得像用圓規畫出一樣。莊公認為繪畫也只不過這樣，便讓他轉上一百個圈後再回來。顏闔看見後，進去面見莊公說：「稷的馬要垮了。」莊公默然不語。一會兒，果然馬垮而歸。莊公說：「你怎麼知道會這樣呢？」顏闔說：「他的馬，力氣已經用盡了，還要讓牠轉，所以說一定會垮。」

所謂「管住自己」，就要善於自我控制，知道節制。否則，就會授人以柄，受制於人，失去自主。春秋時的曾參很窮苦，魯國國君知道後，派人給他送去錢財，他再三推辭。來人說：「並非你去求國君，而是國君要送給你，你為什麼不接受呢？」曾參答道：「受人者畏人，予人者驕人，即使國君賜而不驕，我能受而不畏嗎？」曾參始終不肯接受，不是故作姿態，而是不願為外物所累。用現在的話說，就是「吃人家的嘴軟，拿人家的手短」，「得人錢財，與人消災」，這樣一來，「受人者」自然要「畏人」了。

有位哲人說得好：「人的欲望好比海水，喝得越多，越是口渴。所以私欲之口一開便難堵。」許多貪污受賄者一開始也絕非日吞萬金，而是從收一些高級毛筆開始的，結果越收越多，乃至不可自拔，被送上了斷頭台。可見，私欲的貪念終究會衝垮理智的大壩，小節並非無害，而是一切大害的開始！

俗話說得好：「小洞不補，大洞吃苦」、「小時偷油，長大偷

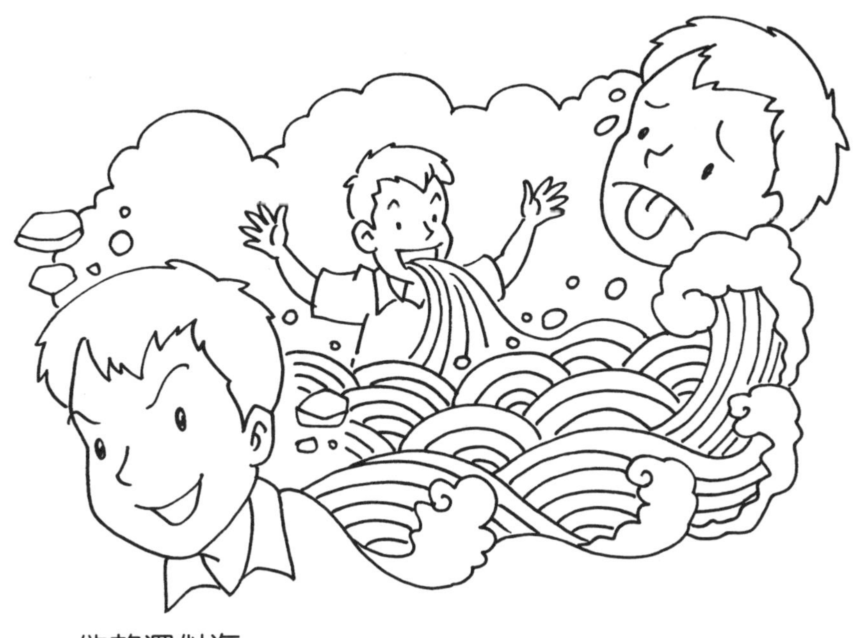

欲望深似海

牛」。一個人如果不注意自己的小節，為自己的「份外」所得尋找正當的理由，難免孕育出享樂主義的「怪胎」，一旦發育成熟便會成為腐蝕心靈的毒劑、扼殺進取精神的「軟刀子」。一個人長期得到的「甜頭」，就會變本加厲、從小到大，以致在違法違紀的道路上越走越遠，最終落得個「機關算盡太聰明，反誤了卿卿性命」的下場。

◆五色令人目盲

老子說：「五色令人目盲，五音令人耳聾，五味令人口爽，馳騁畋獵令人心發狂，難得之貨令人行妨」（繽紛的彩色，使人眼花瞭亂；動聽的音樂，使人沉溺迷惑；豐美的食物，使人口傷厭食；馳騁打獵，使人心發狂；稀缺的財貨，使人行為不軌）。老子要求摒棄文明，返璞歸真，同時也是走向混沌無知。老子認為，一個成熟的人最難做到的就是有充分的自制力，有的人善於控制自己的情感，掌握自己的心境，約束自己的言行。無論受到什麼刺激，他們都能保持沉著、冷靜，而不產生衝動行為。更重要的是，他們在必要時能節制自己的欲望，忍受身心的苦痛和不幸，克制自己各種消極情緒，表現出高度的耐受性和忍讓克己的精神，而這樣的人才是老子所認為的做人典範。

一般來說，自制能力好的人往往能給人一種可以信賴的感覺。

SMZ 公司的總經理瑪麗女士是一位非常有個性的女強人。她在工作上熱情高，能力強，年輕漂亮，充滿一種健康向上的力量；在事業上也是一位非常成功的企業家。縱觀她的優點，最大的長處是她總是那麼謙虛，關心人，對人體貼，尤其是對下屬更是如此，從不刻意地去表現自我。

不可否認，有修養的領導者，由於自制能力很好，他們在講話、做事時都表現得穩重有禮，有條不紊。尤其是面對突發事件、複雜環境、尷尬局面，都能保持清醒頭腦，鎮定自如，處事不驚，展現出大將風度，做到「快而不亂，忙而不慌」。領導者的一舉一動要做到有禮有節，既不擺架子、指手畫腳、目空一切、傲氣十足，讓人討厭，又不唯唯諾諾、矯揉造作、輕薄俗氣，讓人鄙視；而應當不卑不亢、落落大方、親切自然、瀟灑自信、有禮有節、文明禮貌，該行則行，當止則止，該說則說，該笑則笑。否則，就會給人留下不好的印象。

另外，自制力對於增進生理和心理健康，也有重大作用。不能進行情緒控制和行為控制的人，是不會有健康的身體和健康的心理的。為了提高自制力，可採用以下幾種方法：

第一種，轉移注意法。就是在受到不好的刺激時，可以先想點或做點別的事。如俄國著名作家屠格涅夫在吵架將要發生時，必須先把舌頭在嘴裡轉上 10 圈。

第二種，心理暗示法。如林則徐用「制怒」條幅自控；蘇軾以「忍小忿而就大謀」的詞句自勉，以使自己在遇到不良刺激時，保持良好的心境。

第三種，迴避刺激法。當遇到可能使自己失去自制力的刺激時，應竭力迴避。如隔壁有人罵我，我不側耳去聽，而是外出散步。這樣就避免發怒造成衝突。

第四種，合理發洩法。有人在情緒波動時，利用聽音樂和繪畫來宣洩其情緒。

第五種，積極補償法。即利用憤怒激情產生的強大精力，找一件你喜歡的工作埋頭苦幹，或拚命讀書，或伏案疾書，使消極情緒得到積極地運用。

第六種，反其道而行法。就是要首先做那些不願做的事，也就是故意與自己過不去。

自制力是一種意志力，是自尊、自愛、自重的表現，它能使我們選擇行為的最佳方案，順利通過一個個岔路口，並始終沿著正確的方向前進。

第十章　治病就是治人

第一節：「神」是生命的主宰

◆治病不如治人

只要生活在現實世界裡，身心的傷害就不可避免。學生討厭考試，可是不能不考；如果反應過頭，一到考試就心神不安、苦惱害怕，體內的免疫力會急劇下降。同樣考試沒有把握的人，如果想得開，認為「反正盡自己最大的努力去做」，免疫力就不會下降很多。這種心理差異對人生的影響之大出乎我們的意料。

國外有個醫學家把一窩生的兩隻小羊分開餵養。在其中一隻的窩邊上拴著一隻狼，另一隻則身處正常環境，兩隻羊餵以相同食物。那隻窩邊有狼的羊，整日提心吊膽，不久就死了。這說明長時間的驚恐對動物的身體損害極大；然而短時間的極度驚恐也會造成突然死亡。人們解剖受驚致死的動物時，發現這些動物的心肌細胞受到嚴重損害，對受驚致死的人解剖後也發現同樣結果。可以這樣推測，人或動物在受到極度驚嚇時，一部分的心肌細胞突然死亡，爾後，死亡的心肌細胞在心臟中擾亂了調節心臟正常活動的神經傳導系統，並使神經纖維受到損害，使心臟跳動不規則。嚴重的會導致心臟功能衰竭而突然死亡。

有這樣一個有趣的例子。有一位家庭主婦得了一種奇怪的病，體內某處疼痛不已。好幾個醫生為她檢查，發現她身體各部分的功能都沒什麼問題。於是他們只好把這位病人送到他們的老師——一位老教授那裡，學生們在外面等著。那女人看完病出來後，告訴學

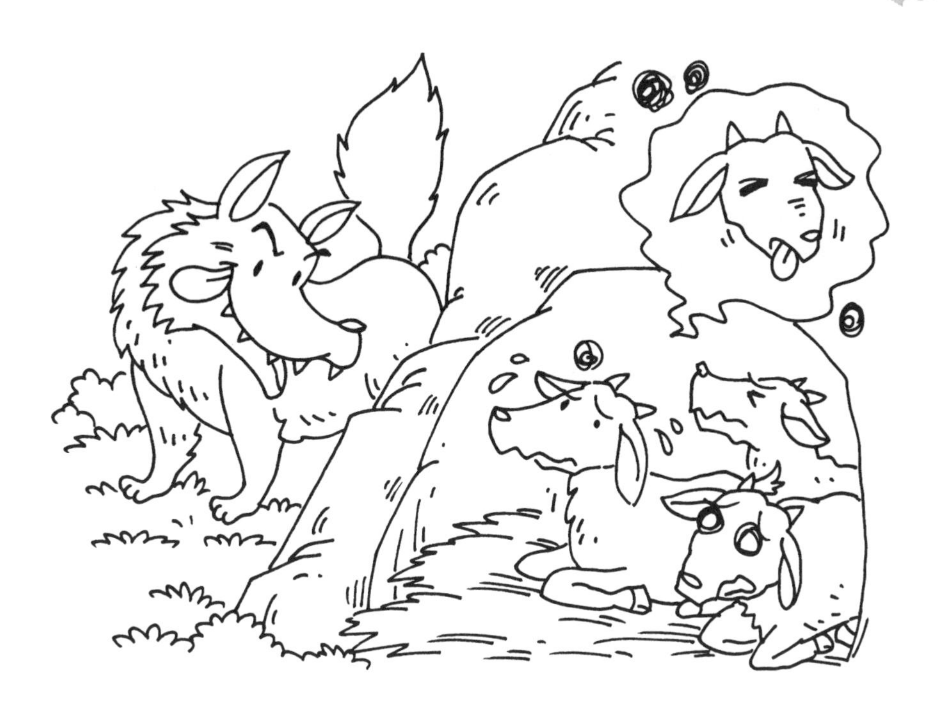

生們：「你們想知道他開的是什麼處方嗎？他只告訴我，我會得到一台洗衣機。我在家裡太辛苦了！」

這就是那位教授的診治方法！你不會在教科書裡發現「洗衣機」這個處方。可是這個洗衣機處方幫了大忙，那位女病人恢復正常了，健康了，就是那個洗衣機處方產生了作用。

聽了這個故事，讓我們不禁想起中國古代醫生的聰明和治病藝術，與之相比，上述病例中那位教授的表現似乎有點小巫見大巫的味道。有這麼一個例子，古代中國，有一位婦女得了一種怪病，身體僵直，不能彎腰，胳膊不能動彈。醫生就讓她站在街上人多的地方，然後動手脫她的裙子。那婦女一急，趕忙用雙手護住，病就好了。你能說這不是藝術嗎！

我們來看看一位美國醫生查房的情形：

他在前面走著，一群醫學院的學生跟隨著他。他在一位年紀不輕的婦女床前停了下來，那女人患有慢性哮喘。他先是問了一些例行的問題：「昨晚睡得怎麼樣？」、「呼吸順暢點了嗎？」，但他下面的幾個問題出乎學生們的意料：「你兒子是不是正在找工作？」、「他還喝很多酒嗎？」、「可不可以告訴我，在這次你的病突然發作之前，你遇到了什麼事？」看到他的學生一副迷惑的樣子，他解釋道：「我們知道，憂慮對健康是不利的。很多病因病人憂慮的心情而加重，特別是一些慢性病，如哮喘。因此我們必須了解，是什麼突發事件引發了她的緊張，幫助她找一些克服緊張的方法。否則的話，她下次還會因類似的事再犯病，而那時我們可能就救不了她了。作為一個醫生，我們不能開了處方就了事，這是醫療疏失。我們必須花時間了解她，她是怎樣生活的、她的價值觀、她的精神支柱是什麼。如果我們不知道她的兒子是她的唯一精神支持，而且正在失業，我們將不能有效地治好她的氣喘。」

這位醫生所說的就是「治病治人」，而不是「治病」。

◆大怒氣逆傷肝

也許你不能接受某個明顯的事實：「世界上充滿了真正的不公和冷酷，我要是不憤怒，豈不變成了一個麻木不仁的傻瓜？」但你憤怒之前一定要想想這樣做值不值。

古代很早就認識到「大怒氣逆傷肝。」任怒火恣意地蔓延，只會結出「後悔」的苦果。前不久，一對夫婦因為望子成龍心切，在兒子高考失利後，竟憤怒得喪失了理智，把唯一的兒子活活打死了。事後，夫婦二人十分後悔，雙雙服毒自盡。

有一位老師，執教 50 年後退休了。他教過的學生超過千人，現在有成就的也不下數百，他們分布在各個國家，各個行業。這本來是一件十分令人自豪的事，可是事情並非如此。有一次，他的一位當了主管的學生在路上碰到他時，竟假裝沒看見而與他擦肩而過。他非常惱火，因為那個學生上學時家境不好，曾經受過這位老師的特別照顧。「忘恩負義的傢伙！良心都被狗吃了。我這輩子也算是白過了，教過那麼多學生，現在他們很少來看望我，可能早就把我忘記了！」他絮絮叨叨地說著，憤怒、失望、傷感。他的生活沒有什麼值得憂慮的，可是晚年的心境竟這樣淒涼。為此，他患了高血壓。

美國《生活》雜誌說：「憤怒不止的話，長期性的高血壓和心臟病就會隨之而來。」

美國一家規模頗大的綜合性醫院，對來門診看病的患者進行隨機研究，得出的結論頗為驚人，65%的發病原因與社會逆境有關，諸如事業失敗、婚姻受挫、蒙受屈辱、職務下降、財物被盜、經濟困難、人際關係緊張等等。美國另一家醫院則調查發現，在 500 名胃腸道病患者當中，由心理因素、情緒狀態引起的竟高達 74%。

一位心理學家曾做過一個有趣的實驗，他讓受試者坐在一把特製的椅子上，在他的手臂上安上測量血壓的裝置，並量出血壓，然後突然使椅子向後傾翻。結果，這一突如其來的驚嚇使受試者血壓每分鐘升高 20 毫米汞柱。心理學工作者對高血壓病人進行的研究證明，患者病前的不良個性情緒，在高血壓的病因中高達 74%，與心理因素有密切關係的疾病遠不止以上兩種，其實，所有疾病都與心理因素有關，只是密切程度不同而已。風濕性關節炎患者，每當悲痛、憂愁、恐懼時，都會感到關節劇痛，而待情緒平和穩定後疼痛則隨之緩解。有人調查過初次看牙痛的患者，心因性牙痛約佔三分之一，他們都有不同程度的精神創傷史。就是外傷，也還是與心理因素有著密切的關係。據調查，情緒低落、精神萎靡的患者與積

極樂觀、精神飽滿的患者相比，其傷口的癒合要慢得多。

正因為心理因素與疾病的密切關係，西方已開發國家已建立了頗為先進的心理醫學，而且正發揮著越來越大的作用。

每天都有大量的消極事件發生，這是千真萬確的，但你的感覺仍由你對它們的理解產生。憤怒會給雙方都帶來傷害，當你發火的時候，一定要慎重地思考一下後果，一場暴怒可能會給你帶來長期的傷害。即使你真的受到了傷害，發怒對你也是沒有好處的，因發怒而產生的痛苦遠遠比事件帶給你的傷害嚴重。

芝加哥的一位餐館老闆因為他的廚子用茶碟喝咖啡而被活活氣死。當時 68 歲的凱伯看到自己的廚子一定要用茶碟喝咖啡時，氣

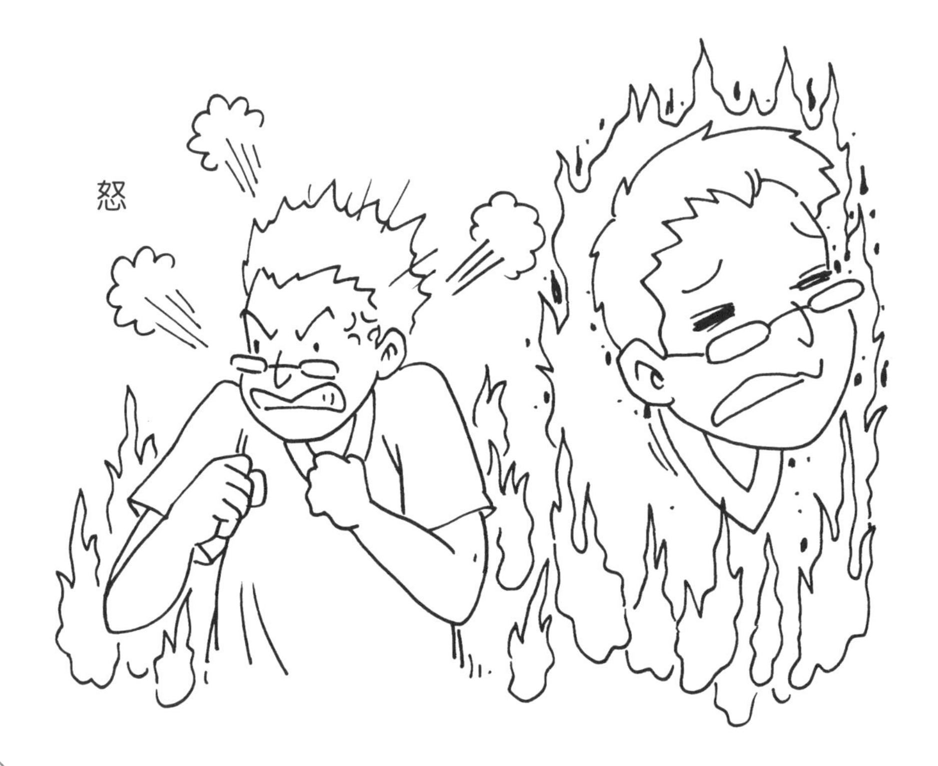

憤地抓起一把左輪手槍去追那個廚子，結果因為心臟病發作而倒地身亡。另一位餐館的女主人深有感觸：「唉，我是個任性慣了的人。有一天，儘管我再三叮嚀，仍然有幾位廚師忘了預訂麵包，於是我發起火來，把一鍋熱湯潑在了廚房的地板上，兩分鐘後我才明白自己做了一件大蠢事。但是，我又不願當眾認錯。於是在接下來的兩天裡我不得不竭盡全力在 20 多位雇員心目中挽回我的面子。這真是自討苦吃，太不值得啦！」

任何人都會發火，即使最蠢的人也會，但是並非人人都能克制住自己的火氣。能夠在發火後迅速平靜下來，才是智慧的表現。沒有什麼能比謙恭和寬容，更適合形容一個偉人。千萬不要因為別人的一點傷害而燃起一把怒火，結果把自己燒傷。

怒火由自己引起，也應該由自己熄滅，從心頭燃起，也就應該從心頭熄滅。

◆七情影響健康

人生的道路上有許多挫折，無論是成功或失敗，都會使人的情緒產生波動。現代醫學統計結果說明，由精神因素異常而導致的疾病佔總發病率的 70%。古代醫學則認為：喜、怒、憂、思、悲、恐、驚，這七種情緒變化是使人致病的主要原因之一。這是由於過強或過久的精神刺激，會導致人體陰陽失調、氣血不和、經絡閉阻、臟腑功能紊亂而發生種種病變。

人逢喜事精神爽，但過喜、狂喜則會使心臟神氣渙散弛緩、神不守舍、精神不能集中，出現心悸、失眠、癲狂等表現，甚至導致暈厥或死亡。清代著作《寓意草》記載：有一新貴人，洋洋自得，歡喜若狂，結果尚未回到家，即一笑而逝。樂極生悲，因喜致病，古今皆有之。

1. 怒

怒傷肝。人在大怒後可導致氣逆於上，出現頭痛、頭暈、耳暴聾、目盲、嘔血、昏厥等。有一肝炎患者，入院時情況尚好，輕度腹水，黃疸指數基本正常，僅轉氨酶偏高。住院3個月後，腹水消失，轉氨酶正常，已準備出院，但偶然因事與其他病人爭吵，勃然大怒。吵後精神沮喪，1週後病情加重，1個月後死於肝昏迷及肝腎綜合症。

2. 憂

指憂愁、悶悶不樂。常可導致意志消沉、愁眉苦臉、抑鬱寡歡，使身體氣機阻滯，出現不思飲食、失眠、便結、咯血等表現。長期憂鬱，可使人氣血虛弱、容貌憔悴、過早衰老。傳說古代有一丞相，當政時逢大旱，憂心忡忡，漸生頑疾，訪醫投藥均無效。後因天降大雨，心事得解，病患自除。

3. 思

思慮過度，多疑多慮。一廂情願的單相思、毫無根據的空想、猜想都可使脾氣鬱結、運化失常，出現胃納不佳、胃脘脹滿、失眠多夢等症狀，進而引發各種疾患。

4. 悲

過度的悲傷、悲痛、悲哀，均會引起疾病，出現納呆、腹滿、少氣、頭暈，甚至尿血、血崩、閉經以至昏厥。長期處於悲傷之中的人，很容易患上不治之症。古時有一秀才，新婚不久，愛妻暴病身亡，悲傷過度，日漸成疾，曾請名醫戴思恭診治多次，湯藥針灸施之，病情均不見好轉。最後由朱丹溪用心理療法治癒。

5. 恐

恐懼不安。長期的精神過分緊張，總怕災難降臨到自己頭上，惶惶不可終日，處於這樣一種情緒中，很容易患上疾病或使病變加重。歷史上杯弓蛇影的故事，即是因恐致病的例子。

6. 驚

突然遭受意外、驚嚇，超出了其承受能力，會導致驚慌失措，心神失調、氣血紊亂，重者可當場出現昏厥甚至死亡，輕者可留下遺患。

由此可見，人的情緒與健康有著密切的關係。保持開朗向上、樂觀豁達的精神狀態，是健康的祕訣。

第二節：「精」是萬物生化之本

◆避免五勞所傷

「五勞所傷」是中醫學的一個病因名詞，最早可見於《素問・宣明五氣篇》。即「久視傷血，久臥傷氣，久坐傷肉，久行傷筋，久立傷骨，是謂五勞所傷」。古人這段話的意思是告訴我們，視、臥、坐、行、立是人體所具備的五種體態功能活動，這五種體態功能，既不能長時間的不活動，又不能活動過度，反之就會影響人體健康。

拿「視、行」來說，人們常有這樣的切身感受，如讀書報、看電視時間過久，又得不到適當休息或睡眠的補充調節，就覺得頭昏眼花、精神萎靡。又如長時間的奔跑疾走、用力不當，也會引起下肢關節、韌帶、筋瘈的勞損或扭傷。也許有人會問：久視、久行，無非是眼睛疲勞，肌肉痠疼而已，又怎麼會傷血、傷筋呢？這是因為中醫學講：肝藏血，開竅於目，主筋。肝血不足會引起眼睛、筋腱功能活動的衰退；反過來說，眼睛、筋腱的過用，又會導致肝血虧損，所以有「久視傷血，久行傷筋」之說。再說臥、坐、立這三種體態功能，若長期靜止不動，則可損傷人的氣、肉、骨。

設想一個人無病老躺著，別說長久，只需一天就足以使其食少氣耗，渾身無力。另外那些從事久坐、久立工作的人們，由於職業的需要，使其長期處在一種單調的坐、立姿勢，他們當中，有因肢

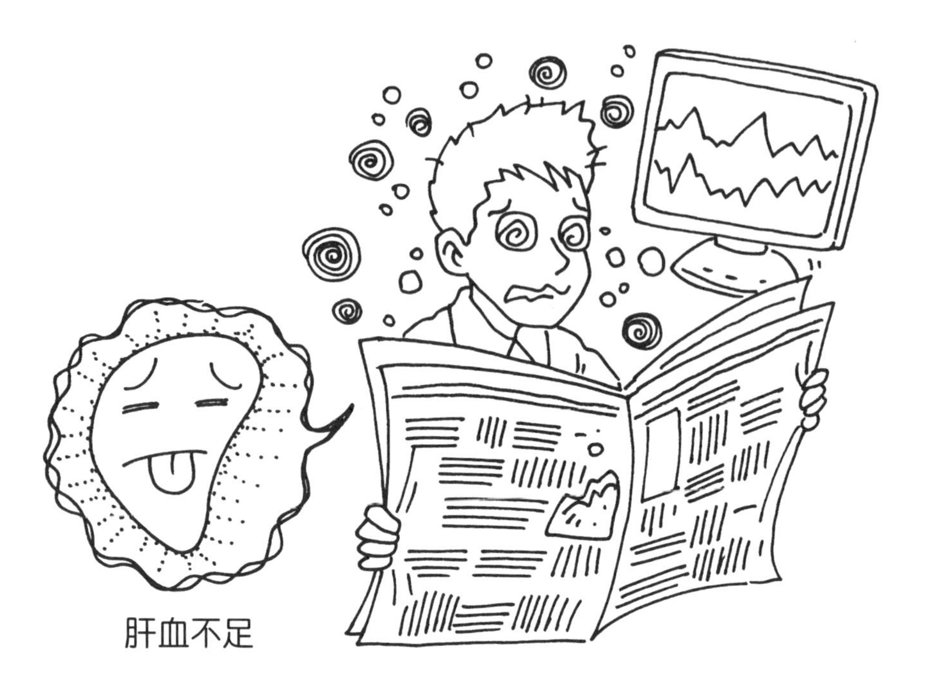

體皮肉不用而萎縮消瘦或壅脹浮腫，有因久站使骨骼關節發育畸型而活動障礙。因此，「五勞所傷」概括了養生學勞逸適度，動靜結合的實質內容。

近年來，有人曾針對「五勞所傷」，結合我國傳統的養生學說，提出「適視養血、適臥養氣、適坐養肉、適行養筋、適立養骨」的說法，謂之「五勞所養」。此說法對於我們日常的生活、工作來說，是可以借鑑的。工作之餘，適當地看些書報、電視以及自然景色，或適當臥床休息，皆可以調節自己的精神情志，使心情愉快，增加食欲，有利於血液的化生，也可以緩解或消除頭腦、肢體以及內臟的疲勞。適當的站立、走動或跑步，對於久坐工作的人來說，有利於肢體筋腱的柔韌和強健，使全身各處骨骼關節受力適宜，若持之以恆，可形成健美的體態。適當的靜坐休息，還可以使久立、久行之人的肢體皮肉逐漸豐滿健美。例如某些運動員，一旦停止運動鍛鍊而增加靜坐休息的時間，體重就會增加，這就是「適坐養肉」的原因。當然，任何事情都是一體兩面的，這裡所說的「五勞所傷」與「五勞所養」，只是辯證地說明視、臥、坐、行、立這五種體態功能活動的利與弊，若重視這些利弊，並能在日常的生活工作中加以適當的自身調節，就可以達到保健、防病、延年的目的。

◆節欲有助身心

性生活是人類生活中一個重要的組成部分，它既是維繫夫妻情感的「安全帶」，又是兩性感情交融的「催化劑」。對夫妻來說，沒有性生活的空間就像見不到太陽的白晝和看不見月亮的夜晚，致使生活的「色彩」單調，空洞乏味。

中醫學認為，能夠促發性欲和促進生殖功能成熟的最基本物質是「腎精」。當腎精充盛到一定程度，男女性腺開始發育成熟，男子開始「排精」，女子開始「排卵」，因而男子有了「遺精」，女子有了「月經」的隱祕。隨著心理和生理因素的不斷完善，少男少女便產生了「鍾情」和「懷春」的意識。新婚之後，「花蕊初綻」、「玉裝初探」，激情難捺，房事頻繁，往往一日數次或一日一次，亦無不適之感，這是因為身體內在的「潛力」尚能承受得起這番「風雨」的折騰。時日一久，一些不適的感覺便接踵而來：頭暈痛、耳鳴、記憶力減退、脫髮、腰困痛、乏力、夜間低燒、失眠、多夢（夢中往往出現自己的身體飄浮在空中）。這是因為房事過頻，耗傷了「腎精」中的陰液，虛火過旺所致。

若再不節制房事，又可「陰損及陽」而導致「陽萎」，甚至使腎精虧虛，出現成人早衰、鬚髮早白、牙齒鬆動早脫、視力下降、夜尿頻多、遺精、遺尿、怕冷祛寒等現象。只為一時的「痛快」卻留下了長時間的「遺憾」。當然，如果此時能及時節制房事，加強「休養生息」，還是有望重振往日的「雄風」。但為了使自己和妻子擁有一個健康的身體，一般新婚蜜月後，房事應控制在一月六次

以內，或一週一次。中老年人應半月一次或一月一次比較合適。高血壓及心臟病患者則應「量力而行」，否則會加重病情。

「精」是人體最寶貴的財富，正如人們所說的「十滴血化一滴精」、「精不洩，歸精於肝化清血。」這說明了精與血的關係十分密切，而血又是人體生命活動過程中必需的物質之一。人體所需的各種營養物質都是從血液中攝取的。因此，要加倍珍惜自己的血液資源以及與之相關的腎精。從中醫學觀點來說，縱欲可使腎精耗傷，元氣大虧，諸臟益虛，精虧血虛，五臟失養，身體抗病能力低下，內環境機能紊亂，勢必會出現上述一系列症候或其他病症，嚴重地影響身體的健康。而透過節欲，可以使精充血盈，元氣旺盛，五臟得養，功能強健，臟氣和調，自然可以達到保健的效果。

◆「憂」傷人體正氣

據說距今大約三千年前，有一個性格憂鬱的杞人，他時常對人念叨：「天啊！這麼高而又這麼大，要是塌落下來，叫我躲往何處才能安全呢？」這種擔心、憂慮，使他睡不好覺，吃不進飯，整日愁眉不展、悶悶不樂、獨坐歎息。後來，有位通曉事理的人，見杞人如此惶惶不可終日，就開導他說：「天是由氣積聚的，而氣無時不有，無處不在。我們呼出的是氣，吸入的也是氣。人就生活在氣中，因此，天是斷然不會塌落的。你無需擔憂啊！」一席話，說得杞人似乎開了竅，但轉而他又產生了新的疑慮。他反問：「即使天不會塌下來，天上的日月星辰，難道也不會墜落嗎？地，難道也不會塌陷嗎？要是地陷下去，我到何處藏身呢？」

在杞人看來，彷彿世間萬物都對他構成威脅，使他產生不安全感。他憂天塌，憂地陷，憂日月星辰墜落，這當然是一個寓言故事，但在現實生活中，卻不乏心胸狹窄、性情孤僻、多愁善感、憂心忡忡之人。在對待疾病上，有的人由於對病變的性質、部位、程度及緩急等缺乏醫藥衛生常識，從而盲目地陷入憂鬱、傷感中而不能自拔。有的人把神經性頭痛當作腦瘤；把咽喉異感症視為食道癌，從而憂傷恐懼，愁緒滿懷，甚至立下遺言，安排後事，儼然以亡靈自詡，令人啼笑皆非。

中醫認為，過分憂慮有損人的「正氣」，容易讓「外邪」入侵而生病，甚至會釀成大疾。憂愁者情緒上失去歡樂，輕者垂頭喪氣，少言少語，憂鬱寡歡，意志消沉。憂愁已極，則悲傷慟哭。精神上，憂愁之人，難以入眠，精神萎頹或緊張，心中煩躁，勉強入睡，常被惡夢驚醒。日久雙目紅赤，焦躁不安。「悲憂傷肺」，憂能傷肺耗氣，引起肺氣虛弱，以致痰飲內聚，停蓄於肺，出現長期咳嗽、氣喘、畏寒等症。

「憂思傷脾」，脾傷則運化失調，胃也就不能正常地受納和腐熟水穀，出現不思飲食、脘腹脹悶、大便失調，甚則出現面色萎黃、倦怠乏力、心悸氣短等症。女子因憂思過度，損傷心脾而致月經不調，甚至閉經。憂鬱日久，則百病叢生，諸如神經衰弱、營養不良、胃腸神經功能紊亂、潰瘍病，甚至癌症便接踵而來。《紅樓夢》中的林黛玉，性情孤僻，多愁善感，不是愁眉，便是長歎。稍有不適，就暗自悲泣。憂愁、悲憤到極點，便吐血不止，氣絕身亡。伍子胥過昭關，憂心如焚，滿頭黑髮竟在一夜之間變成皤然白髮。可見，憂愁不僅是精神上的枷鎖，更能造成心理、身理上的創傷。可以說，憂鬱與疾病往往難解難分。

心理學家認為，像杞人那樣多憂、膽怯，不安全感強烈，最容易患原發性高血壓。並證實憂心如焚，能使血管外周阻力明顯增加，從而使舒張壓增高，導致高血壓病。研究發現，憂鬱不安時，胃酸的分泌持續升高，使充血的胃黏膜發生糜爛，還可使植物神經失調，從而導致免疫力減弱，使人體虛弱，早衰多病。故巴甫洛夫說：「一切頑固沉重的憂悒和焦慮，足以給各種疾病大開方便之門」。

當然，任何人都不可能沒有憂愁，問題是如何正確對待。加強

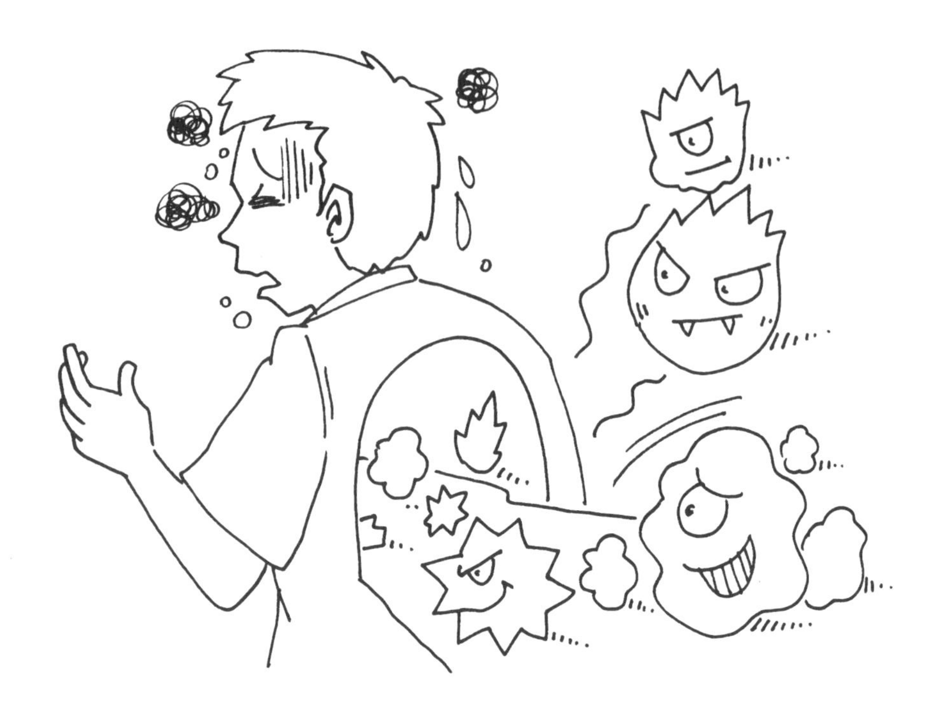

思想修養，樹立正確的人生觀，正視現實，面對未來，正確地看待自己，心胸開闊，虛懷若谷，以寬仁為上，就不會平添煩惱，而無憂無慮。一旦有病，也不要過度憂慮，精神愉快是治療中的第一法寶。應本著「既患之，則安之」心理，才能使你身心愉快，早日康復，俗話說：「愁眉不解催人老，愁腸百結易傷身」。

◆制怒緩解五臟病

我們知道，怒是粗糙的情緒，常常造成疾病，甚至死亡。在心理因素致病中比例最大。「怒則氣上」，氣機紊亂，首先傷肝，兼及五臟，可吐血，二便閉塞，婦女閉經或崩漏，失眠頭昏、腦脹、精神異常，聽力下降，耳聾，甚至厥仆於地，當即死亡。怒的危害如此，我們必須想辦法制怒。尤其是在怒氣剛發生時，便及時消除，以防止疾病與不幸發生。

「退休一千日，日日有怒氣」。這是一些老年人總結出來的話，是他們發病的原因之一。怒氣產生後要將之儘快地消除。林則徐在虎門禁菸時發現海關官員參與販菸，十分氣憤，摔碎茶杯，看見「制怒」二字平息下來。這是以理制怒，一般人的不易學到這一制怒的方法。於是我們編製了直觀的五官制怒，這種方法看得見、摸得著，經由手做五官的按摩運動的簡便方法，巧制其怒。

五官為眼、舌、耳、鼻、口唇，根據五臟通於五官的原理，「鼻者，肺之官也；目者，肝之官也；口唇者，脾之官也；舌者，心之官也；耳者，腎之官也」（《靈樞・五閱五使》）。認為五臟與五官之間有精氣相貫，關係密切，經由對上竅五官的一些調整活動，以達到疏通調理氣機，制服怒氣的目的。為了好記五法，按一、二、三、四、五的數序分述如下：

一、周舌攪再說話——緩心氣

當覺得要發脾氣、怒氣上衝，罵言將湧出時，先順著舌尖在口腔中做幾次圓周攪舌運動，過火的話就不會立即衝口而出了。中醫認為心開竅於舌，舌為心之官，怒則肝氣生，必氣急，透過攪舌調理，有緩和心氣的作用。

二、按眼角火不冒——紓肝氣

怒目相視，目睛瞪圓，青筋怒張，兩眼火冒，是發怒最常見的表現，因為怒傷肝，首先搏擊肝氣，因為目為肝竅，肝氣通於目，故眼有如此表情，若此時輕按眼角肝氣可緩，肝火可消。其作法是大拇指與食指分別輕按小、大眼角，左手按左眼，右手按右眼，連續按 5～10 次，有疏肝導氣的作用，肝氣舒緩，怒氣漸消。

三、拉耳朵上中下——平腎氣

發怒時氣血搏擊，血熱上湧而面紅耳赤。此時可用手上、中、下三個方位拉耳廓。先是用食指和拇指將耳上部向下壓、揉，再將耳中部向耳孔方向壓、揉，最後將下耳垂向上提，封住耳孔。如此反覆做 3～5 次。腎開竅於耳，做耳廓的推拿運動以使腎氣平和。耳朵是五官中最突出的部分，是佔面積最大的器官，運動弧度和運動量都是最大，所以拉動耳廓消怒氣的作用最為明顯，這也是莊淑旂博士「消氣法」的重點。

四、理鼻梁氣呼出——通肺氣

用手的食指和拇指順鼻梁兩側，從上方徐徐向下滑，盡量呼出心中的氣，反覆做 5～10 次，以通肺氣。肺開竅於鼻，使肺氣宣開，怒氣如釜底抽薪，自然利於平伏怒氣。

五、捂口唇生理智——消脾氣

用左手或右手手掌捂住口，向左右橫抹、撫摩，反覆做十次。

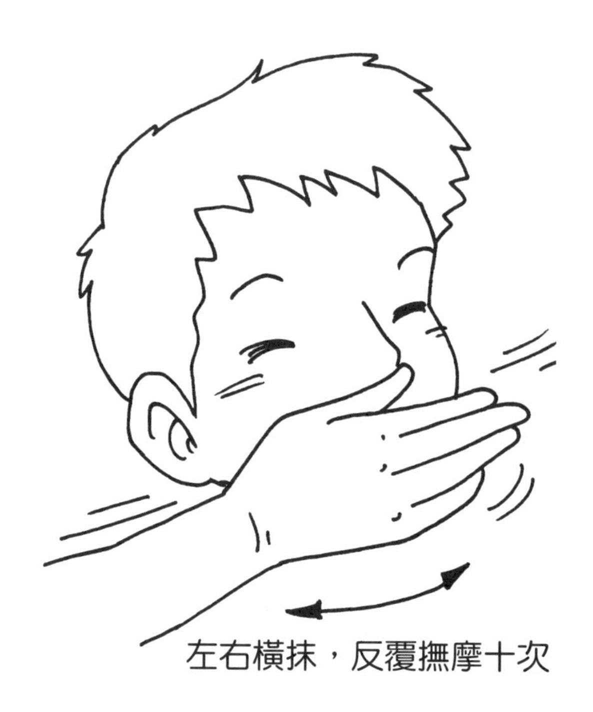

左右橫抹，反覆撫摩十次

脾氣開竅於口唇，這樣有益於消脾氣。橫向撫摩中應給一定的時間對當時的情景從容分析，冷靜地思考，有利於理智地處理，達到以理制怒的境界，充分消除暴躁的情緒——怒氣。

總之，發怒時利用五官的運動和按摩五官巧制怒氣，是方便可行、有效實用的方法。可以作為自我保健的方法推廣運用，以保障自己的心身健康。

國家圖書館出版品預行編目資料

養生不用靈丹妙藥：健康的心態勝過10帖的補藥
/ 漆浩作. -- 初
版. -- 新北市：華志文化, 2015.10
面；　公分. --（健康養生小百科；37）

ISBN 978-986-5636-36-4（平裝）

1. 養生　2. 健康法

411.1　104016945

華志文化事業有限公司
系列／健康養生小百科 037
書名／養生不用靈丹妙藥：健康的心態勝過10帖的補藥

作　　者　漆浩醫師
執行編輯　林雅婷
美術編輯　簡郁婷
封面設計　黃雲華
文字校對　陳麗鳳
企劃執行　康敏才
總 編 輯　黃志中
社　　長　楊凱翔
出 版 者　華志文化事業有限公司
電子信箱　huachihbook@yahoo.com.tw
地　　址　116台北市文山區興隆路四段九十六巷三弄六號四樓
電　　話　02-22341779
印製排版　辰皓國際出版製作有限公司

總經銷商　旭昇圖書有限公司
地　　址　235新北市中和區中山路二段三五二號二樓
電　　話　02-22451480
傳　　真　02-22451479
郵政劃撥　戶名：旭昇圖書有限公司（帳號：12935041）

出版日期　西元二〇一五年十月初版第一刷
售　　價　二二〇元